ヒトiPS細胞研究と倫理
The Ethics of Human Induced Pluripotent Stem Cell Research

澤井　努
Tsutomu Sawai

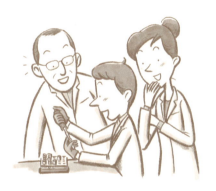

京都大学学術出版会

若い知性が拓く未来

　今西錦司が『生物の世界』を著して，すべての生物に社会があると宣言したのは，39歳のことでした。以来，ヒト以外の生物に社会などあるはずがないという欧米の古い世界観に見られた批判を乗り越えて，今西の生物観は，動物の行動や生態，特に霊長類の研究において，日本が世界をリードする礎になりました。

　若手研究者のポスト問題等，様々な課題を抱えつつも，大学院重点化によって多くの優秀な人材を学界に迎えたことで，学術研究は新しい活況を呈しています。これまで資料として注目されなかった非言語の事柄を扱うことで斬新な歴史的視点を拓く研究，あるいは語学的才能を駆使し多言語の資料を比較することで既存の社会観を覆そうとするものなど，これまでの研究には見られなかった溌剌とした視点や方法が，若い人々によってもたらされています。

　京都大学では，常にフロンティアに挑戦してきた百有余年の歴史の上に立ち，こうした若手研究者の優れた業績を世に出すための支援制度を設けています。プリミエ・コレクションの各巻は，いずれもこの制度のもとに刊行されるモノグラフです。「プリミエ」とは，初演を意味するフランス語「première」に由来した「初めて主役を演じる」を意味する英語ですが，本コレクションのタイトルには，初々しい若い知性のデビュー作という意味が込められています。

　地球規模の大きさ，あるいは生命史・人類史の長さを考慮して解決すべき問題に私たちが直面する今日，若き日の今西錦司が，それまでの自然科学と人文科学の強固な垣根を越えたように，本コレクションでデビューした研究が，我が国のみならず，国際的な学界において新しい学問の形を拓くことを願ってやみません。

第26代　京都大学総長　山極壽一

目　次

序論　生命科学・技術と生命倫理　1
基礎解説　8

第1章　ヒト iPS 細胞研究における道徳的共犯性の検討　25
1.1　ヒト胚の道徳的地位とヒト ES 細胞研究への含意　29
　　1.1.1　ヒト胚は道徳的地位を持つ　30
　　1.1.2　ヒト胚は道徳的地位を持たない　31
　　1.1.3　ヒト胚は道徳的価値を持つ（道徳的地位は持たない）　34
1.2　ヒト iPS 細胞研究の道徳的共犯性　38
　　1.2.1　道徳的に不正な行為を助長する　39
　　1.2.2　道徳的に不正な行為から恩恵を受ける　48
1.3　日本におけるヒト iPS 細胞研究の道徳的共犯性　52
　　1.3.1　ヒト胚の取扱いに対する考え方　52
　　1.3.2　日本のヒト iPS 細胞研究への含意　61

第2章　ヒト iPS 細胞の道徳的価値の検討　67
2.1　ヒト ES 細胞の道徳的位置づけ　70
　　2.1.1　「目的」におけるヒト ES 細胞に関する記述　71
　　2.1.2　「定義」から見るヒト ES 細胞　76
　　2.1.3　ヒト ES 細胞に対する具体的な配慮　79
2.2　ヒト iPS 細胞の道徳的位置づけ　82
　　2.2.1　四倍体胚補完法という技術　83
　　2.2.2　ヒト iPS 細胞の道徳的価値　86

第3章　人－動物キメラ胚の作製・利用に伴う倫理的問題の検討　95
3.1　人－動物キメラ胚研究の技術的背景　100
3.2　人－動物キメラ胚の作製・利用に伴う倫理的問題　104

3.2.1　自然さをめぐる問題　105
　　3.2.2　道徳的混乱をめぐる問題　109
　　3.2.3　人間の尊厳をめぐる問題　114
　　3.2.4　道徳的地位をめぐる問題　120
　　3.2.5　動物のヒト化をめぐる問題　123
　　3.2.6　動物倫理・研究倫理をめぐる問題　126
　　3.2.7　人－動物キメラ胚研究をめぐる倫理的問題の特徴　129
　3.3　日本における人－動物キメラ胚の作製・利用の在り方　131

第4章　ヒトiPS細胞由来の配偶子の作製・利用に伴う倫理的問題の検討　137
　4.1　iPS細胞由来の配偶子作製の技術的背景　141
　4.2　ヒトiPS細胞由来の配偶子の作製・利用に伴う倫理的問題　144
　　4.2.1　SCDG由来の胚の道徳的地位をめぐる問題　145
　　4.2.2　遺伝的な親であることをめぐる問題　148
　　4.2.3　安全性・リスクをめぐる問題　151
　　4.2.4　SCDGの生殖利用の範囲をめぐる問題　156
　　4.2.5　エンハンスメントをめぐる問題　161
　　4.2.6　SCDG研究への資源配分をめぐる問題　164
　　4.2.7　iPS細胞由来の配偶子の利用をめぐる倫理的問題の特徴　166
　4.3　日本におけるiPS細胞由来の配偶子の作製・利用の在り方　168

第5章　iPS細胞研究における優先順位の設定　175
　5.1　iPS細胞を用いた再生医療研究　177
　5.2　疾患特異的iPS細胞を活用した研究　182
　5.3　iPS細胞研究における優先順位の設定　186
　　5.3.1　今後の優先順位の設定の在り方　187
　　5.3.2　国際動向という観点　188
　　5.3.3　功利主義の観点　193
　　5.3.4　自由平等主義の観点　195

結　論　199
あとがき　206
参考文献　211
事項索引　237
人名索引　244

序　論

生命科学・技術と生命倫理

生命科学や技術の進展に伴い，われわれは，個人として，また社会として何をどこまで許容するのかという問いを突きつけられている．しかしその際，専門性が高く，問題が複雑な生命科学の研究領域や技術開発の現場で，何が起こっているのかを正確に把握し，それらがいかなる問題を引き起こすのかについて思索することは容易ではない．このような中で——すなわち，意思決定を行う上で重要となる情報を欠いたまま——，われわれ一人ひとりは，生命科学・技術の正否や善悪を判断したり，コスト（費用）とベネフィット（利益）を比較考量したりすることを余儀なくされるのである．

　とは言え，何らかの意思を表明する機会が与えられているとすれば，それだけでむしろよいのかもしれない．多くの場合，われわれが何ら意思決定をしないまま，または意思決定をしたいができないまま，生命科学や技術は進展していく．

　本書の狙いは，こうした現状認識を踏まえ，生命科学や技術をめぐる議論を社会に開くことにある．

　「議論が開かれている社会」とは，決して個々人が思い思いに自身の考えを述べるというような混沌とした状況を想定しているのではない．例えば，本書で扱う iPS 細胞研究をめぐっては，髪の毛一本から自分のクローン人間を生み出すことが可能になると言われることがあるが，これは必ずしも正確な情報ではない．科学的に不正確な情報は，iPS 細胞研究に対する不安を煽ることはあっても，良い倫理的判断には結びつかないであろう．ましてや，そうした不正確な情報に基づく倫理的判断をいくら集積したからといって，建設的な議論に結びつくはずがない．したがって，「議論を社会に開く」とは，社会を構成する一人ひとりに対して，十分かつ正確な情報を提示し，その上で，理由（根拠）を示しながら自分の考え（「～すべきである」，または「～すべきではない」という主張）を述べるよう促すことである．

　しかし，個々人が物事の正否や善悪を判断する際に，必要十分な情報を提示するだけでは十分ではないであろう．合理的な倫理的判断を行うため

には，少なくとも次の二点に注意する必要がある（Hope 2004 ＝ホープ 2011; Hope et al. 2008）．

一つ目は，「事実」（facts）と「価値」（values）の区別である．たとえ正確な情報を有していたとしても，そこから直ちに何らかの価値判断が導き出されるわけではない．例えば，現在のところ理論的な可能性ではあるが，将来的に，ヒト iPS 細胞から精子や卵子を作製し，それらを生殖目的に利用できるようになるかもしれない．そのような場合であっても，事実——ヒト iPS 細胞から精子や卵子を作製することができる——から何らかの価値——ヒト iPS 細胞から作製した精子や卵子を生殖目的に利用すべきである，逆に利用すべきではない——が導き出されるわけではない．したがって本書においても，このような事実と価値を区別しながら議論を展開していく．

二つ目は，「一貫性」（consistency）のある判断である．何らかの倫理的判断を下す際に，論理的に一貫性のある態度を取ることができれば，恣意的で，場当たり的な判断に陥ることを回避できる．逆に，もし同じような状況において異なる判断を下す場合には，その判断に影響を与えている違い——倫理学においてこれを「道徳的に重要な違い」（morally relevant difference）と言う——を指摘できなければならない．そして，判断の違いを示すだけの十分な理由を示すことができない場合には，導き出された判断を再考する必要があるのである．

例えば，ヒト ES（胚性幹）細胞を作製するために利用されるヒト胚は，不妊治療の一環で作製（体外受精）された胚のうち，使用されなかったもの（余剰胚）を利用するのが一般的である．不妊治療を行い，使用しなくなった胚を持つ人に，（廃棄や凍結保存の継続という選択肢がある中で）研究目的に胚を提供してもらうのである．しかし，精子と卵子を提供してもらい，最初から研究に利用するための胚（研究胚［research embryos］と呼ばれる）を作製することも可能である．このような場合，ヒト胚の研究利用を認める者であっても，前者は認めるが，後者は認めないということがある．つまり，機能的には同じ胚であるにもかかわらず，余剰胚と研究胚で異なる

扱いをするのである．

　もし両者の間に何らかの違いを認めるのであれば，その違い（道徳的に重要な違い）を示さなくてはならない．そして，その違いを示すことができない場合には，両者を同じように扱うか，余剰胚の利用を本当に認めてよいのかを再考する必要があると言えるであろう．ともあれ本書は，このような論理一貫性の観点から，時に一貫性のないヒト iPS 細胞研究の規制に対して批判的な眼差しを向けることがある．

　以上を踏まえて，本書では，今後，社会を構成する一人ひとりが，ヒト iPS 細胞研究の在り方に関して合理的な判断を下すことができるように，十分かつ正確な情報（個別の問題に対する賛否両論）を提示することを目的とする．その際，本書は，ヒト iPS 細胞研究の在り方を問い直し，今後の研究の方向性を示唆するが，筆者自身がヒト iPS 細胞研究の倫理的是非を論じるというよりはむしろ，今後の社会に開かれた議論の礎を築くことを主眼に置いている．

　以下，本書の構成と内容を略述しておこう．

　基礎解説
　第 1 章　ヒト iPS 細胞研究における道徳的共犯性の検討
　第 2 章　ヒト iPS 細胞の道徳的価値の検討
　第 3 章　人－動物キメラ胚の作製・利用に伴う倫理的問題の検討
　第 4 章　ヒト iPS 細胞由来の配偶子の作製・利用に伴う倫理的問題の検討
　第 5 章　iPS 細胞研究における優先順位の設定
　結論

　ヒト iPS 細胞研究の倫理を論じるためには，研究の背景——そもそも iPS 細胞（または，幹細胞）とは何か，どのようにして誕生し，どのような特徴（技術的な課題ないしは利点）を有しているのか，など——をできる限り正確に把握しておく必要があるであろう．なぜなら，先述の通り，正確な情報があって初めて良い倫理的判断を行うことができると考えるからである．そのために，本論に先立ち，本書の議論にとって必要不可欠な概念

や知識について解説を行う．

　次いで第 1 章，第 2 章では，ヒト iPS 細胞研究それ自体が抱える倫理的問題について検討する．もしかすると「ヒト iPS 細胞研究それ自体が抱える倫理的問題」という表現は，多くの人にとって奇異に映るかもしれない．なぜなら，ヒト iPS 細胞研究はヒト ES 細胞研究が抱える「ヒト胚の破壊」という倫理的問題を回避しており，それゆえ当該研究には倫理的問題はない，または倫理的問題があったとしても少ないという考えが一般化しているからである．しかし，道徳的共犯性や道徳的地位という枠組みを導入すると，ヒト ES 細胞研究が抱えていた問題——特にヒト胚の道徳的地位をめぐる問題——を回避できていないことが明らかになる．少なくとも筆者は，そのような問題が＜問題＞と認識されずに，同分野が発展していく状況を問題であると感じている．したがって，ヒト iPS 細胞研究が暗黙裡に前提としている価値観——ヒト iPS 細胞研究はヒト ES 細胞研究が孕む倫理的問題を解決した——をひとまず括弧に入れ，道徳的共犯性や道徳的地位という議論の枠組みを通して，当該研究の倫理的是非について考えることにしたい．

　第 3 章と第 4 章では，「人－動物キメラ胚の作製・利用」と「ヒト iPS 細胞由来の配偶子の作製・利用」に焦点を当てる．「iPS 細胞研究」の倫理的問題について少しでも見聞きしたことのある人は，ヒト iPS 細胞を利用して，動物の体内で人の臓器を作製・利用することやヒト iPS 細胞から配偶子（精子・卵子）を作製・利用することを思い浮かべるのではないだろうか．これらは新聞等のメディアでも取り上げられており，ヒト iPS 細胞研究の「代表的」な倫理的問題であると言ってよい．いずれの問題も，特にヒト iPS 細胞研究の登場を契機として注目を集めており，これまでわれわれが自明視してきた（人や動物の）生命，また性や家族などに対する価値観を問い直すものである．したがって，ヒト iPS 細胞研究の未来を考えるためにも，第 3 章，第 4 章で扱う問題は看過できない．

　本書の目的を踏まえれば，実際に iPS 細胞研究（ヒト iPS 細胞研究に限らないため，iPS 細胞研究としている）をどのような基準で進めていくかという

問題は重要な検討課題の一つであると言える．そこで，第 5 章では，iPS 細胞研究における優先順位の設定をめぐる問題を扱う．2007 年のヒト iPS 細胞の誕生を契機に，日本では iPS 細胞研究が国の最重要政策課題，言い換えれば，国家戦略の一つと位置づけられ，多額の公的研究費が投入されてきた．将来的に，われわれの多くが iPS 細胞研究から恩恵を受けるかもしれない．その意味では，われわれは等しく iPS 細胞研究のステークホルダー（利害関係者）である．したがって，今後，iPS 細胞研究をいかに進めていくのかについて，優先順位の基準を明確化するとともに，ステークホルダーの利害関心を比較することが求められているように思われる．

　もっとも，ヒト iPS 細胞研究の推進を図っている，研究支援者および倫理研究者の中には，本書で扱うような問題よりもむしろ，当該研究を倫理的に遂行するための配慮（研究倫理，臨床応用研究におけるインフォームド・コンセント，匿名化・偶発的所見など）こそが重要であると考える者もいるであろう．研究倫理などの問題は確かに重要であるが，ヒト iPS 細胞研究の在り方を問い直すという本書の趣旨からは外れる．なぜなら筆者の理解では，上記の問題群は，既に軌道に乗っている（ヒト）iPS 細胞研究をいかに補助的に進めるかというアプローチであるからである．したがって本書では，上記の問題群を扱うことはしない．

　本書は，上述のようにヒト iPS 細胞研究の「倫理的問題」を包括的に論じるものではないが，射程は極めて広いものになっている．と言うのも，iPS 細胞研究は，ES 細胞研究，クローニング技術，生殖補助技術，動物の研究利用など，様々な研究や技術と交錯するためである．本書でそうした全ての研究や技術を扱うことはできないが，iPS 細胞研究と関連する研究や技術を扱うことは，今後そうした問題について考えるための足がかりになると考えている．例えば，第 4 章では，ヒト iPS 細胞を用いて動物個体内で人の臓器を作製するという試み，すなわち，人－動物キメラ胚研究について論じるが，その問題はゲノム編集技術による生命操作や人以外の動物の研究利用を認めてよいのかどうか，認めてよいならどの程度認めてよいか（逆に，認めるべきではないのであれば，なぜ認めるべきではないのか）と

いう，より大きな問題につながる．

　ヒト iPS 細胞研究に限らず，生命科学・技術に関する倫理的問題を検討する際，問題を〈問題〉として認識（しようと）せず，見過ごしたままにしておいてはならないであろう．なぜなら，問題を積み残したままでは，いつまでも場当たり的な解決にとどまってしまうためである．問題は，ヒト iPS 細胞研究だけに向けられるものでもなければ，当該研究に直接関わるステークホルダー（利害関係者）だけに向けられるものでもない．今こそ，社会を構成する一人ひとりが，生命科学や技術といかに向き合っていくのかを考えるべき時機であると思われる．こうした状況にあって本書は，ヒト iPS 細胞研究をめぐる議論を社会に開くために，倫理的判断に重要な意味を持つ情報と議論のプロセスを提示するとともに，今後の生命科学や技術をめぐる議論の方向性を示唆することにしたい．

基礎解説

1．用語・技術の解説

・幹細胞（stem cell）

　幹細胞とは，「分化（differentiation）能」と「自己複製（self renewal）能」によって特徴づけられる細胞のことである（図1）．分化能とは，異なる細胞に分化する能力のことであり，自己複製能とは，自己と同じ分化能を持つ幹細胞を作り出す能力のことをいう．

　幹細胞には，iPS細胞やES細胞の他に，体性幹細胞や臍帯血幹細胞などがある．iPS細胞，ES細胞，SCNT-ES細胞は，三種類の胚葉に属す複数の細胞に分化する「多能性」（pluripotency，図2）を有している．三胚葉とは，外胚葉（神経や皮膚などの感覚器官），内胚葉（消化器官や肺などのの呼吸器官），そして中胚葉（骨，骨格筋，真皮，心臓，血液，血管など）である．一方，体性幹細胞は，基本的にそれぞれの胚葉に限定し

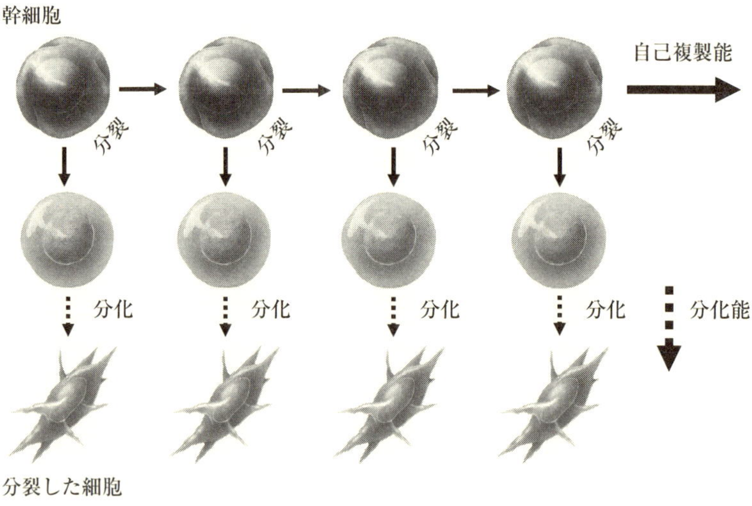

図1　幹細胞（stem cell）

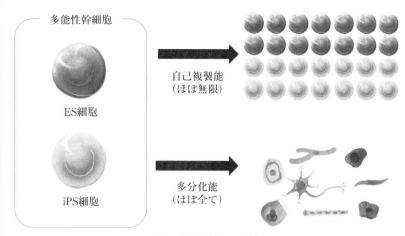

図2 「多能性」の特徴

て，その胚葉に属す複数の細胞に分化する「複能性」（multipotency）を有している．

・体性幹細胞（somatic stem cell）

　体性幹細胞（または，成体幹細胞，組織幹細胞と呼ばれる）とは，体のさまざまな組織中にある幹細胞であり，複能性を有している．同幹細胞には，以下のような種類がある（図3 10頁）．

- ◇ 神経幹細胞（neural stem cells）——ニューロン，アストロサイト，オリゴデンドロサイトを作る
- ◇ 上皮幹細胞（epithelial stem cell）——表皮や汗腺などを作る
- ◇ 肝幹細胞（liver stem cell）——肝臓の細胞を作る
- ◇ 生殖幹細胞（germline stem cell）——精子や卵子を作る
- ◇ 造血幹細胞（hematopoietic stem cell）——赤血球，白血球，血小板など約10種類の血液細胞を作る
- ◇ 間葉系幹細胞（mesenchymal stem cell）——脂肪，骨，軟骨を作る
- ◇ 骨格筋幹細胞（muscle stem cell）——骨格筋を作る

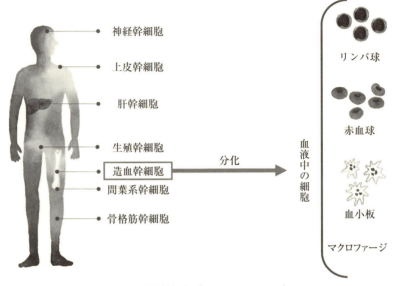

図3 体性幹細胞（somatic stem cell）

　　◇　臍帯血由来の幹細胞（umbilical cord blood stem cell）――出産後のへその緒に含まれる胎児の血液から採取される

　体性幹細胞は，前駆細胞（※「前駆細胞」を参照）に分化した後，それぞれの体の定められた場所で，周囲の状況に合わせて働く細胞へと分化する．そして，いったん臓器や組織を作り出すと，それらを維持したり修復したりする役割を果たすとされる．

・ES細胞（embryonic stem cell）

　ES細胞とは，着床前の胚から作製される幹細胞であり，胚性幹細胞と言われる．人の場合，受精後5，6日の胚盤胞から内部細胞塊（inner cell mass: ICM）を取り出し，培養することによって作製される幹細胞のことである．内部細胞塊も三胚葉全てに分化する多能性を有した細胞であり，ES細胞もその多能性を保持している（図4 11頁）．

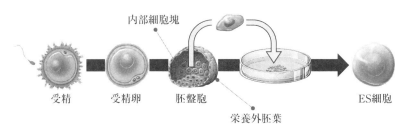

図4 ES細胞 (embryonic stem cell)

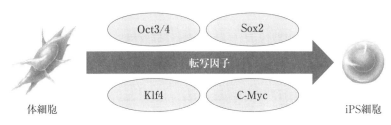

図5 iPS細胞 (induced pluripotent stem cell)

・iPS細胞 (induced pluripotent stem cell)

　iPS細胞（または，人工多能性幹細胞と呼ばれる）とは，皮膚や血液などの細胞に，初期化因子である遺伝子を導入することによって得られる幹細胞であり，多能性を有している（図5）．

　iPS細胞とES細胞の最も大きな違いはその作製方法（図6 12頁）にあり，ヒトiPS細胞はヒトES細胞の作製に伴う「ヒト胚の破壊」を回避したとして高く評価されている．

・転写因子 (transcription factors)

　DNAに結合することができるたんぱく質の一群である．転写因子はDNAに結合し，遺伝子の発現，細胞周期の進行，さらに細胞の分化などの機能を調節する．

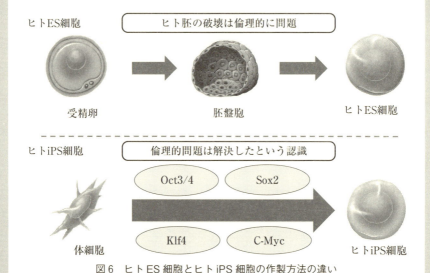

図6　ヒトES細胞とヒトiPS細胞の作製方法の違い

・「ナイーブ」(naïve) 型と「プライム」(primed) 型の多能性幹細胞

　ナイーブ型とプライム型の多能性幹細胞（ES細胞やiPS細胞）はどちらも多能性を有している．

　ナイーブ型の多能性幹細胞の方は，着床前の受精卵に似ており，より未分化の性質を持つ．例えば，マウスの多能性幹細胞はより発生の早い段階の状態である．一方，プライム型の多能性幹細胞は，着床後の胚，すなわち，内部細胞塊から発生の進んだ「エピブラスト」(epiblast) に似た性質を持つ．このエピブラストから作製された多能性幹細胞は，エピブラスト幹細胞と呼ばれる．プライム型の多能性幹細胞には，エピブラスト幹細胞，ヒトES／iPS細胞が含まれる．ナイーブ型とプライム型の多能性幹細胞を比較すると，前者が「均一性の高い集団を形成する」のに対して，後者は「同じ培養皿の中でも性質にばらつきがみられる」という（須藤・高橋 2015: 20）．

　ナイーブ型のヒト多能性幹細胞は，初期発生の研究や（本書で扱う）

人‐動物キメラ胚研究を進める上で大きな関心が示されている．しかし，現在のところ，プライム型のヒト多能性幹細胞のナイーブ化は技術として確立されていない．

・疾患特異的 iPS 細胞（disease specific iPS cell）
　疾患特異的 iPS 細胞とは，遺伝病（例えば，パーキンソン病）など特定の疾患を抱えている患者の体細胞から作製される iPS 細胞をいう．当該細胞は，その疾患の病態を分子・細胞レベルで再現することができるため，創薬や治療法の開発のために利用されている．

・前駆細胞（progenitor cell / precursor cell）
　前駆細胞とは，幹細胞から分化し，特定の機能を持つ細胞に分化しうる細胞のことをいう．幹細胞と最終的に分化する細胞の間に位置づけられる中間的な細胞であると言える．

・核移植（nuclear transfer）／クローニング（cloning）
　核移植とは，ドナーとなる細胞の核を，レシピエントとなる除核した卵子（未受精卵）に移植する技術のことであり，これをクローニングと呼ぶ．「体細胞核移植」（somatic cell nuclear transfer: SCNT）では，体細胞の核（ドナー）を，卵細胞質への注入ないし細胞融合を行うことによって，除核した卵子（レシピエント）に移植すると，核は初期化され，胚発生が進む．この胚を用いて生まれる個体は，ドナー細胞と同じゲノム（遺伝情報の全体）を持つクローンになる（図7 14頁）．
　なお，体細胞の核が移植され，作製される胚をクローン胚，またこのクローン胚から作製される ES 細胞を，SCNT-ES 細胞と呼ぶ．

・ベクター（vector）
　ベクターとは，遺伝子の運び手のことであり，ラテン語の「vehere」

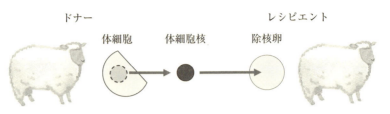

図7　核移植（nuclear transfer）／クローニング（cloning）

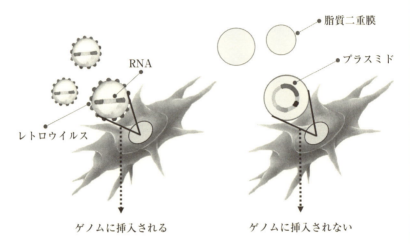

図8　ウイルスベクターとプラスミドベクター
八代（2015b）を参考に作成

に由来する．これまで遺伝子治療においては，治療のための遺伝子を導入する方法として用いられてきた．体細胞からiPS細胞を作製するために，初期化に必要となる遺伝子を一定期間発現させる働きをする．そのため，初期化に必要な遺伝子を導入する方法として，2007年のヒトiPS細胞が作製された当初は，レトロウイルスベクターやレンチウイルスベクターが用いられていた（図8）．

・HLA（Human Leukocyte Antigen）
　HLA（ヒト白血球型抗原）は，白血球の血液型と言われるように，自他

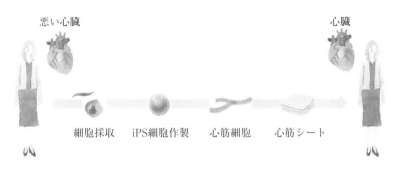

図 9 再生医療

を認識するマーカーとして働く．通常，自家移植——同一個体内の移植——とは異なり，他家移植——ドナーとレシピエントが同種の移植——においては，移植時，拒絶反応が生じる．

2．ヒト iPS 細胞研究の特徴
（1） ヒト iPS 細胞研究の臨床応用の可能性

ヒト iPS 細胞研究の臨床応用としては，再生医療，病態解明，新薬開発，新薬評価（毒性検査）が挙げられる．また，疾患特異的 iPS 細胞（患者から採取した細胞をもとに作製されたヒト iPS 細胞）を用いれば，ある疾患の病因や病態を細胞レベルで再現することができるため，従来，病変部位を入手することが困難，または実質不可能であった疾患にアプローチすることが可能になる．

◇ 再生医療

再生医療とは，失われた細胞，組織，器官，臓器の機能を補完ないしは復活させる技術のことである．ヒト iPS 細胞を用いれば，様々な細胞，組織を作り出し，それを必要とする人に移植することができる（図 9）．

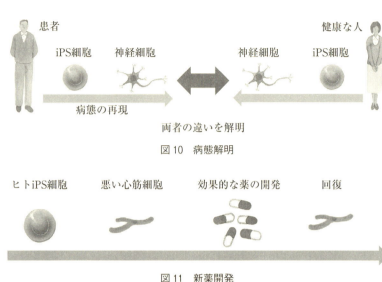

図10 病態解明

図11 新薬開発

◇ 病態解明

　病態解明とは，特定の疾患のメカニズムを調べることである．iPS細胞研究の場合，疾患を抱えている患者から提供してもらった細胞からヒトiPS細胞を作製し，健康な人の細胞と比較などもしながら，疾患の発症する機序やプロセスを解明する（図10）．

◇ 新薬開発

　新薬開発とは，ヒトiPS細胞から疾患モデルとなる細胞を作製し，新薬の候補となる化合物をスクリーニングすることである（図11）．

◇ 新薬評価（毒性検査）

　新薬評価とは，ヒトiPS細胞から疾患モデルとなる細胞を作製し，新薬の候補となる化合物が毒性を持つ可能性がないかどうかを評価することである（図12 17頁）．

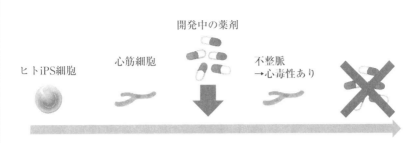

図12　新薬評価（毒性検査）

（2）　ヒト iPS 細胞研究に伴う安全性の問題

　ヒト iPS 細胞に伴う安全性の問題としては，がん遺伝子である c-Myc の使用に伴う腫瘍化の問題，および遺伝子導入法に伴う腫瘍化の問題が挙げられる．

　前者（c-Myc の使用に伴う腫瘍化の問題）に関しては，山中伸弥の研究グループがヒト iPS 細胞を作製した当初（2007 年）は，がん細胞においても高い確率で発現する c-Myc という遺伝子を転写因子として用いていた．従来，c-Myc を含む四つの遺伝子を導入したマウス iPS 細胞からキメラマウスを作製するという研究において，「c-Myc が活性化して 20 ％程度という高い確率で腫瘍をつくることが確認されており，なんらかの理由で c-Myc が再活性化」することが危惧されていた．この問題を回避するために現在は，c-Myc ではなく，腫瘍形成との関連が低い L-Myc を用いる方法などが取られている（八代 2015b: 52）．

　後者（遺伝子導入法に伴う腫瘍化の問題）に関して，ヒト iPS 細胞は，レシピエント細胞のゲノムにレトロウイルスベクターやレンチウイルスベクターを用いて外来遺伝子を挿入し作製される．須藤・高橋によれば，この時，無事にレシピエント細胞が初期化された後，「ウイルスベクターは都合よく不活性化され外来遺伝子の発現はほぼ消失するため，iPS 細胞の性質に与える影響は大きくない」とされる（須藤・高橋 2015: 17）．従来，山川・沖田が指摘するように，「導入遺伝子が iPS 細胞のゲ

ノムに挿入（インテグレーション）されるために，周囲の内在性遺伝子に影響を及ぼすことや，予期せぬ導入遺伝子が発現する」という問題が存在した（山川・沖田 2015: 45）。

須藤・高橋も，マウス iPS 細胞からキメラマウスを作製した沖田らの研究を基に（Okita et al. 2007），「仮に iPS 細胞において安定に不活性化された外来遺伝子も，その後の分化や生体内における外的要因により低頻度ではあるものの再活性化されうる」と述べている（須藤・高橋 2015: 17）。しかしながら現在は，プラスミドを用いた，レシピエント細胞のゲノムに外来遺伝子が残存しない形の遺伝子導入法により，腫瘍化のリスクは解決されているという（須藤・高橋 2015: 17; 八代 2015b: 52-53; 山川・沖田 2015: 45-46）。

（3）　ヒト iPS 細胞研究に伴う利点

ヒト iPS 細胞の利点として，塩基レベルのゲノム変異解析，および免疫拒絶の少ないドナーの選別が可能になることが挙げられる（須藤・高橋 2015: 18-19）。

前者に関しては，作製されたヒト iPS 細胞が，由来となっている細胞提供者の遺伝情報と連結できる点が大きな利点であるという。今後，次世代シーケンサー[1])を用いて全塩基配列（遺伝情報）を対象にゲノム変異解析を行うことが可能になれば，腫瘍化リスクを増加させる要因を解析する研究が進むことが期待されている（須藤・高橋 2015: 18）。

後者に関して，2014 年 9 月 12 日には，理化学研究所の高橋政代らが眼科疾患の一つを対象に，ヒト iPS 細胞を用いた世界初の臨床研究（「滲出型加齢黄斑変性に対する自家 iPS 細胞由来網膜色素上皮［RPE］シート移植に

---

1)　林崎良英，八尾徹，五條堀孝によれば，次世代シーケンサーは「ゲノム DNA 塩基配列解読の超高速化，大量解読化」という用途に加え，「さまざまな働きをする RNA の検出，ゲノム上の転写開始点の特定やその分布の検出，DNA－タンパク質相互作用の検出，DNA 塩基のさまざまな修飾の検出，あるいはまたゲノム DNA の空間的な配置の検出など」への利用が期待されるという（林崎・八尾・五條堀 2009: 231）。

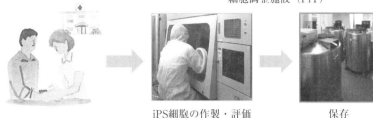

図13 再生医療用 iPS 細胞ストックプロジェクト

関する臨床研究」)を行った (理化学研究所 2014).その後 2015 年 10 月 2 日には,経過が良好である——すなわち,移植した RPE シートによる腫瘍形成がない——と報告されている (理化学研究所 2015).

しかし,今後の再生医療を考えれば,各患者の体細胞からヒト iPS 細胞を作製し,それを目的の細胞に分化させ,細胞治療等に用いること,すなわち,自家移植は時間とコストの面から現実的ではないと言われている.この問題を解決するために,2013 年度以降,京都大学 iPS 細胞研究所において,「再生医療用 iPS 細胞ストックプロジェクト」が進められている (図13).これは,自己と他者を区別する HLA の型を調べ,免疫拒絶反応が起きにくい HLA 型の組み合わせ (HLA ホモ接合体) を持つ健康な人から iPS 細胞を作製・保存しておき,細胞治療に用いる,すなわち,他家移植を行おうとするものである[2].この方法で 140 種類の HLA ホモドナー由来 iPS 細胞を作製すれば,免疫拒絶を回避する形で,日本人の約 90 ％に適用可能であるという (須藤・髙橋 2015: 19; Nakatsuji et al. 2008).

---

2) 京都大学 iPS 細胞研究所の高橋淳らは,パーキンソン病患者に対してヒト iPS 細胞由来のドーパミン産出神経細胞を用いたファースト・イン・ヒューマン (First-in-Human: FIH) 試験の実施を検討している.その際には,同研究所にストックされている免疫拒絶反応が起きにくい他人の iPS 細胞を使用すると言われている.

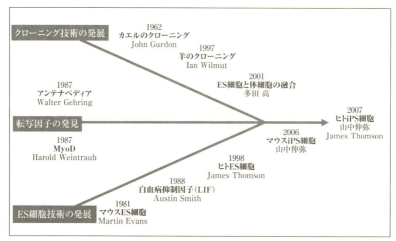

図14 ヒトiPS細胞作製に至る三つの科学的な流れ

3. ヒトiPS細胞研究の歴史的背景

　ヒトiPS細胞の生みの親である山中は，同細胞の誕生には三つの研究成果，すなわち，クローニング技術の発展，転写因子の発見，ES細胞技術の発展が不可欠であったと述べている（Yamanaka 2012: Okano and Yamanaka 2014）．図14は，Yamanaka（2012）中のFigure 1, 2を参考に作成したものである．以下，Yamanaka（2012）の説明に即してヒトiPS細胞が誕生するに至った歴史的経緯を確認する．

（1）クローニング技術の発展

　1962年，John Gurdonは，アフリカツメガエルの未受精卵にオタマジャクシ腸管上皮の細胞核を導入する（すなわち，体細胞核移植を行う）ことによって，オタマジャクシの産出に成功した（Gurdon 1962）．1997年には，Ian Wilmutらが成体の乳腺細胞の核を羊の除核卵に移植することによって，哺乳類では初めて，クローン個体（クローン羊のドリー）の産出に成功した（Wilmut et al. 1997）．これにより，発生分化した体細胞（核）にも個体を発生させるために必要となる遺伝情報が備わっている

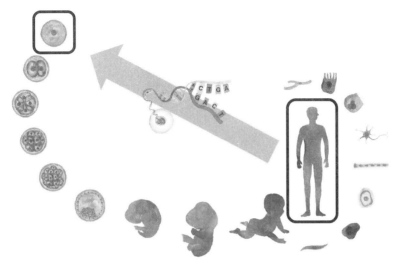

図15 クローニング技術の発展

こと,また卵母細胞には体細胞核を初期化する因子があることなどが明らかになった.さらに2001年には,多田高らが,ES細胞にも体細胞を初期化する因子があることを示した(Tada et al. 2001)(図15).

(2) 転写因子の発見

1987年,Walter Gehringらは,ショウジョウバエのホメオティック遺伝子(動物の胚発生の初期に体節構造を決定する遺伝子群)の一つであるアンテナペディア(Antennapedia)を異所的に発現させた場合に,触角が脚に変わることを報告した(Schneuwly et al. 1987).同年,Harold Weintraubらは,哺乳類の転写因子であるMyoDを異所的に発現させたところ,線維芽細胞の場所に筋肉細胞が形成されることを示した(Davis et al. 1987).これにより,細胞の運命を調節する転写因子の存在が明らかになった(図16 22頁).

(3) ES細胞技術の発展

1981年,Martin Evansらが着床前のマウスの胚盤胞からES細胞を作製することに成功した(Evans and Kaufman 1981).1988年にはAustin Smith

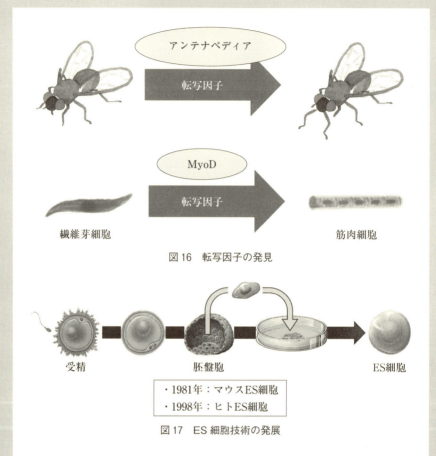

図 16　転写因子の発見

図 17　ES 細胞技術の発展

らが，その多能性を長期にわたって維持させる培養条件（マウス胎児線維芽細胞をフィーダー細胞［培養条件を整えるための補助的な細胞種］として使用した，サイトカインの白血病抑制因子［leukemia inhibitory factor: LIF］が添加された血清含有培地）を確立した（Smith et al. 1988）．これらの研究を基に，1998 年，James Thomson らがヒト ES 細胞を作製することに成功した（Thomson et al. 1998）（図 17）．

　上のクローニング技術の発展，および転写因子の発見を基に，山中らは「卵母細胞や ES 細胞における複数の転写因子の組み合わせによって，体

細胞が胚の状態に初期化される」という仮説を立て（Yamanaka 2012: 678），その仮説を検証する形で，2006年にはマウスで（Takahashi and Yamanaka 2006），また2007年には人で（Takahashi et al. 2007），iPS細胞を作製することに成功したのである．同時期に，James Thomsonらも別の四つの遺伝子（Oct3/4, Sox2, Nanog, Lin28）を用いて，ヒトiPS細胞を作製することに成功している（Thomson et al. 2007）．

第1章

ヒトiPS細胞研究における道徳的共犯性の検討

現在,「ヒト iPS 細胞（研究）はヒト ES 細胞（研究）に取って代わった」という見方が一般化しているように思われる．この見方は，ヒト ES 細胞研究に反対ないしは慎重な立場を表明してきた者（国，宗教，個人など）にも広く見られる．しかし，科学者の間では早くから，ヒト iPS 細胞の登場以降も，依然としてヒト ES 細胞研究が重要な意義を持つことが指摘されていた．例えば，幹細胞研究者の Juan Carlos Izpisúa Belmonte, James Ellis, Konrad Hochedlinger，山中伸弥ら 4 名は，ある対談論文の中で，一様にヒト ES 細胞研究の必要性を説いている（Belmonte et al. 2009）．

　また，Sabine Kobold らは，実際に 2008 年から 2013 年の間に出版されたヒト ES 細胞研究に関する論文を精査し，ヒト iPS 細胞の登場以降もヒト ES 細胞研究が継続して行われていること，また 2011 年から 2013 年の間に出版された論文を基に，ヒト iPS 細胞研究に比べてヒト ES 細胞研究の論文数が，特定の研究領域（人の初期発生や特定組織の分化細胞を誘導する研究，また分化多能性の分子機序を解明する研究）で多いことを明らかにしている（Kobold et al. 2015）[1]．つまり，「ヒト iPS 細胞研究がヒト ES 細胞研究に取って代わった」という見方が，ヒト iPS 細胞があればヒト ES 細胞は不要になるという意味で捉えられているのであれば，それは事実と異なると言わなければならない．

　上記の見方と同様に一般化していると思われるのが，「ヒト iPS 細胞研究はヒト ES 細胞研究が抱える倫理的問題（ヒト胚の破壊）を回避した」という見方である（Krauthammer 2007; Rao and Condic 2008; Christian Telegraph 2014）．この見方はともすれば，ヒト iPS 細胞はヒト胚の破壊と全く関係がないという印象を与える．実際に，ローマ・カトリック教会をはじめ，ヒト ES 細胞研究に対して反対ないしは慎重な立場を表明してきた者も，ヒト iPS 細胞研究がヒト胚の破壊を回避したことを理由に，当該研究を積極的に推進してきたのである．

---

1) ちなみに，文部科学省の「ライフサイエンスの広場」において公開されている倫理研修参考資料の動画教材において，Kobold ら（2015）が紹介されており，ヒト ES 細胞研究の意義が確認されている．

しかし，ヒト iPS 細胞研究は本当に，ヒト胚の破壊を回避したと言えるのだろうか．Mark Brown や Katrien Devolder はこの点に注目し，ヒト iPS 細胞研究の「道徳的共犯性」（moral complicity）をめぐる哲学・倫理学的な議論を展開した（Brown 2009; Devolder 2010, 2015）．

道徳的共犯論とは，刑法学の「共犯」概念を援用した議論である．共犯とは，正犯行為を利用して自己の目的を遂行する行為，あるいは正犯行為に関与する行為をいう．例えば，第二次世界大戦中，ナチス・ドイツや旧日本軍の 731 部隊は非人道的な人体実験を行ったことで知られている．非人道的な人体実験が道徳的に不正であることは論を俟たないが，その成果を享受することはどうだろうか．道徳的共犯性をめぐる問題は，過去に行われた道徳的に不正な行為（すなわち，道徳的に誤った行為や道徳的に許されない行為）から恩恵を受けることを道徳的に許容できるのかどうか，またそうした恩恵の享受を道徳的に非難すべきなのかどうかなども問題にする．

また，ヒト ES 細胞研究の文脈では，ヒト胚を破壊することが道徳的に不正である場合，以下の「共犯行為」も同じように不正なのかどうかが論じられる（Green 2002; Robertson 2004; Guenin 2004; Mertes and Pennings 2009）．

1．他国で作製されたヒト ES 細胞を用いて研究を行うこと
2．規制前に作製されたヒト ES 細胞株を用いて研究したりすること
3．「1」，「2」を通して，ヒト ES 細胞研究（さらなるヒト胚の破壊）を助長すること
4．ヒト ES 細胞研究の成果を享受すること

ヒト iPS 細胞研究の道徳的共犯性をめぐる問題とは，こうしたヒト ES 細胞研究の道徳的共犯性をめぐる議論と軌を一にするものである．つまり，ヒト胚の破壊に懸念を表明する者が，ヒト ES 細胞研究（ひいてはヒト胚の破壊）と間接的な関わりを持つヒト iPS 細胞研究に関わることについて，その正否や善悪などが問題となる．

これまでのところ国内では，例えば中澤務が，Hyun ら（2007）の主張――ヒト iPS 細胞の作製成功が報じられる前に出された Insoo Hyun らの論

稿で，たとえヒト iPS 細胞が作製されたとしても，ヒト ES 細胞研究は不要になるわけではないという主張——を基に，ヒト iPS 細胞研究が必ずしもヒト ES 細胞研究を回避したわけではないことを指摘し，これが「iPS 細胞研究の倫理的問題点」の一つであると述べている（中澤 2009: 38-39）．しかし中澤は，そのことがなぜ倫理的に問題なのかを論じてはいない．

　また盛永審一郎は，「共犯性可能性」という表現を用いることによって，ヒト iPS 細胞の作製が報告された後に出された Hyun の別の論稿（Hyun 2008）を引用しながら，中澤が言及した点に関して議論を展開する．ただし，盛永の場合は，ヒト iPS 細胞研究の道徳的共犯性をめぐる Brown の論稿（Brown 2009）を部分的に紹介するにとどまっている（盛永 2010: 33-35, 2012: 243-246）．

　ちなみに Brown の議論とは，道徳的共犯性に関する考え方——すなわち，A という行為が B という行為の道徳的な共犯であると言える場合——を分類した上で，ヒト iPS 細胞研究がヒト ES 細胞研究の（道徳的）共犯関係にあるのかどうかを検討するものである．彼自身はこの共犯関係を認めた上で，今後，Blue Ribbon Panel（有識者からなる諮問委員会）などで新たにヒト ES 細胞を作製する必要があるのかどうかを検証し，共犯関係を回避しなくてはならないと結論づける（Brown 2009: 18-20）．

　本章では，上述のように日本では十分に議論が尽くされていない，ヒト iPS 細胞研究の道徳的共犯性をめぐる問題を扱うことにする．本章の目的や研究手順を述べる前に，まず二つの点を確認しておきたい．第一に，ヒト iPS 細胞研究の道徳的共犯性をめぐる問題は，ヒト胚が道徳的に配慮すべき対象であり，それを破壊することが道徳的に不正である場合にのみ議論の俎上に載るという点である．したがって，ヒト胚を特別に配慮すべきでないと考える者にとって，ヒト iPS 細胞研究，さらにヒト ES 細胞研究の道徳的な共犯関係はそもそも問題とならない．

　第二に，刑法学的な共犯が正犯と共犯との因果関係を認定し，可罰・不可罰を判断することを目的とするのに対して[2]，ヒト iPS 細胞研究やヒト ES 細胞研究の道徳的共犯は，ヒト胚の破壊という不正に関与する共犯行

為の正否や善悪，また道徳的責任を問うことを目的とするという点である．したがって，例えば，道徳的に不正な行為を助長する場合のように，因果関係を実証するのが困難な共犯行為に関して，法的責任が問えないとしても，道徳的に許容できるのかどうか，道徳的責任を問うべきなのかどうかが問題となるのである．

　後述するように，日本は，ヒト胚の破壊が倫理的に問題であるという立場を取り，ヒト ES 細胞研究に規制を課すことで，当該研究に慎重な姿勢を貫いてきた．そのような日本が，ヒト iPS 細胞研究の道徳的共犯性をめぐる問題に対して無自覚，無批判であってはならないであろう．したがって本章の目的は，当該問題が日本のヒト iPS 細胞研究にいかなる示唆を与えるのかを検討することにある．議論の手順としては，「1.1」節で，ヒト胚の道徳的地位をめぐる立場を三つに分類し，それぞれの立場におけるヒト ES 細胞研究への含意を確認する．続いて「1.2」節で，ヒト iPS 細胞研究の道徳的共犯性をめぐる議論の特徴を，道徳的に不正な行為を助長する場合とそうした行為から恩恵を受ける場合の二つに分けて検討する．「1.3」節では，日本のヒト胚の取扱い，およびヒト ES 細胞研究に対する基本的考え方を確認した上で，ヒト iPS 細胞研究の道徳的共犯性をめぐる議論が，日本のヒト iPS 細胞研究にいかなる含意を持つのかを考察する．

1.1 ヒト胚の道徳的地位とヒト ES 細胞研究への含意

　従来，ヒト ES 細胞研究におけるヒト胚の破壊をめぐっては，「道徳的地位」(moral status) を鍵概念として，様々な議論が展開されてきた．ある

---

2) 刑法学上の共犯論では，正犯行為との間に因果関係があるかどうかを根拠に，共犯行為の可罰・不可罰の妥当性が決定される．共犯の処罰根拠には，殺人をそそのかした場合（いわゆる「教唆犯」），殺人に用いる道具を提供したり，殺人を勇気付けたりした場合（いわゆる「幇助犯」），さらに過失により教唆や幇助をする場合などがあり，正犯との間の共犯を認める場合は，そうした処罰根拠の如何を問わず，共犯行為に対して刑事罰を科すことになる（西田 2011）．

存在が道徳的地位を持つというのは,「ある存在それ自体を,破壊すべきではない理由,または助けるべき理由が与えられている」(Kamm 2007: 229) 場合である.本節では,「道徳的価値」(moral value) という概念も用いるが,同概念は,たとえある存在が道徳的地位を持たないとしても,何らかの理由で道徳的配慮の対象となりうる場合に用いられる.

「道徳的地位」とは,1970年代初頭に始まった中絶をめぐる哲学・倫理学的な議論において頻出する概念で,中絶において胎児を死なせること,またヒトES細胞研究においてヒト胚を破壊することの道徳的な正否や善悪を論じる際に用いられてきた.具体的にそこで問われるのは,胎児やヒト胚がわれわれのような人(以下,成人)と同じ権利を持っているのか,われわれが成人を道徳的に配慮するのと同じ仕方で胎児やヒト胚を配慮する必要があるのか,あるいはまたわれわれが成人を道徳的共同体の一員と見なすのと同じ仕方で胎児やヒト胚を道徳的共同体の一員と見なす必要があるのか,などという点である.

本章では,ヒト胚の道徳的地位をめぐる立場を網羅的ではないが三つに分類し,次いでそれぞれの立場におけるヒトES細胞研究への含意を確認する.三つの立場とは,「ヒト胚は道徳的地位を持つ」(「1.1.1」),「ヒト胚は道徳的地位を持たない」(「1.1.2」),「ヒト胚は道徳的価値を持つ(道徳的地位は持たない)」(「1.1.3」)である.ここでの議論を通して,ヒト胚の道徳的地位をめぐる問題が多岐にわたり,かつ当該問題が解決困難であることが分かるであろう.

1.1.1 ヒト胚は道徳的地位を持つ

ヒト胚が(成人と同程度の)道徳的地位を持つと見なす立場として,下記の二つの議論を挙げることができるであろう.

代表的なものは,ローマ・カトリック教会の示す見解である.カトリック教会は,第2ヴァチカン公会議(1962-65年),および教皇パウロ6世の回勅『フマーネ・ヴィテ(Humanae Vitae)——適正な産児の調整について』

(1968年）において，人工妊娠中絶禁止の立場を表明した．この主張の根拠となった「人の生命は受精の瞬間から始まる」という神学的見解は，1869年の教皇ピウス9世の教令に由来する（12世紀には既に受精の瞬間に霊魂付与［ensoulment］がなされるという考え方はあったという）（島薗 2005; 塚原 2014: 12）．つまり，カトリック教会の立場として，ヒト胚の破壊は成人を殺すことに等しく，いかなる理由があろうともヒト ES 細胞研究は許容されないのである（例えば，Doerflinger 1999; Pontifical Academy for Life 2000）．

もう一つの議論は，「潜在性議論」（potentiality arguments）と呼ばれるもので，（胎児，そして人へと成長する）潜在性を根拠に，潜在的な人である胎児は「生命への権利」（a right to life）を持つとされる（Annis 1984）．この潜在性は，ヒト胚を潜在的な人と見なす根拠になるが，同時に体細胞核移植（Somatic Cell Nuclear Transfer: 以下 SCNT）のようなクローニング技術を用いた場合，体細胞を潜在的な人と見なす根拠にもなってしまう．このような潜在性を拡張していく議論（「拡張議論」［extension arguments］と呼ばれる）に対しては，1971年に Judith Thomson が「中絶の擁護」（"A Defence of Abortion"）という論稿を発表して以来（Thomson 1971），多くの批判がなされている（「1.1.3」を参照）．いずれにせよ，潜在性を根拠にした場合，ヒト胚の破壊は不正であり，ヒト ES 細胞研究も許容されない．

1.1.2 ヒト胚は道徳的地位を持たない

ヒト胚は道徳的地位を持たないと考える立場には，「パーソン論」（person view），「利害関心論」（interest view），さらに「FLO」（future-like-ours：われわれと同じような将来）説などがある[3]．

パーソン論としては，例えば，中絶賛成の立場を表明する Mary Anne Warren の主張を挙げるのが良いであろう．Warren は，1973年に発表した論稿，「中絶の道徳的および法的位置づけについて」（"On the Moral and Legal

---

3) ここでの議論は，Steinbock（2007, 2010）を参考にしている．

Status of Abortion")の中で,(遺伝学的な意味におけるヒトの)「胎児は道徳的な意味での「ひと(パーソン)」なのか,権利をもっている人々,殺してはならない人々の集まりである「道徳的共同体」の一員なのか」(江口 2011: 284)という問いを立てた(Warren 1973).そしてWarrenは,「パーソンであること」(personhood)の特徴――意識,推論能力,自発的な活動,コミュニケーション能力,自己意識[4]――を根拠に,胎児がこれらの特徴を何一つ満たしていないため,中絶は許容されるという結論を導く[5].つまり,Warrenの立場では,ヒト胚はパーソン(人格)であることの特徴を何一つ有していないために,道徳的な意味での「ひと」であるとは言えない(Steinbock 2007: 427).

次に利害関心論であるが,これは,「権利者」(a right holder)とは自己の利害関心を持つ(能力のある)者である,というJoel Feinbergの考え方に基づく(Feinberg 1974: 51).Bonnie Steinbockは,Feinbergの「利害関心原則」(interest principle)を利害関心論と呼び,これをヒト胚の道徳的地位の議論に援用している(Steinbock 2007: 428).

まずFeinbergの利害関心原則であるが,彼は,死者,植物状態の人,胎児,将来世代の権利の問題を扱っているが,ヒト胚の権利の問題には言及していない.彼は,胎児が法的保護の対象になっている場合は,将来的な利害関心が保護されうるため,(一時的に)利害関心を持つ能力を持っていなかったとしても,権利の所有者として扱われると考えている.しかし,法的保護の対象外の胎児や実際に誕生しない胎児などは,実際の利害関心(actual interest)を持たないため,権利も持たない(Feinberg 1951: 63-64).つ

---

4) Warren自身も認識していたように,パーソン(人格)であることを決定する特徴は必ずしも普遍化可能な仕方で展開されているわけではない.
5) しかし,2000年に発表したRobert Cardへの応答論文,「新生児殺しと中絶の道徳的差異」("The Moral Difference between Infanticide and Abortion")の中で,妊娠初期の中絶に対しては依然としてリベラルな立場を示す一方,妊娠後期の中絶に対しては保守でもリベラルでもない中立の立場を表明している(Warren 2000: 352-353).この点については,1982年に発表した「新生児殺しに関する追記」の中で既に触れている(Warren 1984: 116-119 = ウォレン 2011: 137-139).

まり，Feinberg の原則では，胎児が常に成人と同等の権利を持つことはない．この考え方をヒト胚に当てはめれば，同様の考えが導き出せるであろう．ヒト胚が法的保護の対象になっている場合には，胚は（法的な）成人と同等の権利を持つ．逆に，法的保護の対象になっていない，また胚が実際に誕生しない場合は，胚は成人と同等の権利を持たないと考えられる．

Steinbock の Feinberg 理解では，利害関心と「感覚」(sentience) の関係の方が重要であり，彼女は感覚を，狭義には快楽や痛みを感じる能力として，また広義には利害関心を持つことの必要条件として理解している（Steinbock 2007: 428-429）．したがって，感覚がなければ，自己の利害関心を持つことはできないし，道徳的観点から利害関心について検討することもできない．Steinbock は，Feinberg (1974) で示されている見解とは異なり，ヒト胚は感覚を持たないため道徳的地位を持たないと結論づける（Steinbock 2007: 430）．

最後に取り上げる FLO 説とは，中絶反対派の Don Marquis が，1989 年に発表した論稿，「中絶はなぜ非道徳的か」("Why Abortion is Immoral") において展開した潜在性議論である（Marquis 1989）．Marquis にとって，殺人が不正なのは，殺害される者から将来の価値——現在，価値があると見なしているもの，または将来価値があると見なすであろうもの——を奪うからである．そして，中絶も胎児から FLO（われわれと同じような将来）を奪うため，殺人と同程度に不正ということになる．

実は，Marquis 自身，受精卵や初期のヒト胚に FLO があるかどうかは明言していない．そのため，受精卵も，さらには生殖細胞や体細胞までも FLO を持つと考える者がいるかもしれない．しかし，この点に関しては Steinbock が指摘するように，Marquis は，「FLO を持つ個体として特定する（identify）ことができない存在」（一卵性双生児が発生する可能性のあるヒト胚）が，胎児や成人のように FLO を持つとは考えていない．したがって，Marquis の FLO 説に照らせば，体細胞，精子や卵子，受精卵，着床前の胚盤胞（受精後 5, 6 日のヒト胚），さらには受精後 14 日以前のヒト胚[6]などは道徳的地位を持たないと言えるであろう（Steinbock 2007: 432）．

以上の議論をまとめると，ヒト ES 細胞の作製に用いられるような受精後 14 日以前のヒト胚は，パーソン論におけるパーソン（人格）であることの特徴を，Steinbock のいう利害関心論における感覚を，そして FLO 説における FLO（われわれと同じような将来）を持たないため，道徳的地位（ないしは道徳的権利）を持たない．それゆえ，ヒト胚を破壊することは不正ではなく，ヒト ES 細胞研究は許容されるのである．ただし，Feinberg のいう利害関心原則の観点から，ヒト胚を法的な保護の対象にする場合やヒト胚の誕生が望まれる場合には，道徳的配慮の対象となり，ヒト ES 細胞研究が許容されないこともある．

1.1.3 ヒト胚は道徳的価値を持つ（道徳的地位は持たない）

ヒト胚は道徳的地位を持たないが，道徳的価値を持つという立場として，ここでは，ヒト胚に対する「特別の敬意」（special respect）をめぐって展開された Michael Sandel の議論，また「象徴的価値」（symbolic value）あるいは「道徳的価値」（moral value）をめぐって展開された John Robertson や Steinbock の議論を取り上げる．

「1.1.1」で確認した潜在性議論に対して，Sandel は，ヒト胚に特別な価値があることを認めつつも，これを批判する（Sandel 2007）．彼はどんぐりとオークの木のアナロジーを用いて，潜在性はあくまでも潜在性であり，仮にある存在 X が成人と発達上の連続性があったとしても，X を成人と同等に扱うべきではないと主張する（Sandel 2007: 116-117）[7]．Sandel の議論

---

6) Steinbock が受精後 14 日以前のヒト胚が FLO を持たないと考えるのは，受精後 14 日までの胚の発生段階で一卵性双生児が発生する可能性があるからである（Steinbock 2007: 432; McMahan 2002: 25）．
7) この主張は，Robert George と Patrick Lee の批判に応答したものである（George and Lee 2005）．Sandel が指摘した点は，早くは Judith Thomson による「ドングリが樫の木に成長するからといって，ドングリはすでに樫の木なのだとは言えないし，そう考えるべきだとも言えない」（Thomson 1971: 47＝トムソン 2011: 11）という主張や Stanely Benn による「潜在的なアメリカ合衆国大統領は，軍の最高司令官ではない」（Benn 1973: 143）という主張に見られる．

において注目したいのは，ヒト胚がパーソン（人格）か単なる物かという二項対立に基づく考え方を否定している点である．彼は，われわれが，パーソン（人格）ではないゴッホの絵画やセコイアの老木を，単なる物以上に価値あるものとして尊重するように，ヒト胚にも敬意を払う必要があると言う（Sandel 2007: 125-128）．このヒト胚が持つ価値に基づいて，一方では，ヒト胚への不敬（例えば，ヒト胚の化粧品開発のための利用）を批判し[8]，他方では，価値ある目的のためにヒト胚を研究利用することを道徳的に正当化するのである．

　ヒト胚に対する特別の敬意という点に関して，Robertsonは，ヒト胚の研究利用を「象徴性」（symbolic nature）の観点から論じている（Robertson 1990, 1995, 1999）．まず，（胎児，そして人へと成長する）潜在性を根拠に，ヒト胚を人の生命（human life）の象徴——Robertson自身は，パーソン（人格）の象徴と言う——と見なす者がいることを確認する．もっともそのような存在が成人と同等の利害関心や権利を持つとは見なさない．一般的に，Xが道徳的地位を持つかどうかは内在的価値（intrinsic value）の有無によって決まると考えられているが，Robertsonのいう「象徴的価値」（symbolic value）は，道徳的地位を持つ人や通常，内在的価値を持たないと思われている物に対しても，様々な理由（例えば，[胎児，そして人へと成長する]潜在性）から付与されるのである[9]．

---

8) Sandelは，「胚のみだりな破壊や，新しい化粧品を開発するための胚利用を認可する人は，まずいないだろう」（Sandel 2007: 125 ＝サンデル 2010: 132）と述べ，直観的な議論を展開する．そして，こうした直観を理論的に捉えるためにも，以下に引用するような新たな議論が必要であると指摘する．

　　現代の技術や商業が陥りがちな道具化の傾向に抗うには，人格であるか人格でないかだけで人間の生を評価し，人格でないものについては功利主義的な計算に譲り渡してしまうような，人格尊重の倫理に固執するわけにはいかない．そうした倫理には，あらゆる道徳的問題を人格性の境界線争いへと転換してしまう危険性がある．むしろわれわれは，われわれに崇敬の念を起こさせ，われわれの使用に対して制限を課している，贈られるものとしての生に対する洞察をよりいっそう広く涵養すべきである（Sandel 2007: 127 ＝サンデル 2010: 134）

例えば，アイルランドのブラーニー城にあるブラーニー・ストーンは，アイルランド人にとって，単なるブルーストーンの塊という以上に，特別な歴史や儀礼を持つ象徴的な存在と見なされている (Chonnachtaigh 2012: 38-39)．また，イギリスのエリザベス女王は，同国の君主としてイギリス人にとっての象徴的存在となっている．ブラーニー・ストーンやエリザベス女王はあるコミュニティにおいて象徴的価値を持ち，その含意としては，前者には雨よけで保護するという特別の配慮，後者には個別の護衛をするという特別な配慮が伴うのである (Chonnachtaigh 2012: 39)．
　Robertson は，このような象徴的価値をヒト ES 細胞研究に当てはめる．ただし，日本人の多くがブラーニー・ストーンに象徴的な価値があると見なさないように，あらゆる人がヒト胚を象徴的存在であると見なすわけではない．つまり，象徴的価値は個人，またはコミュニティの文脈に依存する．したがって，ヒト胚への敬意は，「道徳的義務」(moral duty) ではなく「選択の問題」(a matter of choice) なのである (Robertson 1990: 448)．そして，例えば，ある国がヒト胚は象徴的価値を持つという考え方を採用する場合，ヒト胚研究をどの程度であれば許容できるのかを，「象徴的コスト」(symbolic cost)（すなわち，研究によって失われる象徴的価値）とそれによって得られるベネフィットを比較考量した上で（政治的に）判断することが必要となる (Robertson 1990: 448-449, 1995: 38, 1999: 127)．Steinbock は，こうした Robertson の象徴的価値をめぐる議論に依拠しながら，道徳的価値の議論を展開している (Steinbock 2007: 433-437, 2011: 272-278)[10]．
　さらに，「廃棄されるものの利用と新たに作製されるものの利用との区別」(the discarded-created distinction) や「利用と作製の区別」(the use-derivation

---

9) Sorcha Chonnachtaigh は，Robertson の象徴的価値に関する議論を分かりやすくまとめている (Chonnachtaigh 2011: 38-40)．
10) Lisa Bortolotti と John Harris は，利害関心に基づく倫理的アプローチを採用し，ヒト胚の道徳的地位をめぐる議論において象徴性に依拠することを厳しく批判する (Bortolotti and Harris 2006; Bortolotti 2007)．彼女らが利害関心に絞って議論を展開するのは，それによって道徳的言説を利害関心という一つの通貨で論じることができ，問題解決が容易になると考えるためである．

distinction）は，象徴的価値，また道徳的価値の観点から説明することができる．まず，「廃棄されるものの利用と新たに作製されるものの利用との区別」[11]であるが，これは余剰胚を利用することと研究目的に新たに作製されるヒト胚を利用することの間に道徳的に重要な違いがあり，前者は許容できるが，後者は許容できないとする立場である．この立場を採用した場合，余剰胚の研究利用は常に不正というわけではなく，許容される場合がある．ただ，「取るに足らない目的」（trivial purposes），例えば，化粧品開発のために余剰胚を研究利用することは，生命を単なる道具として扱うことになるとして許容されない．象徴的価値，道徳的価値の議論に即して言えば，何がつまらない目的であるかは議論の余地があるが，ヒト胚の破壊という象徴的コストが化粧品開発によって得られるベネフィットの代償としては大きすぎるということになる．

また「利用と作製の区別」[12]とは，新たにヒトES細胞株を作製することと既に作製されているヒトES細胞株を利用することの間に違いがあり，前者は許容できないが，後者は許容できるとする立場である．この立場を採用した場合，例えば，価値のある目的のために既存のヒトES細胞株を利用すること――象徴的価値，道徳的価値の観点からは，過去のヒト胚の破壊という象徴的コスト，道徳的コストから恩恵を受けること――は正当化されることになる（Robertson 1995: 38; Steinbock 2007: 437-438, 2011: 278-

---

11) この区別は，アメリカの国家生命倫理諮問委員会（National Bioethics Advisory Committee: 以下NBAC）において初めて採用され（NBAC 1999: 55-56），現在，多くの国で採用されている．
12) オーストリアやドイツにおいては，この区別が幹細胞研究における法的措置の前提となっている．例えば，オーストリアでは，ヒトES細胞研究が将来的にいかに多くの利益をもたらすとしても，ヒト胚の研究利用は非倫理的であるとしてヒトES細胞研究を禁止している．ところが同時に，ヒトES細胞研究が合法な国で作製されたヒトES細胞を輸入し，利用することは許容されるという立場をとる（EuroStemCell 2013）．また，ドイツはヒト胚の研究利用を法律で厳しく禁じているが，ヒトES細胞研究の打ち切り日（cut-off date）（当初2002年1月1日であったが，研究者の要請により2007年5月1日に修正）を設け，それ以前に作製されたヒトES細胞株の利用ないしは輸入・利用を容認する政策を打ち出している．

282).

　本節の議論を踏まえれば,「ヒト胚は道徳的地位を持たない」(「1.1.2」),または内在的価値を持たない存在は道具的価値 (instrumental value) しか持たないと主張する者にとって,ヒト胚の破壊は倫理的に何の問題もない.したがって,そうした者にとって,ヒト ES 細胞研究(およびヒト iPS 細胞研究)の道徳的共犯性は議論の俎上にすら載らない.一方,「ヒト胚は道徳的地位を持つ」(「1.1.1」),「ヒト胚は道徳的地位を持たない」(「1.1.2」)という立場をとるが,Feinberg の利害関心原則のようにヒト胚を道徳的配慮の対象と見なす者,さらに「ヒト胚は道徳的価値を持つ(道徳的地位は持たない)」(「1.1.3」)という立場をとる者は,(各主張により程度の差はあるが)ヒト胚の破壊,またヒト ES 細胞研究を倫理的に問題であると見なす.したがって,道徳的共犯性の観点から,ヒト iPS 細胞研究の正否を検討しなければならないということになる.

1.2 ヒト iPS 細胞研究の道徳的共犯性

　ヒト iPS 細胞の登場を契機として,ヒト iPS 細胞研究がさらなるヒト胚の破壊を不要にすると主張した論者は少なくない(例えば,Byrnes 2008; Byrnes 2009).それは,ヒト iPS 細胞研究を進めていく中でヒト ES 細胞が必要になったとしても,新たにヒト ES 細胞株を作製する必要はなく,既存のヒト ES 細胞株を利用すれば事足りると考えられてきたからである.しかし,本章の冒頭でも述べたように,2007 年以降もヒト ES 細胞研究は継続されてきたし,今後もその状況は変わらないであろう (Barfoot et al. 2013; Kobold et al. 2015).

　このヒト ES 細胞研究は依然として必要であるという事実は,ヒト胚の破壊が道徳的に許されると考える者にとっては特に問題のないことであるが,ヒト胚の破壊が道徳的に不正であると考える者にとっては深刻な問題となるかもしれない.なぜなら,ヒト iPS 細胞研究は,ヒト胚の破壊(と

いう道徳的に不正な行為）を助長し，同時にそうした不正な行為から恩恵を受けるという意味で道徳的な共犯関係にあるからである．以下では，主にDevolder（2015）を参照しながら，ヒト iPS 細胞研究の道徳的共犯性に関する議論の特徴を二つの場合——「道徳的に不正な行為を助長する」場合（「1.2.1」），および「道徳的に不正な行為から恩恵を受ける」場合（「1.2.2」）——に分けて検討することにしたい．

1.2.1 道徳的に不正な行為を助長する

Devolder は，"研究者がヒト ES 細胞を利用すること"（原因）が，"ヒト胚の破壊を助長する"（結果）という主張の因果関係について検討を行っている（Devolder 2015: 93-97）[13]．ヒト ES 細胞を利用することが，破壊されるヒト胚の数を増加させる理由として挙げられるのは，次の二点である．

1. ヒト ES 細胞研究において成果が上がれば上がるほど，当該研究に従事する研究者・研究グループが増え，目標が多様化する（多様な研究プロジェクトが生まれる）．また，多くのヒト ES 細胞研究が相互補完的に進められることから，ある研究で進展が見られれば，当該研究に関連する他の領域も進展する可能性がある．つまり，研究に従事する者にとって，目標を多様化しようとする動機を強めることになり，目標達成のために様々なヒト ES 細胞[14] が必要になる．
2. 研究者がヒト ES 細胞を利用することは，作製を支持することであり，それによってヒト胚の破壊に対する寛容な社会的態度が育まれる．

前者（「1」）に関して，Devolder は *Cell Stem Cell* 誌に掲載された Jennifer

---

[13] Devolder の議論は，ヒト ES 細胞の利用がヒト胚の破壊を助長することはないと考える「利用と作製の区別」の擁護者を効果的に批判することを意図している．「利用と作製の区別」については「1.1.3」を参照されたい．
[14] ここでいう「様々なヒト ES 細胞」として，マウスフィーダー細胞で培養されていない「安全な」ヒト ES 細胞，特定の疾患を含むヒト ES 細胞，その疾患を体外で研究できるようなヒト ES 細胞，患者と遺伝学的に同一のヒト ES 細胞が例示されている（Devolder 2015: 95）．

McCormick らの実証研究を引用する (McCormick et al. 2009)．2001 年 8 月 9 日，時の大統領，ジョージ・W・ブッシュがヒト ES 細胞研究に対する連邦助成のあり方について方針を打ち出した．その方針とは，ヒト ES 細胞研究に対する連邦助成を 2001 年 8 月 9 日の時点で既に存在するヒト ES 細胞株を用いた研究のみに限定するというもので，それ以降に作製されるヒト ES 細胞を用いた研究には，連邦政府として国立衛生研究所 (National Institutes of Health; 以下 NIH) などを通じた資金援助を行わないという厳しいものであった[15]．そのため従来，当該研究に関する連邦政府の (資金援助をしないという) 方針は研究の発展を阻害するという報告がなされてきたのである (Longaker et al. 2007; McCormick et al. 2009: 107)．

しかし，McCormick らの見解はこれと異なる．彼らは，2000 年から 2007 年の間に，WiCell 研究所 (WiCell Research Institute) とハーバード幹細胞研究所 (Harvard Stem Cell Institute: HSCI) から，アメリカ国内，国外に配布されたヒト ES 細胞株 (正確にはヒト ES 細胞株が入った「バイアル」[16]) の数は年々増加し，またその増加パターンが「S 字カーブ」("S-shaped" curve) を描いていることを指摘する．これはヒト ES 細胞研究が急激に進展していることを意味する．ここで重要なのは，2000 年当初，既存のヒト ES 細胞株が配布されていたが，2003 年以降，徐々に新たに作製されたヒト ES 細胞株が配布されるようになったという点である．そして，2003 年から 2007 年にかけて配布された新たに作製されたヒト ES 細胞株は，2000 年から 2007 年にかけて配布された既存のヒト ES 細胞株に比べて多かったという．

さらに McCormick らは，ますます多くの研究室が自前でヒト ES 細胞株を作製し始めていることに言及する (McCormick et al. 2009: 107-108; Devolder 2015: 95-96)．Devolder は，「連邦政府の支援を受けた様々な生物医学研究は [ヒト ES 細胞——筆者注] 株の需要の要因になっている」(McCormick

---

15) アメリカでは連邦政府と州政府の方針にそれぞれ違いがあり，連邦政府が資金援助しない研究であっても，州政府が資金援助して行われる研究もある．
16) 「バイアル」とは，無菌状態に保つことができる，ガラスやプラスチックでできた容器のことである．

et al. 2009: 108）という McCormick の指摘に注目し，「ES 細胞を"単に"利用することが，実は ES 細胞株に対するさらなる需要を生み出し，ヒト胚の破壊を助長することを強く示唆している」と主張する（Devolder 2015: 96）．

後者（「2」）に関して，Devolder は，ES 細胞研究者が研究を行うことが，ヒト胚の破壊に対する社会的態度を変えたり，ヒト胚の破壊を無くそうとする取り組みを阻害したりする――その結果，ヒト胚の破壊を助長する――かもしれないという（Devolder 2015: 53）．これは，殺人による犠牲者の臓器を利用することが倫理的に許容できる場合，中絶胎児の組織を利用することも同様に許容できるのか，という Lynn Gillam の議論（Gillam 1997）を理論的に発展させたものである．

まず，Gillam の議論を簡単に確認しておこう．Gillam は，中絶された胎児組織の研究利用とのアナロジーとして，殺人の犠牲になった者の臓器を移植用に利用したとしても，殺人を助長することにならないと述べる．なぜなら，①殺人に対する非難はわれわれの「道徳心」(moral psyche) に染み込んだものであり，法律でも厳しく規制されているから，②殺人の犠牲になった者が臓器提供者になるというだけで，殺人に対する非難が弱まるとは考えられないから，③殺人を犯す者が犠牲者の臓器を使用することで金銭的，また別の形で恩恵を受けることはなく，殺人を犯す特別の動機がないから，である（Gillam 1997: 403-404）．それに対して中絶は，一般的に医師のみに許されている専門的な行為である（現在，日本では，母体保護法指定医のみが人工妊娠中絶を行うことができる）．また，法律も国によって異なり，同じ国の中でも時代とともに変化してきた（Gillam 1997: 405）．

Gillam は，こうした殺人と中絶の相違によって，殺人の犠牲者の臓器を利用することと中絶胎児の組織を研究利用することの間に道徳的に重要な違いが生じると主張する．そして，以下の三つの理由により，中絶胎児の組織を研究に利用することは，中絶を助長することになると結論づける．その理由とは，①中絶胎児の組織を利用することを認めれば，中絶の正否についての信念が揺らぐかもしれないから，②中絶胎児の組織の研究利用の結果，中絶が行われるのを防ごうとする取り組みを政府が縮少するかも

しれないから，③中絶胎児の組織が誰かを助けるために使われるという情報は，女性が中絶を行う際の意思決定に影響するかもしれないから，である（Gillam 1997: 405-407）．

Devolder は，上記のような Gillam の議論に対して，中絶胎児の組織の研究利用は中絶率を高める要因の一つに過ぎず，両者の因果関係を証明することは困難であると批判する（Devolder 2015: 53）．そして，中絶胎児の組織の研究利用が中絶を助長する以上に，ヒト ES 細胞の利用がヒト胚の破壊を助長する可能性が高いと述べる．なぜなら，ヒト ES 細胞の利用が同細胞の作製を支持するということは言えたとしても，中絶胎児の組織の利用が中絶を支持するとは必ずしも言えないからである（Devolder 2015: 96-97）．したがって，ヒト ES 細胞の作製（ひいては，ヒト胚の破壊）に対して支持を表明することは，ヒト胚の破壊に対してさらなる寛容な態度を生むことになると主張する（Devolder 2010: 2177; Devolder 2015: 53-56: 97）．

ヒト ES 細胞の利用がなぜ当該細胞の作製を支持することになるかと言うと，例えば，各研究者がヒト ES 細胞を利用することによって，わずかであったとしても（数学的期待値［mathematically expected value］として）ヒト ES 細胞株の需要が高まり，破壊されるヒト胚の数が増加するからである（Devolder 2015: 97-100）．Devolder は，次のような喩えを用いる（Devolder 2010: 2175）．

> 今夜，ベジタリアンである私がレストランで鶏肉を注文する．私がベジタリアン食の代わりに鶏肉を注文してもしなくても，注文した鶏は死んでいたであろう．しかし，"私が鶏肉を注文すること" が "将来的なレストランの鶏肉の仕入れ" に影響し，ひいては "養鶏場で働く人が鶏を殺し，レストランに鶏肉を出荷しようとする欲求" をわずかであったとしても増大させるかもしれない．

この喩えは，Peter Singer が紹介したエピソード——ある学会の夕食の席における Singer とタイの仏教哲学者の会話——に依拠するという（Singer 1998; Devolder 2015: 97-98）．Singer は仏教に不殺生の戒律（「生き物を殺してはいけない」）があることを知っていたため，学会の夕食の席で肉食していたタイの哲学者にその理由を尋ねたという．その哲学者は，仏教では自分の

ために殺された動物の肉を食べてはならないが，そうでなければ動物の肉を食べようが問題ないと返答したという．Singerはこの経験を基に思索を深め，直接的な危害を加えることだけが道徳的に不正であると考えるのは明らかに間違いであると論じる．要は，一人の消費行動が産業全体に与える影響は少なかったとしても，その影響は決してゼロではないため，各人の行為には道徳的責任が伴うということである．

これに対して，ある購買行動が産業に影響を与えるとしても，それはあまりにもわずかであると批判する者がいるかもしれない．しかし，仮にそうであったとしても道徳的に問題である (morally problematic) と言う (Devolder 2015: 97)．Devolderは，Derek Parfitの「バッド・オールド・デイズ」(Bad Old Days)[17]，および「無害な拷問者」(Harmless Torturers)[18] という思考実験を用いて，研究者がヒトES細胞を利用するということは，たとえわずかであったとしてもヒトES細胞株の需要に影響を与えると論じる．それは，ある特定の研究者のヒトES細胞研究の利用が閾値を越えてヒトES細胞株の需要を生み出そうとしているためである．したがって，ヒトES細胞を利用することは，推定的に (presumptively) 不正なのである

---

[17] 「バッド・オールド・デイズ」(The Bad Old Days) とは，次の通りである（邦訳を適宜訳し直している）．

> 無数の拷問者が無数の犠牲者を拷問にかけている．毎日の始まりに，各犠牲者はすでに軽い苦痛を感じている．各拷問者は何度も，ある器具のスイッチを入れる．スイッチを入れるたびに，犠牲者は知覚できないほどわずかに苦痛を感じる．しかし，何度もスイッチを入れた後では，拷問者は犠牲者に激しい痛みを与えたことになる（Parfit 1986: 80 = パーフィット 2012: 111）．

[18] 「無害な拷問者」とは，次の通りである（注17同様，邦訳を適宜訳し直している）．

> 〈バッド・オールド・デイズ〉では，個々の拷問者は，一人の犠牲者に激しい痛みを与えていた．今では状況が変わっている．無数の拷問者はそれぞれ，無数の器具のボタンを押し，スイッチを一度入れる．犠牲者は同じ激しい痛みに苦しむことになる．しかし，犠牲者の痛みを知覚できるほど悪化させている拷問者はいないのである（Parfit 1986: 80-81 = パーフィット 2012: 111-113）．

(Devolder 2015: 98-99; Parfit 1983: 75-82 ＝パーフィット 2012: 104-114)．

　他にも，ヒト ES 細胞の利用によってヒト ES 細胞株の需要が高まらず，破壊されるヒト胚の数が増加しない——すなわち，因果関係のような形で直接的な関与を示すことができない——場合，ヒト ES 細胞を利用することがヒト胚の破壊を支持することになるのかについても考察する (Devolder 2015: 100-101)．具体的には，「プラットホーム」(Platform)[19] や「死刑執行」(Execution)[20] のような「重層的決定」(overdetermination) に関する喩えを用いて，各人の行為が結果にとって必要な，また十分な影響を与えないとしても，道徳的に不正な行為を助長することになると述べる．つまり，ヒト胚の破壊が倫理的に問題であるならば，ヒト ES 細胞を利用すること自体，推定的に不正ということになるのである[21]．

19) 「プラットホーム」の思考実験とは次の通りである．

　　あなたは他の四人とともに，大きなコンテナがプラットホームから落ち，罪のない人が押しつぶされることを願って，そのコンテナを押し上げている．実は，プラットホームからコンテナを落とすには四人の男が必要となる (Devolder 2015: 100)

　この場合，「あなた」の行為が帰結に対して必要な，また十分な影響を及ぼさなかったとしても，罪のない人に危害を加えることに加担しているため，倫理的に不正であると言える．

20) 「死刑執行」の思考実験とは次の通りである．

　　あなたは，同じ場所で同時に罪のない人を射撃することによって，死刑を執行する五人の兵士の一人である．実は，その囚人を殺すにはある兵士の銃弾だけが必要である (Devolder 2015: 100)

　注 19 と同様に，「あなた」の行為が帰結に対して必要な，また十分な影響を及ぼさない場合であっても，罪のない人に危害を加えることに加担しているため，倫理的に不正ということになる．

21) この意味において，「利用と作製の区別」の擁護者が，「打ち切り日」(cut-off date) を採用したとしてもヒト胚の破壊への支持を回避できていないという．その理由は二つある．一つは，打ち切り日前に作製されたヒト ES 細胞を利用することも，規制の緩やかな国でのヒト ES 細胞研究を引き起こすかもしれず，それは間接的に胚の破壊を支持することになるかもしれないからである．もう一つは，いったんヒト ES 細胞研究の恩恵のために限られた数のヒト ES 細胞株の利用を認めてしまうと，既存の株では不十分になった時に新たな株の作製を認めざるをえなくなってしまうからである（アメリカは一時設定していた打ち切り日を撤廃しているし，ドイツは打ち切り日を修正している）．

以上の議論を基に Devolder は，ヒト iPS 細胞研究が直接的・間接的にヒト ES 細胞研究の需要を高めると主張する．まず，以下の二点により，ヒト iPS 細胞の登場以降もヒト ES 細胞が不要になったとは言えないことを確認する．

1. 基礎研究および臨床研究において，ヒト iPS 細胞はヒト ES 細胞と比較する必要がある．つまり，ヒト ES 細胞（研究）はヒト iPS 細胞（研究）にとって絶対的基準（ゴールド・スタンダード）としての役割を果たす．
2. ヒト iPS 細胞ではなくヒト ES 細胞が有用な場合があり，ヒト iPS 細胞研究とヒト ES 細胞研究は相互補完的な関係にある．例えば，SCNT（体細胞核移植）由来の ES 細胞は初期胚の発生を理解するのに役立つし，いくつかの疾患においては遺伝学的基礎モデルを構築するうえでヒト iPS 細胞よりヒト ES 細胞の方が適している．

これらは，本章の冒頭で示した Belmonte ら（2009）や Kobold ら（2015），また Holden と Vogel（2008），Brown（2009），Daley ら（2009），Baker（2010），Hyun ら（2010），Hug と Hermerén（2011），Robinton と Daley（2012），Smith と Blackburn（2012），Bridge（2013）などでも示されるところであるが，Devolder はそうした議論を改めて整理しているのである（Devolder 2015: 123-125）．

一点目について，Kobold らがレビューの対象とした 2008 年から 2013 年までの論文では，ヒト iPS 細胞とヒト ES 細胞を比較する絶対的基準に関する論文が減少していること，また絶対的基準に用いられる（WiCell 社が配布した）ヒト ES 細胞株の約 70 ％が 1998 年に作製されたものであることが指摘されている（Kobold et al. 2015: 922）．このことを踏まえれば，将来的に，絶対的基準として利用されるヒト ES 細胞は減少し，絶対的基準としてヒト ES 細胞株が利用される場合にも，新たにヒト ES 細胞株を作製（ヒト胚を破壊）する必要はなくなるかもしれない．ただし，山中が「実験研究と臨床研究の両方において，ヒト ES 細胞は対照群として今後さらに重要な役割を果たすことが期待される」（Belmonte et al. 2009: 882）と指摘す

るように，細胞レベルでの狭義の比較対象としてではなく，臨床研究も視野に入れた広義の比較対象としてその重要性は増していくと思われる．もしそうであるとすれば，ヒト ES 細胞研究は依然として重要であることに変わりはない．

　Devolder の指摘する二点目，すなわち，ヒト ES 細胞の有用性に関しては，例えば，Kristina Hug と Göran Hermerén が，今後，細胞治療に向けてヒト ES 細胞が積極的に用いられる可能性があることを示唆している（Hug and Hermerén 2011）．現時点で，ヒト ES 細胞とヒト iPS 細胞を用いた細胞治療に関して，がん化のリスク，免疫拒絶のリスク，治療後の予期せぬ事態が起こるリスクなど，分かっていないことがあまりにも多い．したがって，ヒト iPS 細胞のためというより，むしろ将来的な細胞治療のために，ヒト ES 細胞研究を進めていく必要があると述べる．

　Hug と Hermerén の指摘を踏まえれば，今後，様々なリスクが明らかになる中で，安全性や有効性の観点から，実際の細胞治療においてヒト iPS 細胞ではなくヒト ES 細胞を利用することは十分に考えられるであろう．この場合，細胞治療によって得られるベネフィットがヒト ES 細胞の作製・利用を正当化する根拠となり，ヒト iPS 細胞研究はヒト ES 細胞研究と相乗的にヒト胚の破壊を助長するかもしれない．

　以上を踏まえると，ヒト iPS 細胞研究は，ヒト ES 細胞研究の需要を高めるとともに，ヒト ES 細胞研究への支持を表明することにもつながると言える．そのため，ヒト胚の破壊を倫理的問題と見なし，ヒト ES 細胞研究に対して懸念を表明するのであれば，ヒト iPS 細胞研究も同様に問題となるであろう．特に，「ヒト胚は道徳的地位を持つ」と主張する者は，ヒト iPS 細胞研究を行うことが図らずもヒト ES 細胞研究（ひいてはヒト胚の破壊）を助長してしまうという点を踏まえ，ヒト iPS 細胞研究でさえ容認すべきではないと言える．もし仮に，ヒト iPS 細胞研究は倫理的に何ら問題ない，あるいは許容できると主張するのであれば，その理由を明確にする必要がある．

　また，ヒト胚を道徳的配慮の対象と考え，やむを得ずヒト ES 細胞研究

を進めてきたような者は，上の議論を踏まえ，ヒト iPS 細胞研究がもたらす帰結について一考すべきであろう[22]．なぜなら，ヒト iPS 細胞を利用すれば，ヒト ES 細胞研究（ヒト胚の破壊）は減少するどころか，助長される可能性が高いからである．そして，ヒト ES 細胞研究を規制するのであれば，一貫性を持たせる形でヒト iPS 細胞研究も規制する必要がある．ましてや，「ヒト iPS 細胞研究はヒト ES 細胞研究に取って代わった」や「ヒト iPS 細胞研究はヒト ES 細胞研究が抱える倫理的問題を解決した」と考えるのは安易であろう．もしヒト iPS 細胞研究がヒト ES 細胞研究を助長する分には問題ない，あるいは，ヒト iPS 細胞研究に対して（ヒト ES 細胞研究と同等の）規制を行うべきではないと主張するのであれば，その理由を示すべきであると言える．

　一案として Devolder は，ES 細胞研究がヒト胚の破壊を助長することの方が，iPS 細胞研究がヒト胚の破壊を助長するよりもかなり悪いと主張することが可能かもしれないと述べる．それは，先に述べた中絶胎児の組織利用をめぐる議論と同じように，ヒト iPS 細胞研究に比べてヒト ES 細胞研究の方が，実際にヒト胚の破壊に対する社会的態度を和らげる可能性が高いからである（Devolder 2010, 2179; Devolder 2015: 132）．ただし，その場合，「ヒト iPS 細胞研究が間接的にヒト胚の破壊を助長することがあったとしても，それは致し方ない」というように，ヒト iPS 細胞研究における道徳的共犯性の問題を明確な根拠なく黙認することになりかねない．その意味で，Devolder が示す一案は必ずしも納得のいく説明にはなっていない．

　繰り返しになるが，もしヒト iPS 細胞研究がヒト ES 細胞研究（ヒト胚の破壊）を助長することは取るに足らないと主張するのであれば，それを正

---

22)　Julian Savulescu は，ヒト胚に特別な価値があることを認めながらも，女性の「生殖の自由」（reproductive liberty）の観点から，ヒト胚を尊重すべきかどうかはカップルもしくはシングルの子どもを持ちたいという意志に依存すると主張する（Savulescu 2006）．つまり，親の子どもを持ちたいという意思が介在しない場合，ヒト胚を破壊し，ヒト ES 細胞研究を行うことは道徳的に許容される．このような立場をとる者にとっては，仮にヒト iPS 細胞研究がヒト胚の破壊を助長したとしても，それは特に問題とは見なされないであろう．

当化する理由が必要になるであろう．本節の議論を踏まえ，ヒト胚を道徳的配慮の対象と見なし，ヒト ES 細胞研究に対して規制を行うのであれば，ヒト ES 細胞研究（ヒト胚の破壊）を助長する可能性の高いヒト iPS 細胞研究の道徳的な正否や規制についても検討することが求められる．

1.2.2　道徳的に不正な行為から恩恵を受ける

Julian Savulescu は，ヒト胚の破壊を伴うヒト ES 細胞研究が不正であるという立場をとるならば，ヒト ES 細胞研究から恩恵を受けるべきではないと主張する（Savulescu 2000）．以下に引用する彼の主張は，ヒト胚の道徳的な位置づけをめぐる哲学的議論において，論理的に一貫した道徳的態度とは何かを考える上で参考になる．

> われわれはヒト胚の取扱いに対する一貫性のない態度と向き合う必要がある．もしヒト胚の破壊がこの研究のために払う代償として大きすぎるなら，われわれはオーストラリアの外で行われている"非倫理的な"研究を止めるように努めるべきである．それとともに，われわれは他国で行われた非倫理的な研究の成果を絶対に用いないようにしなければならない．もし研究を行うことが不正であるなら，研究成果から恩恵を受けることも不正である．研究成果から恩恵を受けるというのは，われわれの生活の質を根本的に向上するかもしれない治療を差し控えることを意味するのである（Savulescu 2000: 497; 傍点は筆者）

Savulescu は，道徳的に不正な行為から恩恵を受けることが，そうした行為を働くことと同様に不正であると言う．したがって，もし本当にヒト胚の破壊が道徳的に許容できないのであれば，一貫した態度として，ヒト胚の破壊を伴うヒト ES 細胞研究を行うべきではないし，ヒト ES 細胞研究から恩恵を（それがいくら大きいとしても）受けるべきではないと言うのである．さらに，ヒト胚の破壊を許容する国々に対して，ヒト胚の研究利用を止めるよう（そしておそらく，ヒト ES 細胞研究から恩恵を受けないよう）働きかけるべきだとさえ主張する[23]．つまり Savulescu は，道徳的に不正な

行為から恩恵を受けるという共犯行為にも言及することによって，ヒトES細胞研究が不正であるという立場をとることの覚悟を問うているのである．

それでは，Savulescuが述べるように，ヒトES細胞研究を許容できないという立場をとる者は，ヒトES細胞研究の成果を享受すべきではないのであろうか．この問題を検討する上で，RobertsonやDevolderの用いる「殺人による犠牲者のケース」（Murder Victim Case）が参考になる．「殺人による犠牲者のケース」とは，「医師が，（家族の同意を得たうえで）殺害された犠牲者から臓器を摘出し，移植を必要とする患者に移植する」というものである．

Robertsonによれば，医師が，殺害された犠牲者の家族に対して，研究や教育のために臓器を提供するよう依頼することはよくあることであるという．そして，家族が医師の申し出に同意すれば，しかるべき手順によって犠牲者から臓器が摘出され，しかるべき目的のために利用される．Robertsonは，このような状況において，医師が殺人の共犯者であると真剣に主張する者はいないであろうと言う（Robertson 1988: 7）．したがって，この場合，殺人それ自体は不正であり，道徳的に許容されないが，犠牲者の臓器を摘出し，移植が必要な患者にその臓器を移植することは許容されるということになる[24]．

同様にDevolderも，「殺人による犠牲者のケース」において，多くの人が医師は殺人の共犯ではないと考えるであろうと言う．ただしDevolderは，そのように考える理由についても考察する．その理由とは，たとえ医

---

23) Heidi MertesとGuido Penningsは，不正を犯すことと不正を黙認することはコインの裏表であるという認識を示している．その上で，自らが不正を犯さないだけでなく，他者に不正を犯さないよう働きかけることは道徳的に賞賛される行為なのかという問いを設定し，倫理的な問題に向き合う場合には，不正に反対することと他者の道徳的信念を尊重することの間でバランスを取る必要があると主張する（Mertes and Pennings 2009: 40）．
24) Robertsonは，この論理に従い，中絶は不正であったとしても，中絶胎児の組織を利用することは道徳的に許容されると主張する（Robertson 2004: 1105-1106）．

師が殺人による犠牲者の臓器を用いて移植手術を行ったとしても，①さらなる殺人を引き起こしたり，助長したりすることはないから，②医師が殺人犯や殺人一般を支持したりすることはないから，そして③医師は人命を救うことを目的としているのであり，殺人犯の目的とは全く関係ないから，というものである（Devolder 2015: 90-91）．この議論に依拠すれば，三つの条件（すなわち，①不正を助長しない，②不正を支持しない，③不正を働いた者と目的を同じくしない）を満たす場合，道徳的に不正な行為から恩恵を受けることは許容されると言えるであろう．

以上の点を踏まえ，道徳的に不正な行為から恩恵を受けることとヒトiPS細胞研究の関わりについて見ていきたい．まず，ヒトiPS細胞研究の前提として，当該研究はヒトES細胞研究の成果がなければ発展しなかったことを確認しておく必要があるだろう．基礎解説（3．ヒトiPS細胞研究の歴史的背景）でも述べたように，iPS細胞の生みの親である山中は，iPS細胞技術が三つの成果の上に成り立っていることを指摘している（Yamanaka 2012; Okano and Yamanaka 2014）．その成果とは，核移植によるクローニング技術の発展，転写因子の発見，そしてES細胞技術の発展である．これら三つの科学的成果のうちどれが欠けてもiPS細胞研究は発展しなかった．また先述の通り，現在，ヒトiPS細胞研究はヒトES細胞研究と相互補完的に進められており，ヒトiPS細胞研究はヒトES細胞研究に負うところが大きい．

本節の冒頭で引用したSavulescuの主張に従えば，ヒト胚の破壊，ヒトES細胞研究に反対する者が，こうした状況を黙認することは一貫性のない態度であり，問題であると言わなければならない．それゆえ，ヒトES細胞研究を道徳的に不正だと見なす者は，ヒトiPS細胞研究の成果を享受すべきではないということになるかもしれない．しかしその場合も，「殺人による犠牲者のケース」が示すように，道徳的に不正な行為から恩恵を受けることが常に許容されないわけではない．さしあたって，Devolderが挙げる三つの条件——すなわち，①不正を助長しない，②不正を支持しない，③不正を働いた者と目的を同じくしない——を満たせば，道徳的に不

正な行為から恩恵を受けることは許容されると言えるであろう．

　それでは，ヒト iPS 細胞研究がヒト ES 細胞研究から恩恵を受ける際，上記の三つの条件を満たすのであろうか．まず一点目については，「1.2.1」で確認したとおり，ヒト iPS 細胞研究はヒト ES 細胞研究を助長すると考えられるため，条件を満たさない．また，ヒト iPS 細胞研究者の中には，ヒト胚を破壊することは不正であると考え，自身の研究はヒト ES 細胞研究が抱えるヒト胚の破壊という倫理的問題を回避したという認識を持って研究に従事する者もいるであろう．しかし，おそらく多くの iPS 細胞研究者が，ヒト ES 細胞研究の必要性を認識しており，将来的にヒト iPS 細胞研究がヒト ES 細胞研究に取って代わると考えるような研究者も，ヒト ES 細胞研究に対して積極的に異議を唱えることはない．したがって，二つ目の条件も満たさないと考えてよいであろう．

　さらに，ヒト iPS 細胞研究者の中には，ヒト ES 細胞研究と目的を共有していないと考える者がいるかもしれない．だが，先述の Hug と Hermerén（2011）に従えば，細胞治療に向けた研究のように，領域によってヒト iPS 細胞研究者は，ヒト ES 細胞研究者と目的を共有していると言えるであろう．それゆえ，三つ目の条件も満たさないと言える．以上のことから，ヒト ES 細胞研究を許容すべきではないと主張する者は，ヒト胚の破壊を伴うヒト ES 細胞研究から恩恵を受けているヒト iPS 細胞研究も同様に許容すべきではないということになる．

　ここまでを改めてまとめると，まず，ヒト胚は道徳的地位を持つという立場をとる者（「1.2.1」）が，ヒト iPS 細胞研究を支持することは，論理的整合性を欠いた態度だと言わなければならない．「殺人による犠牲者のケース」のように，例えば，Devolder のいう三つの条件を満たす場合には道徳的に不正な行為から恩恵を受けることは許容されるであろうが，ヒト iPS 細胞研究は三つの条件をいずれも満たさない．もっとも三つの条件を満たさないとしても，別の理由で道徳的に不正な行為から恩恵を受けることが許容される可能性はある．また，ヒト ES 細胞研究に断固として反対する者が，ヒト iPS 細胞研究がヒト ES 細胞から恩恵を受けることを問題

ないということもあるであろう．しかし，そのような場合には，少なくとも，上述の三つの条件に反駁するか，別の理由を提示する必要がある．

　また，ヒト胚に対して倫理的懸念を表明しつつ，ヒトES細胞研究を進めてきたような者は，ヒトiPS細胞研究がヒトES細胞研究から恩恵を受けているという点，またそれがヒトES細胞研究を助長したり，支持したり，目的を共有したりするという点を黙認するのではなく，それらの点を踏まえた上で，ヒトiPS細胞研究をいかに進めていくのかを検討すべきである．あるいは，道徳的に不正な行為から恩恵を受けるという点に関して，ヒトES細胞研究（がヒト胚の破壊から恩恵を受けること）とヒトiPS細胞研究（がヒトES細胞研究［ヒト胚の破壊］の恩恵を受けること）の間に道徳的に重要な違いがあり，ゆえに後者に関しては許容できるということを説得的に説明することが求められる．つまり，「1.2.1」と同じく上記の議論も，ヒト胚の破壊から恩恵を受けるという意味において，ヒトiPS細胞研究の道徳的な正否を論じる必要性を示していると言える．

1.3 日本におけるヒトiPS細胞研究の道徳的共犯性

　本節では，前節までの議論を基に，ヒトiPS細胞研究の道徳的共犯性をめぐる議論を日本の文脈に当てはめて論じることにしたい．まず「1.3.1」では，日本におけるヒト胚の取扱いに対する考え方を確認する．次いで「1.3.2」では，「1.2」節の議論が，日本のヒトiPS細胞研究にいかなる含意を持つのかを考察する．

1.3.1　ヒト胚の取扱いに対する考え方

　1998年にThomsonの研究グループがヒトES細胞の作製に成功して以降（Thomson et al. 1998），「ヒト胚研究小委員会」[25]や「生命倫理専門調査会」[26]において，ヒト胚の取扱い，およびヒトES細胞研究の是非が議論された．前者のヒト胚研究小委員会は，2000年3月に「ヒト胚性幹細胞

を中心としたヒト胚研究に関する基本的考え方」とする報告書をまとめており（文部科学省 2000a），後者の生命倫理専門調査会は，2004年7月に『ヒト胚の取扱いに関する基本的考え方』（以下，最終報告書）とする報告書をまとめている（内閣府 2004）．

以下では，現在，日本において公式見解となっている後者の最終報告書を手がかりとして，日本におけるヒト胚の道徳的地位に関する見方を概観したい．また必要に応じて，生命倫理専門調査会の委員として審議に参加した島薗進の議論を参照する[27]．まず，ヒト胚に関する科学的な理解から確認していこう．

> ヒト受精胚は，ヒトの精子とヒトの未受精卵の受精から，着床して胎盤の形成が開始されるまでのごく初期の発生段階のものであり，引き続き発生が続くとヒト個体となる（内閣府 2004: 3）

> ヒト受精胚は，原始線条を形成して臓器分化を開始する前では，ヒト受精胚の細胞（胚性細胞）が多分化性を有していることから，ヒト個体としての発育を開始する段階に至っていないと考えることができるが，原始線条を形成して臓器分化を開始してからは，ヒト個体としての発育を開始したものと考えることができる（内閣府 2004: 6）

上記二つの引用文において，ヒト胚は，ヒト精子とヒト未受精卵の受精後，着床して胎盤の形成が開始するまでの細胞（群）であるという見方（前者）と，原始線条を形成し臓器分化を開始するまでの細胞（群）であるという見方（後者）が示されている．前者は，ヒトに関するクローン技術

---

25) 1999年2月から2000年3月までの計15回，文部科学省，科学技術会議・生命倫理委員会において開催された．ヒト胚研究小委員会の議事録，および報告書等は以下の URL より閲覧できる（http://www.mext.go.jp/b_menu/shingi/kagaku/rinri.htm）．

26) 2001年4月から2004年7月までの計38回，内閣府総合科学技術会議において開催された．生命倫理専門調査会の議事録，および報告書等は以下の URL より閲覧できる（http://www8.cao.go.jp/cstp/tyousakai/life/lmain.html）．

27) 最終報告書に至るまでの審議内容，また同報告書が孕む問題については，島薗（2006: 183-237）に詳しい．

等の規制に関する法律(以下,クローン規制法)で規定されているヒト胚の定義,すなわち,「一[胚——筆者注]の細胞(生殖細胞を除く.)又は細胞群であって,そのまま人又は動物の胎内において発生の過程を経ることにより一[胚——筆者注]の個体に成長する可能性のあるもののうち,胎盤の形成を開始する前のものをいう」を踏襲したものでる[28].二つの引用文からは,ヒト精子とヒト未受精卵の受精後,着床して胎盤が形成される前,かつ原始線条を形成して臓器分化を開始する前のヒト胚は,科学的にヒト個体と見なされていないことが分かる.

続いて,最終報告書の「2. ヒト受精胚の位置付け」における「(1)現在のヒト受精胚の法的・制度的位置付け」と「(2)ヒト受精胚の位置付けに関する生命倫理専門調査会としての考え方」を引用し,ヒト胚の取扱いを論じる上で重視された点を確認したい.

> (1) 現在のヒト受精胚の法的・制度的位置付け
> 現行法上,ヒト受精胚の法的位置づけを明文上定め,その尊重を規定する法規範は存在せず,これに「人」としての地位を与える規定もないが,民法,刑法等の解釈上,人に由来する細胞として,通常の「物」とは異なった扱いがなされていると考えられている.他方,本報告書における直接の検討対象ではないが,出生前の胎児については,堕胎罪の規定によって,出生後の人と同程度ではないが,刑法上の保護の対象となっている.その上で,母体保護法(第2条第2項及び第14条第1項)では,妊娠の継続又は分娩が身体的又は経済的理由により母体の健康を著しく害するおそれのある者等に対してのみ,母体保護法指定医が,本人及び配偶者の同意を得て,人工妊娠中絶を行うことができるとしており,これが許される期間は通達上,妊娠22週未満とされている.また,民法では,胎児は,生きて生まれたときには,その不法行為の損害賠償請求権(民法第721条),相続権(同886条)等について胎児であった段階に遡及して取得することとされている(内閣府 2004: 4-5)
>
> (2) ヒト受精胚の位置付けに関する生命倫理専門調査会としての考え方

---

28) 最終報告書には,ヒト胚の定義に関して,クローン規制法第2条第1項第1号に従うと記されている(内閣府 2004: 3).

これまでの社会実態を踏まえて定められた我々の社会規範の中核である現行法体系は，ヒト受精胚を「人」として扱う考え方を採用することは，この現行法体系を大幅に変更し，受精胚を損なうことを殺人と同義に位置づけることを意味するが，人工妊娠中絶手術が行われ，また生殖補助医療において余剰胚等の一部の受精胚を廃棄せざるを得ない現在の社会実態を踏まえれば，そのような制度変更は現実的とは考えられない．また，そのような制度変更について社会的合意を得る見通しもないと考えられる．／他方，ヒト受精胚は，母胎にあれば胎児となり，「人」として誕生し得る存在であるため，「人の尊厳」という社会の基本的価値を維持していくためには，ヒト受精胚を特に尊重して取扱うことが不可欠となる．／このため，ヒト受精胚を「人」と同等に扱うべきではないとしても，「人」へと成長し得る「人の生命の萌芽」として位置付け，通常のヒトの組織，細胞とは異なり，特に尊重されるべき存在として位置付けざるを得ないのである．／すなわち，ヒト受精胚は，「人」そのものではないとしても，「人の尊厳」という社会の基本的価値の維持のために特に尊重されるべき存在であり，かかる意味で「人の生命の萌芽」として位置付けられるべきものと考えられる（内閣府 2004: 5; 文中の／［スラッシュ］は原文での改行部）

　前者（「（1）現在のヒト受精胚の法的・制度的位置付け」）では，ヒト胚は「人」（成人）としての法的地位を持たないという点が確認されるとともに，ヒト胚が人に由来する細胞として通常の「物」とは異なる扱いがされているという法的解釈が述べられる．この点と先述のヒト胚に関する科学的な理解により，後者の生命倫理専門調査会の見解（「（2）ヒト受精胚の位置付けに関する生命倫理専門調査会としての考え方」）が示される．

　ここで注目すべき点は二つある．一つは，社会実態——人工妊娠中絶が行われたり，生殖補助医療において余剰胚等が廃棄されたりしているという日本の現状——に照らして，ヒト胚を「人」として扱うことは妥当ではないとしている点である．つまり，現行の法制度では，ヒト胚は成人と同等の法的地位を持たないし，社会的実態から見ても成人と同等の道徳的地位も持たない．これは，ヒト胚が法的な権利主体ないしは保護対象と見なされていないし，道徳的な権利主体ないしは保護対象ともみなされていないことを意味する．

次に，もう一つの問い，なぜヒト胚が「物」や「通常のヒトの組織，細胞」と区別されるのかという点に関して，「母胎にあれば胎児となり，『人』として誕生し得る」という潜在性の観点が持ち出される．そしてこの観点から，ヒト胚は「人の生命の萌芽」として，「人の尊厳」を維持するために道徳的に配慮すべき対象になるのである（人の尊厳については次章で述べる）[29]．

上記のヒト胚の取扱いをめぐるいくつかの視点に基づいて，最終報告書では「目的如何にかかわらず，ヒト受精胚を損なう扱いが認められない」

---

[29] 島薗も以下の通り，「人となりゆくはずの存在である」という潜在性を根拠にヒト胚を道徳的配慮の対象とする見方に同意している．しかし，次章で扱うようなヒト iPS 細胞の道徳的地位をめぐる問題見据える時，潜在性を根拠に，「人の胚を研究目的に利用することは倫理的に大きな問題をはら」むと評価することは必ずしも根拠として十分であるとは言えないように思われる．

> そもそも，人の胚を研究目的に利用することは倫理的に大きな問題をはらんでいる．人となりゆくはずの存在である胚を破壊し（いのちを奪い），人の誕生・成長へと向かう本来の歩みを妨げ，別の目的に利用する行為は，倫理的に正当ではないだろう．人の胚の利用はそのように倫理的に危うい行為である（島薗 2006: 58）

別の箇所では次のようにも言う．

> そのような［ヒト ES 細胞の――筆者注］濫用は防がなければならない．余剰胚といえども人の生命の萌芽であり，人となるはずの存在だからである．人の生命の萌芽を利用するとすれば，それが手段や道具として濫用されることがないよう，その用途は制限されなくてはならない（島薗 2006: 59-60）

島薗が言うように，人の生命の萌芽とされるヒト胚（余剰胚）から作製されるヒト ES 細胞の「濫用」が，手段，または道具としての利用の色合いを強めてしまうというのは理解でき，一考の価値がある問題である．

以下に引用する別の箇所で，島薗自身のヒト胚に対する基本的な考え方が垣間見られる．

> 胚は親の所有物ではなく，それ自身が声を上げることができない故に，社会が保護すべき存在でもあるからである．

島薗にとってヒト胚は，成人でないとしても，「声を上げることができない」，限りなくわれわれに近い存在なのである．それゆえ，道徳的に保護されるべき対象，手段としてではなく目的として扱わなければならない存在になる．「1.1」で確認した議論に照らせば，ヒト胚は道徳的地位を持つ（「1.1.1」）とする立場に近いように思われる．

という「『人の尊厳』を踏まえたヒト受精胚尊重の原則」が導かれる（内閣府 2004: 5-6）．しかしながら同時に，「人の健康と福祉に関する幸福追求の要請に応える」ために，下記の三つの条件——科学的合理性，安全性，社会的妥当性——全てを満たす場合に，例外が認められる[30]．

> イに述べた例外［「ヒト受精胚尊重の原則の例外」——筆者注］が認められるには，そのようなヒト受精胚の取扱いによらなければ得られない生命科学や医学の恩恵及びこれへの期待が十分な科学的合理性に基づいたものであること，人に直接関わる場合には，人への安全性に十分な配慮がなされること，及びそのような恩恵及びこれへの期待が社会的に妥当なものであること，という3つの条件を全て満たす必要があると考えられる（内閣府 2004: 6）

以上を簡単に整理しておこう．まず，現行法や社会実態を根拠に，ヒト胚は成人とは配慮の仕方が異なる，すなわち，（成人と同等の）法的地位や道徳的地位を持たないことが確認される．一方で，母胎にあれば胎児，人へと成長する潜在性を根拠に，物や通常のヒト組織・細胞とは区別され，

---

[30] 島薗の自著の第1部（「対案・ヒト胚の取扱いに関する基本的考え方」）に，同じく委員であった鷲田清一の文章が掲載されている（島薗 2006: 29）．

> 人間の存在は，それがいかなるものであれ，何かある目的のための手段とされてはならないというのが，おそらく私たちがもちうる最高の倫理規範（人間の尊厳）である．他方で，私たちはだれしも，幸福を追求する権利を有する．自身のみならず他人の幸福を守る義務を有する．

島薗自身も鷲田と同様の主張を行っている．

> 尊厳ある人間を殺してはいけない，人間の生命を破壊することは許されない，というのは人類社会の根本的な倫理規範である．そして，人間はそれ自身が目的なのであって，人間を手段や道具として遇してはならないという規範こそ，人間の尊厳という語の内実をなしている．／ではどの段階から人間は尊厳ある存在として遇さなければならないのか．小さな胚の段階の生命を，人格をもった人間とまったく同等に遇するべきかどうかは議論の余地がある．しかし，胚の段階の「ヒト」をまだ「人間」ではないとするのは人間の尊厳を軽んじることになりかねない．そこで，この「対案」では，胚の段階の生命を「人の生命の萌芽」とよぶことにした（島薗 2006: 99; 文中の／〔スラッシュ〕は原文での改行部）．

特別な価値を持つことも確認される．ここでいう潜在性は，ヒト胚を道徳的配慮の対象と見なそうとする者がしばしば依拠する考え方である．これは，潜在性を根拠にヒト胚を成人と同等に扱うべきという立場（「1.1.1」）と異なる．むしろ，利害関心原則の観点からヒト胚を道徳的配慮の対象と見なす立場，あるいは「ヒト胚は道徳的価値を持つ（道徳的地位は持たない）」（「1.1.3」）という立場に近い．

したがって，日本においてヒト胚は，道徳的地位を持たないが，道徳的価値を持つと考えられていることが分かる．もっとも，道徳的地位，道徳的価値，いずれの用語を用いようが，ヒト胚の破壊が道徳的に不正であることに変わりはない．しかし，価値ある目的を持つ研究（人の健康と福祉に関する幸福追求の権利を保障するようなベネフィット）がヒト胚の利用（人の尊厳を侵害するようなコスト）を正当化する場合には，ヒトES細胞研究は許容されるのである[31]．

それでは，ヒトES細胞を作製したり，利用したりする上での価値ある目的とはいったいどのようなものだろうか．「ヒトES細胞の樹立に関する指針」，および「ヒトES細胞の分配及び使用に関する指針」に具体的に記されている．それは，「ヒトの発生，分化及び再生機能の解明」や「新しい診断法，予防法若しくは治療法の開発又は医薬品等の開発」に資する基礎研究（文部科学省 2014a: 21），さらに「医療（臨床研究及び治験を含む．）」のような臨床応用（文部科学省 2014b: 7）である．ちなみに，日本で，ヒトES細胞を作製（樹立）する際に利用することが認められている「ヒト胚」は，下記の四つの要件を満たすものに限られる（文部科学省 2014b: 7–8）[32]．

1 生殖補助医療に用いる目的で作成されたヒト受精胚であって，当該目的に用いる予定がないもののうち，提供する者による当該ヒト受精胚を滅失させることについての意思が確認されているものであること．
2 ヒトES細胞の樹立の用に供されることについて，適切なインフォームド・コンセントを受けたものであること．
3 凍結保存されているものであること．

4　受精後 14 日以内（凍結保存されている期間を除く．）のものであること．

　つまり，現在，ヒト ES 細胞の作製に用いられるヒト胚とは「余剰胚」を指す．ただし，これは，ヒト ES 細胞を作製するために，研究目的に作製される胚（以下，研究胚）や人クローン胚を絶対に用いてはならないということではない．最終報告書では，将来的に，研究胚や人クローン胚が研究利用される可能性も言及されている．もっとも，最終報告書をまとめ

---

31)　鷲田は，「人の生命の萌芽」というヒト胚に関する表現が指針や法律の形で定着することによって，科学者の間で，「『失われゆくひとつの命が救われるのだからやむをえず』という苦渋」が次第に希薄化したり，「『責めを負う』という意識」が免除されたりするのではないかという懸念を表明している（鷲田 2002）．以下に原文を引用しておく（ちなみに，多少文章に変更点はあるが，鷲田の文章は島薗［2006: 37］に再録されている）．

　　「人の生命の萌芽」という表現には，たしかに，やがて人になる可能性をもったものを壊すという責めの意識と，それによって他の生命が恩恵にあずかるという，二重の思いが込められている．「人の生命の萌芽」という特別な存在を破壊することに対して，ある種の咎の念，罪責感は禁じえないが，そのことによって得られるより大きな恩恵のために眼をつむるという事情である．が，これがひとつの指針もしくは法律として定着すると，先端医療の技術者の内面で「このことで，失われゆくひとつの命が救われるのだからやむをえず」という苦渋はしだいに薄まり，「指針に謳われているのだから問題はない」というふうに，その行為から「責めを負う」という意識が免除され，倫理について無感覚になってしまいかねない．

　Ronald Green は，不正から恩恵を受けることが将来に及ぼす影響として，不正に対する社会的態度が和らぐという点を指摘しているが，鷲田と Green の指摘には共通する点がある（Green 2002）．

32)　島薗は，四つ目の要件である受精後 14 日という期間に関して次のように言う（島薗 2004: 57-58）．

　　14 日以前と以後とで，胚への介入を許容できるか，許容できないかの違いの決定的な理由を示すのは困難である．より進んだ段階での介入を認めず，なお初期の胚への介入を認めるとすれば，仮にこのあたりとする他ない．しかし，許容が広がってしまえば，人間の尊厳を損なうことにつながる恐れが大きい．何ほどか恣意性が含まれるにもかかわらず，この区切り目とするということになる．そして，それはけっして広げてはならないものである．許容基準を広げていくと歯止めがなくなり，倫理性を軽視した大幅な基準に道を開いてしまうことになりかねないからである．

るにあたり，研究胚や人クローン胚の作製の是非に関して十分に議論が行われなかったという指摘もある．そのため，2004 年 10 月から，文部科学省に人クローン胚研究利用作業部会が設置され，人クローン胚に関係のある指針（すなわち，特定胚の取扱いに関する指針［以下，特定胚指針］）の改正に向けて，当該胚の作成および利用についての検討が再開された．そこでの議論は，2008 年 2 月の「人クローン胚の研究目的の作成・利用のあり方について（第一次報告）」としてまとめられ（文部科学省 2008），翌 2009 年，特定胚指針の改正に至っている（文部科学省 2009a）．

特定胚指針の第 9 条には，人クローン胚を利用した研究でなければ得られない科学的知見がある場合，当該胚の作製および利用は許容されると明記されている（文部科学省 2009a: 4）．それは，次の疾患を持つ「患者に対する再生医療に関する基礎的研究」である（文部科学省 2009a: 5）．

- 人の生命に危険を及ぼすおそれのある疾患であって，治療方法が確立しておらず，又は治療の実施が困難な疾患
- 不可逆的かつ著しい身体機能の障害をもたらす疾患であって，その治療方法が確立しておらず，又は治療の実施が困難な慢性の疾患

これまで概観してきた日本におけるヒト胚の取扱いに関する基本的な考え方，およびヒト ES 細胞研究に対する姿勢は，次のようにまとめられる．ヒト胚は法的地位および道徳的地位は持たない．しかし，人へと成長する（かもしれない）潜在性により，道徳的価値は持つ．それは，ヒト胚の破壊は原則として許容されないものの，目的次第でヒト胚の破壊，そしてヒト ES 細胞研究が許容されるということを含意する．ただし，許容される場合であっても，ヒト胚の破壊が道徳的に不正であることに変わりはない．あくまでも，ヒト ES 細胞研究によって得られるベネフィットがヒト胚の破壊というコストに勝るため，ヒト ES 細胞研究は道徳的に正当化されるのである．

1.3.2　日本のヒト iPS 細胞研究への含意

　本章で述べてきたように，ヒト胚を破壊することが許容されると考える者にとって，ヒト iPS 細胞研究，およびヒト ES 細胞研究の道徳的共犯性をめぐる問題は議論の俎上にすら載らない．ヒト iPS 細胞研究がヒト胚の破壊を助長しようが，ヒト胚の破壊（またそれに伴うヒト ES 細胞研究）から恩恵を受けていようが，そもそも価値ある目的のために行われる当該研究は賞賛されこそすれ，非難されることはないからである．

　一方で，ヒト胚の破壊に対して倫理的懸念を表明する者にとって，ヒト胚の破壊を助長したり，ヒト胚の破壊から恩恵を受けたりするヒト iPS 細胞研究は問題となる（というよりはむしろ，問題にしなければならない）．したがって，国としても個人としても，ヒト iPS 細胞研究はヒト ES 細胞研究の抱える倫理的問題を解決した，またはヒト iPS 細胞研究はヒト ES 細胞研究に取って代わった，という見方を無批判に受け入れるべきではないし，ヒト iPS 細胞研究の道徳的共犯性を黙認すべきでもないであろう．

　「1.3.1」では，日本においてヒト胚が，人へと成長する（かもしれない）潜在性ゆえに道徳的配慮の対象と見なされること，また，ヒト胚の破壊は原則として認めないにもかかわらず，目的次第で例外を認めることを確認した．このヒト ES 細胞研究に対する慎重な姿勢は，ヒト iPS 細胞研究の道徳的共犯性をめぐる問題が日本においても検討すべき課題であることを示している．

　それでは，ヒト iPS 細胞研究がヒト ES 細胞研究（ひいては，ヒト胚の破壊）を助長するという点を，日本においていかに捉えるべきなのだろうか．前節の議論を踏まえれば，もし仮に日本の研究者がヒト iPS 細胞研究だけに専念し，ヒト ES 細胞研究を行わなかったとしても，日本のヒト iPS 細胞研究がヒト ES 細胞研究を助長することは容易に予想される．例えば，日本でヒト iPS 細胞を用いて行われる様々な研究が，ヒト iPS 細胞の代わりにヒト ES 細胞を用いて行われるということが考えられる．Kobold ら（2015）では，現在，ヒト iPS 細胞研究とヒト ES 細胞研究がそれぞ

れの細胞の特徴を活かして行われていることが指摘されているが，それはヒト iPS 細胞を用いた研究が大きな割合を占める領域で，ヒト ES 細胞を用いた研究が行われていないというわけではないのである（Kobold et al. 2015: 921）．

また，日本のヒト iPS 細胞研究者が成果を挙げれば挙げるほど，むしろ海外でヒト ES 細胞研究の裾野が広がることも十分に考えられる．日本国内でも，ヒト ES 細胞に関連する指針が改正され，基礎研究に限定されていたヒト ES 細胞の作製が臨床研究や治験など医療応用の目的にも認められるようになってきた．このような日本の規制緩和の動きは現在の幹細胞研究・治療におけるヒト ES 細胞の重要性と矛盾せず，むしろ国際的な研究動向に合致したものであると言える．したがって，この指針改正により，国内で従来あまり進んでこなかったヒト ES 細胞の作製および利用が促進されるかもしれない．

「1.3.1」で確認したように，日本の生命倫理に関する問題を議論してきた内閣府の総合科学技術会議（現，総合科学技術・イノベーション会議），生命倫理専門調査会等は，ヒト ES 細胞研究（ヒト ES 細胞の作製や利用）を規制する上でポジティブリスト方式——原則として禁止だが，例外を設けて許容る——を採用している．これは，ヒト胚を破壊することがいついかなる場合にも許容されないという立場ではない．したがって，日本で行われるヒト ES 細胞研究が当該研究を助長し，その結果，破壊されるヒト胚が増加しても，それが日本の許容範囲，すなわち，価値ある目的のために行われる研究であれば許容されるであろう．

しかし，ヒト iPS 細胞研究を行うことがヒト ES 細胞研究を助長してしまうことを踏まえれば，ヒト iPS 細胞研究を推進することによって，日本が許容しないヒト ES 細胞研究が助長されてしまうこともある程度想定しておかなければならない．つまり，そのような事態は意に反することであるということを表明しておく必要があると言える．具体的には，ヒト iPS 細胞研究を行う場合であっても，ヒト ES 細胞研究は例外的に認められているということを国際社会に訴えるとともに，日本で認められないヒト

ES細胞研究に対しては反対を表明することも検討すべきであろう．

　次に，ヒトiPS細胞研究はヒトES細胞研究から恩恵を受けている（すなわち，ヒトiPS細胞研究はヒトES細胞研究なしには成立しなかった，またヒトES細胞研究の成果が様々な形でヒトiPS細胞研究に活用されている）という点を，日本においていかに捉えればよいだろうか．「殺人による犠牲者のケース」を用いて確認したように，道徳的に不正な行為から恩恵を受けることが許容されるのは，それによって，①不正を助長しないこと，②不正を支持しないこと，③不正と目的を共有しないこと，という三つの条件を満たす場合である．ところが，研究者がヒトiPS細胞研究を進めることは，ヒトES細胞の作製（ひいてはヒト胚の破壊）を助長し，支持し，さらには目的を共有することにもなるのである．日本においてヒト胚の破壊が常に許容されないというわけではないが，ヒトiPS細胞研究がヒトES細胞研究（ヒト胚の破壊）の恩恵を受けていることに無自覚，無批判である状況は看過できない．今後も最終報告書や関連指針に記されている立場をとるのであれば，ヒトiPS細胞研究がヒトES細胞研究（ヒト胚の破壊）の恩恵を受けていることを広く周知すべきであろう．

　上記の含意は，ある特定の研究者，また一般市民が何らかの道徳的責務を負わなければならないというわけではない．あくまでも，日本がヒト胚の破壊を原則として認めず，例外的にヒトES細胞研究を認めるという慎重な態度をとる限りにおいて，国が負うべき道徳的責務である．もっとも，「ヒトiPS細胞はヒトES細胞に取って代わった」や「ヒトiPS細胞研究はヒトES細胞研究の倫理的問題を解決した」という見方については，研究者も一般市民も認識を改める必要があるであろう．また，国としては，そうした誤った見方を是正するような取り組みが求められる[33]．

＊　　　　＊　　　　＊

　本章では，道徳的共犯性という観点から見たときに，ヒト胚の破壊に倫理的な懸念を表明する者が，ヒトiPS細胞研究を無自覚かつ無批判に支持することは，一貫性を欠いた態度であると主張した．なぜなら，ヒトiPS細胞研究を行うことは，ヒトES細胞研究（ヒト胚の破壊）を助長するとと

もに，ヒト ES 細胞研究（ヒト胚の破壊）から恩恵を受けることであるからである．その上で，現在，日本が採用しているヒト胚の取扱い，およびヒト ES 細胞研究に関する考え方を基に，日本においてヒト iPS 細胞研究の道徳的共犯性という問題をいかに捉えればよいかを検討を行った．と言うのも，これまで日本は，ヒト胚を特別に尊重すべき――道徳的地位は持たないが，道徳的価値は持つ――存在と位置づけ，ヒト胚の破壊を"原則的に認めず，例外的に許容する"という慎重な姿勢をとってきたからである．

　もっとも，仮に上述の共犯関係が認められたとしても，問われるのはあくまで道徳的な責任であって，法的な責任ではない．したがって，今後もヒト胚を道徳的配慮の対象と見なし，ヒト iPS 細胞研究を継続するのであれば，道徳的共犯性をめぐる問題をいかに解消していくのかを考えなければならない．まず道徳的に不正な行為を助長するという点に関しては，日本で行われるヒト iPS 細胞研究が，国内で認められていない研究目的のためのヒト ES 細胞研究を助長する可能性があることを認識する必要がある．その上で，ヒト ES 細胞研究は例外的に認められているということを国際社会に訴えたり，日本で認められていないヒト ES 細胞研究に対して反対を表明することも検討すべきであろう．また，道徳的に不正な行為から恩恵を受けるという点に関しては，ヒト iPS 細胞研究がヒト ES 細胞研

---

33) 注 1 で述べたように，文部科学省の「ライフサイエンスの広場」において公開されている倫理研修参考資料で，Kobold ら（2015）が紹介されている．そこではヒト iPS 細胞がヒト ES 細胞に取って代わったわけではないこと，またヒト ES 細胞研究が依然として重要な役割を担っていることが確認されている．また，2016 年 3 月 30 日には，「ES 細胞の臨床利用に向けた法律体系が整備された」ことを受け，「ES 細胞に対する情報発信を行い，研究者のみならず社会に対しての理解を広く深めていただくことを目的」に，国立成育医療研究センターと京都大学が「ヒト ES 細胞シンポジウム」を開催している（「」［括弧］内は当日配布された資料より引用）．さらに，例えば，科学技術振興機構（Japan Science and Technology Agency: 以下 JST）が運営する Web サイト，「iPS Trend」――サイトの目的の一つは，一般市民が iPS 細胞に対する興味と関心を深めるための情報を提供することにある――において，iPS 細胞登場以降の ES 細胞の重要性に関する記事が掲載されている（JST 2009）．ただし，こうした情報がどの程度社会の中で共有されているのかについては疑問が残る．

究（ヒト胚の破壊）の恩恵を受けていることについても認識する必要がある．間違ってもヒトiPS細胞研究がヒトES細胞研究と無関係であると考えてはならないであろう．先述のようなヒト胚の取扱いに対する立場を保持する限りにおいて，国にはそうした誤った見方を是正する道徳的責務があると言える．こうした点を受けて，日本においてヒトiPS細胞研究の道徳的共犯性の問題は検討に値しないと主張するのであれば，その理由を明示しなければならないであろう．

第2章

ヒトiPS細胞の道徳的価値の検討

2009年9月21日，読売新聞（大阪朝刊）に，「全身の細胞がiPSのマウス誕生　クローンに類似，倫理面課題も」という記事が掲載された（日本では，読売新聞を除いて報道されることはなかった）．記事の内容は，「四倍体胚補完法」（tetraploid complementation）という技術を用いることによって，ほぼ100％マウスiPS細胞に由来するマウスが誕生したというものである．当該技術は1990年代に遡る比較的古いもので，マウスES細胞に由来する個体を産出できるかもしれないということは早くから報告されてきた（Nagy et al. 1990; Nagy et al. 1993; Wang et al. 1997）．

　四倍体胚補完法の詳細については「2.2.1」で述べるが，現在，当該技術はiPS細胞やES細胞のキメラ形成能（キメラ動物の形成に寄与する能力）を確認するために用いられている．また，iPS細胞とES細胞の機能の類似点および相違点を把握するためにも用いられており，両者が同等の機能を持つことが明らかになれば，将来的に，ヒトiPS細胞がヒトES細胞に取って代わるのではないかと期待されている（Devolder 2015: 132）．

　ES細胞に100％由来する個体を作製できる可能性が示されて以降，当該技術に固有の問題として指摘されてきた倫理的問題は，ヒトES細胞から人を誕生させることができるかもしれないという点である．そして，潜在性を根拠に，ヒトES細胞の道徳的地位が議論されることになった（Denker 2006; Devolder and Ward 2007; Devolder 2015: 78-87）．2009年の読売新聞の報道の典拠となったKangら（2009）やZhaoら（2009）は，四倍体胚補完法を用いてヒトiPS細胞から人を誕生させる可能性を示すものであり，ヒトES細胞と同様の問題を引き起こすことになったのである．つまり，ここにヒトiPS細胞研究とは無縁であると思われていた「道徳的地位」の問題が再浮上したと言える（Testa et al. 2007; Denker 2009; Devolder 2009; Condic et al. 2009; Baertschi and Mauron 2010; Huarte and Suarez 2011; Suarez 2011; Sawai 2014; Devolder 2015）．

　この問題は，潜在性に基づいてヒト胚を道徳的に配慮しようとする者に対して，同じ理由でヒトiPS細胞やヒトES細胞も道徳的配慮の対象とするよう要求する可能性を示している．さもなくば，ヒト胚を道徳的配慮の

対象とする際に，その根拠とされる潜在性を棄却するよう促すだけのインパクトを持つのである．しかし，四倍体胚補完法が，ヒト iPS 細胞研究，またはヒト ES 細胞研究の倫理議論に影響を及ぼすということは，これまでのところ国内で全くと言ってよいほど認識されていない．

既に述べてきたように，ヒト iPS 細胞がヒト ES 細胞研究の倫理的問題を克服したとして評価される主な理由は，ヒト ES 細胞のような多能性の幹細胞を，ヒト胚を破壊することなく獲得できるようになった点にある．つまり，ヒト iPS 細胞は，体細胞から作製されるために道徳的に配慮する必要はないとされるのである．しかし，この細胞の"由来"を根拠に置く議論は，潜在性の観点からは必ずしも納得のいく説明であるとは言えない．したがって本章では，四倍体胚補完法を用いた場合，ヒト iPS 細胞，ヒト ES 細胞が人へと成長する可能性があるという点を踏まえて議論を展開することにしたい．

本論に進む前に，あらかじめ二つの点を確認しておかなければならない．一つは，ヒト胚には道徳的地位も道徳的価値もないと主張する者にとって，ヒト iPS 細胞の道徳的な位置づけ，および当該細胞の取扱いは問題にならないということである（これは道徳的共犯性の問題と同様である）．もう一つは，ヒト iPS 細胞の道徳的な位置づけが問題になるのは，四倍体胚補完法を用いることによって，ヒト iPS 細胞やヒト ES 細胞が胎児，人へと成長する可能性がある場合に限られるということである．

なお，四倍体胚補完法を用いて，ヒト iPS 細胞やヒト ES 細胞から人を作製することはクローニング技術に分類される（Hans-Werner Denker はこれを「ダイレクト・クローニング」[direct cloning] と呼んだ [Denker 2006: 669]）．2000 年以降，現在に至るまで，日本ではクローン規制法で人クローン個体を作製することが禁じられている（文部科学省 2000b）．また，「人クローンに関する国連宣言」にも見られるように，世界的に人クローン個体の産出は禁止という方向で合意が得られている．したがって，これまで SCNT（体細胞核移植）を用いて人クローン個体が誕生していないように，今後，四倍体胚補完法を用いて人が誕生するようなことはないであろう．つま

り，当該技術を用いて100％ヒトiPS細胞に由来する人が誕生するかどうかを調べることは現実的に不可能であり，ヒトiPS細胞の道徳的地位をめぐる問題はあくまで可能性の枠内で議論されるものだと言える（中には，ヒトES細胞はマウスES細胞と同じ能力を持ち，四倍体胚補完法を用いれば，人へと成長すると主張する者もいる［Denker 2006; Li et al. 2009; Devolder 2015: 83］）．

　以上を踏まえ，本章では，ヒトiPS細胞，またヒトES細胞の「道徳的位置づけ」（moral standing）——当該細胞が道徳的にいかに位置づけられているのか——を論究し，その議論が今後の日本のヒトiPS細胞研究に対していかなる含意を持つのかについて考察する．まず，「2.1」節では，日本におけるヒトES細胞の道徳的位置づけについて検討を加える．ヒトiPS細胞と機能的に同等なヒトES細胞がいかに扱われているのかを把握しておくことは，ヒトiPS細胞の道徳的位置づけを比較考察する上でも参考になるであろう．「2.2」節では，「1.1」節や「1.3」節の議論も手がかりにしながら，ヒトiPS細胞の道徳的位置づけ——すなわち，ヒトiPS細胞は「人の生命の萌芽」と言えるのか（道徳的価値を持つのか）という問題——を明らかにし，それがヒトiPS細胞研究に対していかなる含意を持つのかを検討する．

2.1 ヒトES細胞の道徳的位置づけ

　ここでは，「ヒトES細胞の樹立に関する指針」（以下，ES樹立指針），および「ヒトES細胞の樹立に関する指針　ガイダンス（第一種樹立関係）」（以下，ES樹立指針ガイダンス）を参考に，日本におけるヒトES細胞の道徳的位置づけについて論じることにしたい．ちなみに，ヒトES細胞の取扱いに関係がある指針および解説として，他にも「ヒトES細胞の分配及び使用に関する指針」，「ヒトES細胞の分配及び使用に関する指針　ガイダンス」がある[1]．これらは，ES樹立指針およびES樹立指針ガイダンスの内容と重複する点が多く，いずれの指針，ガイダンスも2004年の最終報告書に基づき，ヒト胚およびヒトES細胞に対する（現時点での）見方が記

されている.したがって,どちらを参照しても本節の論旨に変わりはないと判断し,ES 樹立指針および ES 樹立指針ガイダンスを用いる.なお,最終報告書はヒト ES 細胞の取扱いに言及していないため,本章では直接の検討対象から外すが,適宜参照する.

2.1.1 「目的」におけるヒト ES 細胞に関する記述

まず,ES 樹立指針に記載されている(ヒト ES 細胞を樹立する)「目的」から見ていこう.

> 第一条 この指針は,ヒト ES 細胞が,医学及び生物学の発展に大きく貢献する可能性がある一方で,人の生命の萌芽であるヒト胚を使用すること,ヒト ES 細胞が,ヒト胚を滅失して樹立されたものであり,また,全ての細胞に分化する可能性があること等の生命倫理上の問題を有することに鑑み,ヒト ES 細胞の取扱いにおいて,人の尊厳を侵すことのないよう,生命倫理上の観点から遵守すべき基本的な事項を定め,もってその適正な実施の確保を図ることを目的

---

1) 下記に引用する文部科学省の局長通知は,2014 年の「再生医療等の安全性の確保等に関する法律」の制定に伴う指針改正の動きを知るのに分かりやすい(文部科学省 2014d).

> ヒト ES 細胞(ヒト胚性幹細胞)の樹立,分配及び使用に当たっては,これまでヒト ES 細胞の樹立及び分配に関する指針(平成 21 年文部科学省告示第 156 号)及びヒト ES 細胞の使用に関する指針(平成 22 年文部科学省告示第 87 号)により,その目的を基礎的研究に限定してきたところです.
> 一方,平成 25 年 11 月に再生医療等の安全性の確保等に関する法律(平成 25 年法律第 85 号)等が制定され,ヒト ES 細胞の医療利用について,法的枠組みが整備されました.
> これを受け,文部科学大臣及び厚生労働大臣は,医療利用を見据えてヒト ES 細胞を樹立するに当たり遵守すべき事項等について,ヒト ES 細胞の樹立に関する指針(平成 26 年文部科学省・厚生労働省告示第 2 号)を定め,平成 26 年 11 月 25 日に告示し,同日から施行しました.
> またこれにあわせて文部科学大臣は,基礎的研究を行う研究機関がヒト ES 細胞を臨床利用機関に分配する際に必要となる事項について,ヒト ES 細胞の分配及び使用に関する指針(平成 26 年文部科学省告示第 174 号)を定め,同日付で告示,施行しました.

とする（文部科学省 2014a: 2）

　ES 樹立指針では，ヒト ES 細胞がヒト胚を使用し，破壊することによって作製されるという点（すなわち，由来の側面）とあらゆる細胞に分化する可能性があるという点（すなわち，能力の側面）が指摘される．そして，そうしたヒト ES 細胞の持つ由来と能力が，取扱い上，「人の尊厳」を侵さないという道徳的配慮の根拠となっている．この点だけを見れば，最終報告書におけるヒト胚に対する配慮と同程度の配慮を，ヒト ES 細胞に対しても要求していると解釈することができる．
　この点については，ES 樹立指針ガイダンスにおいて次のように解説されている．

> 「人」へと成長し得る「人の生命の萌芽」であるヒト受精胚は，「人の尊厳」という社会の基本的価値を維持するために，特に尊重しなければならないとされている．また，「人クローン胚」についても，母胎内に移植すれば人になり得る可能性を有しており，「人の生命の萌芽」としてヒト受精胚と倫理的に同様に位置付けることを基本方針としている．ヒト ES 細胞は，これら「人の生命の萌芽」たるヒト胚を滅失して樹立されるものであり，また，全ての細胞に分化する可能性がある，半永久的に増殖させることができるといった生命倫理上の問題を有するものである．本指針は，これらを踏まえ，ヒト ES 細胞の取扱いにおいて，生命倫理上の観点から遵守すべき基本的な事項を定めたものである（文部科学省 2014b: 1）

　ここでは，上記のヒト ES 細胞の由来と能力の側面が補足される．まず，由来の側面に関して，「ヒト受精胚」[2] と「人クローン胚」[3] が倫理的に同等の価値を持つ（それゆえに，いずれの胚も道徳的配慮の対象となる）こ

---

[2] クローン規制法では，「ヒトの精子とヒトの未受精卵との受精により生ずる胚（当該胚が 1 回以上分割されることにより順次生ずるそれぞれの胚であって，ヒト胚分割胚でないものを含む．）をいう」と定義されている．

[3] クローン規制法では，「ヒトの体細胞であって核を有するものがヒト除核卵と融合することにより生ずる胚（当該胚が 1 回以上分割されることにより順次生ずるそれぞれの胚を含む．）をいう」と定義されている．

とが確認される．これは，ES 樹立指針で対象となるヒト ES 細胞が，「ヒト受精胚」（余剰胚と研究胚）に由来するヒト ES 細胞，および「人クローン胚」に由来する SCNT-ヒト ES 細胞[4] であることを示すものである（ただし，「1.3.1」で確認したように，現在，ヒト ES 細胞の作製に用いられるヒト胚は「余剰胚」に限定されている）[5]．

次に，能力の側面に関しては，ES 樹立指針で指摘されている「全ての細胞に分化する可能性がある」という点に，「半永久的に増殖させることができる」という点が補足されている．「半永久的に増殖させることができる」という点は，多能性幹細胞の持つ特徴の一つである（基礎解説を参照）．これは，余剰胚や研究胚に由来するヒト ES 細胞や人クローン胚に由来する SCNT-ヒト ES 細胞に限らず，ヒト iPS 細胞にも見いだすことのできる特徴だと言える．

前章（「1.3.1」）で確認したように，日本においてヒト胚は，人へと成長する（かもしれない）潜在性を持つため，「人の生命の萌芽」と位置づけられ，成人と同程度ではないものの，人の尊厳の観点から道徳的に尊重すべきだとされている．そして，（余剰胚や研究胚に由来する）ヒト ES 細胞や（人クローン胚に由来する）SCNT-ヒト ES 細胞も，由来や能力を根拠に，ヒト胚と同じように，人の尊厳の観点から尊重すべきだと見なされているのである．以下では，ヒト ES 細胞がヒト胚に由来することにより，なぜヒト胚と同じように人の尊厳の観点から配慮しなければならないのかを検討していきたい．

ヒト ES 細胞がヒト胚に由来するとしても，ヒト ES 細胞をヒト胚と同じように扱う必要はない，または扱うべきではないと反論する者はいるで

---

4) SCNT-ヒト ES 細胞とは，SCNT（体細胞核移植）によって除核卵に体細胞を注入することによって作製した人クローン胚を胚盤胞期まで発生させた後，内部細胞塊を取り出し，培養して作製されるヒト ES 細胞のことを言う（例えば，Tachibana et al. 2013）．NT-ES 細胞と表記されることもあるが，ここでは SCNT-ヒト ES 細胞と表記することにする．
5) なおこの議論の流れでいくと，多能性幹細胞（ヒト iPS 細胞やヒト ES 細胞）由来の配偶子を用いて作製されるヒト胚も他の胚と同様に道徳的配慮の対象となるであろう．

あろう．例えば，「利用と作製の区別」(the use-derivation distinction) を擁護する者は，ヒト ES 細胞の作製は許容できないが，ヒト ES 細胞の利用は許容できると主張する．この反論に対して，それでもやはりヒト ES 細胞はヒト胚に由来するため道徳的に配慮すべきであるという応答があり得るであろう．つまり，ここで道徳的に重要なのは，ヒト ES 細胞の持つ"能力"(多能性) ではなく"由来"であるという応答である．以下で見るように，日本の立場はこれに近いと言える．

先述の ES 樹立指針における「人の尊厳を侵すことのないよう」という一文——すなわち，ヒト ES 細胞の扱い方を誤れば，人の尊厳が侵されるという主張——は，最終報告書にも見られる（ヒト胚が）「『人の尊厳』という社会の基本的価値の維持のために特に尊重されるべき存在」という主張と同様の論理である．ただし，この点を理解する上で，「ヒト胚の取扱いに関する基本的な考え方（案）」(8 月 23 日に開催された第 24 回生命倫理調査会で示された草案) に示されていたものの，最終報告書では削除された「人間の尊厳」の投影という考え方を参照することにしたい．

> ヒト受精胚は，これを子宮に移植すれば人になり得ることは紛れもない事実であり，したがって受精胚を机や椅子はもとより，ほかのヒトの細胞と同様の「モノ」として取り扱うことは人間の尊厳に反するものとして許されない．すなわち，人間の尊厳の投影を免れないという意味において胚は人間の尊厳の理念にふさわしい取扱いをされるべきものという地位を有しており，われわれはそのことを称して「人の生命の萌芽」と呼ぶのである（文部科学省 2003: 23; 傍点は筆者）

つまり，ヒト胚やヒト ES 細胞の取扱いと人の尊厳がセットで語られるのは，ヒト胚に人の生命の価値（すなわち，人の尊厳）が投影されているという考え方があるからである．島薗は「人間の尊厳の投影」という表現の難解さを指摘しているが（島薗 2006: 126），その点，堂囿俊彦は一応説得的な説明を試みている．

ヒト胚は「人になり得る存在」，「人の生命の萌芽」であり，まさにこのことに

よって，人の尊厳を投影される存在だということである．つまりヒト胚をモノのように扱うことは，同時にそこに投影された尊厳を損なうことなのであり，それゆえにこそ「人の尊厳」という観点からヒト胚を保護すべきだということである……（中略）……ダイヤモンドの原石を恣意的に濫用することは，その原石にわれわれが投影するダイヤモンドの輝かしい姿を同時に損ね，結果として現実に輝くダイヤモンドを損ねることに対する違和感を薄めていく（堂囿 2005: 101-102; 傍点はママ）．

堂囿の指摘を踏まえれば，ヒト胚は「人の生命の萌芽」，すなわち，人になる潜在性を持つ存在であるために「人の尊厳」が投影される．同様に，ヒト ES 細胞は，「人の生命の萌芽」に由来するために「人の尊厳」が投影されると言うことができる．つまり，ヒト胚を単なる物として扱うことがヒト胚に投影される尊厳（ひいては，人の生命の価値）を損なうことであるように，ヒト ES 細胞を単なる物として扱うことはヒト ES 細胞に投影される尊厳（ひいては，人の生命の価値）を損なうことにつながるからである．

ヒト胚を単なる物として扱うことが人の価値を損なうことを実証することは困難であるが，同等かそれ以上に，ヒト ES 細胞を単なる物として扱うことが人の価値を損なうことを実証することも困難であろう．しかし，人間の尊厳の投影という考え方はひとまずヒト ES 細胞が道徳的配慮の対象になることの説明にはなり，先述の反論——すなわち，ヒト ES 細胞がヒト胚に由来するとしても，ヒト胚と同じように，人の尊厳の観点から尊重すべきではない——に応答することはできるであろう．ただし，この考え方を用いた場合，由来の側面だけがヒト ES 細胞を道徳的に配慮すべき理由になるため，ES 樹立指針に明記されている能力の側面を強いて挙げる必要はなくなる．

逆に言えば，多能性という細胞の能力がヒト ES 細胞を特別に尊重すべき理由の一つになるのであれば，同じ多能性を持つヒト iPS 細胞も同様に尊重する必要性が生じる．確かに，ヒト iPS 細胞はそれ自体として由来の問題を回避している．しかし，細胞の能力が道徳的に重要になるのであれ

ば，ヒトES細胞とヒトiPS細胞を全く違う仕方で処遇してはならないという批判も当然起こるであろう．既述のように，四倍体胚補完法を用いた場合，多能性を持つ細胞は等しく胎児，人へと成長する潜在性を持つかもしれず，この批判を支持する理由はあるからである（四倍体胚補完法については「2.2.1」で詳述する）．

例えば，「ヒト受精胚」と「人クローン胚」はそれぞれ，成立過程は異なるが，機能的に等価であるとして，倫理的に同等の価値を持つとされる．人クローン胚の道徳的な位置づけがSCNT（体細胞核移植）などのような科学技術に依存する形で規定されているとすれば，成立過程こそ異なるが，機能的に同等のヒトiPS細胞とヒトES細胞を同じ仕方で遇したとしても不自然ではないであろう．したがって，もし能力を根拠に一方（ヒトES細胞）を道徳的に配慮し，他方（ヒトiPS細胞）を配慮しないのであれば，両者間の道徳的に重要な違いを明示する必要があるであろう．

上述の点を踏まえれば，ヒトES細胞の道徳的位置づけに関して，由来の側面のみを重視し，ヒトES細胞をヒト胚と同等に配慮するというのが論理的に一貫した主張である言える．しかし，もし能力の側面を重視するのであれば，ヒトES細胞だけではなく，ヒトiPS細胞もヒト胚と同等に配慮しなければならない．つまり，ヒトES細胞を道徳的に配慮しようとするのであれば，由来と能力の側面を両立させるべきではないのである．

ともあれ，別の可能性として，由来ではなく多能性という能力を根拠にヒトiPS細胞を尊重すべきかどうかを論じるためには，次（「2.1.2」）に指摘する点が重要になる．またそこから，日本ではヒトES細胞の道徳的位置づけが規定される際，能力の側面が強調されながらも，肝心の点が十分に考慮されてこなかったという事実が浮かび上がってくる．

2.1.2 「定義」から見るヒトES細胞

ここではまず，ES樹立指針に記されているヒトES細胞の「定義」を確認する．

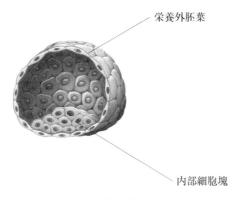

　　　　　　　　図1　胚

> ヒト胚から採取された細胞又は当該細胞の分裂により生ずる細胞であって，胚でないもののうち，多能性（内胚葉，中胚葉及び外胚葉の細胞に分化する性質をいう．）を有し，かつ，自己複製能力を維持しているもの又はそれに類する能力を有することが推定されるものをいう（文部科学省 2014a: 3）

　引用箇所に見られる「ヒト胚から採取された細胞又は当該細胞」とは，発生の初期段階である受精後 5, 6 日を経たヒト胚，すなわち胚盤胞（栄養外胚葉と内部細胞塊から成る細胞集団）から「採取」された内部細胞塊のことである（図1）．それを人工的に培養して作製されるのがヒト ES 細胞である．ここではある環境下において自然に生じる現象を意味しているため「分裂」と表現されている．

　続いて，ES 樹立指針ガイダンスの解説に注目しよう．

> ヒト ES 細胞（Embryonic Stem Cell: 胚性幹細胞）は，現時点では，それ自体が個体になることはないとされているものの，生体を構成するあらゆる種類の細胞に分化する可能性があること，また，半永久的に増殖する能力があることを大きな特徴としていることから，このように定義した．哺乳類においては，ES 細胞は発生初期の胚（胚盤胞）から樹立される．胚盤胞は，一層の細胞層からなる外側の部分とその内側にあるいくつかの細胞の塊からなる．外部（栄養外胚葉）は将来胎盤となる部分であり，内部（内部細胞塊）は将来胎児となる部

分である．ES 細胞はこの将来胎児となる内部細胞塊から作成されるものであるため，生体を構成するあらゆる種類の細胞に分化し得る能力（多能性）を有すると考えられる．一般に生体を構成する全ての種類の細胞に分化できる能力を全能性又は多能性と言うが，全能性という語はそれ自体が個体へと発生し得る場合に使い，個体発生まで至らない場合に多能性という語を使うことが多い．ES 細胞の場合は，それだけでは個体発生までには至らないため，「多能性を有し」，としている（文部科学省 2014b: 2; 下線部，傍点は筆者）．

　ヒト ES 細胞は「現時点では，それ自体が個体になることはない」，「それだけでは個体発生までには至らない」ということが確認される．しかし，「2.1.1」の最後でも指摘したように，日本においてヒト ES 細胞の道徳的位置づけが規定される際，能力の側面が十分に考慮されていないと言わねばならない．なぜなら，ヒト ES 細胞がヒト胚のように個体発生の初期段階としては認識されていないからである．

　ここでの議論の前提となる生物学的な基礎情報は，上記引用箇所の下線部に見られるように，内部細胞塊が「将来胎児となる部分」，栄養外胚葉が「将来胎盤となる部分」に当たるとする点である．一般的に，人へと成長するのは内部細胞塊と栄養外胚葉の有機体であり，有機体としての胚を尊重すべきだと考えられているように思われる．しかしここで，胎児，人へと成長する内部細胞塊は正常で，将来的に胎盤の役割を果たす栄養外胚葉に欠陥があるというケースを想像してみよう（Devolder 2009: 1286; Devolder 2015: 84-86）．欠陥のある栄養外胚葉を別の機能的等価物で補完さえすれば，内部細胞塊は人へと成長する（その技術はいずれ確立されるものとする）．

　このケースにおいて，栄養外胚葉に欠陥がある胚は不完全な胚として廃棄すべきなのであろうか．あるいは，栄養外胚葉には欠陥があったとしても，胎児，人へと成長する内部細胞塊こそが道徳的に重要であると見なし，栄養外胚葉を別の機能的等価物で補完することは許容されるのであろうか．もしこのケースで後者を許容できるのであれば，人への潜在性を持つ存在として道徳的に重要なのは，内部細胞塊と栄養外胚葉の有機体としての胚ではなく，内部細胞塊であると言えるであろう．

ES樹立指針ガイダンスは，ヒトES細胞が個体へと発生することはないという立場をとっているが，これは必ずしも正確ではない．なぜなら，四倍体胚補完法を用いれば，ヒトES細胞は胎児，人へと成長する潜在性を持つかもしれないからである．もっとも，四倍体胚補完法を用いたとしても，100％ヒトES細胞に由来する人は生まれないことも考えられる．しかし，この場合も四倍体胚を補完することによって，ヒトES細胞が人へと成長する可能性が高いとなれば，当該細胞を道徳的配慮の対象と見なす必要性が生じる．つまり，理論的な可能性のレベルではあるが潜在性の観点から言えば，ヒト胚とヒトES細胞の間に道徳的に重要な違いを認めることはできないのである．

2.1.3 ヒトES細胞に対する具体的な配慮

これまで「2.1.1」と「2.1.2」で検討してきた点をいったんまとめておこう．まず，ES樹立指針の「目的」の部分，およびES樹立指針ガイダンスの解説を通して，由来と能力の観点から，ヒトES細胞が道徳的に配慮すべき対象と見なされていることを確認した．由来の側面とは，ヒトES細胞がヒト胚（余剰胚，研究胚，人クローン胚）から作製されるという点であり，能力の側面とは，多分化能や自己複製能のような多能性幹細胞に共通して見られる特徴である．

続いて，ES樹立指針の「定義」の部分，およびES樹立指針ガイダンスの解説を通して，現在のところヒトES細胞が個体発生につながることはないと認識されており，その点が，ヒト胚とヒトES細胞を区別する根拠となっていることを確認した．いわゆる「全能性」を持つヒト胚と，いわゆる「多能性」しか持たないヒトES細胞との間には道徳的に重要な違いがあると考えられているのである．しかし，四倍体胚補完法を用いれば，100％ヒトES細胞に由来する人が誕生するかもしれず，そのような場合には，全能性を持つヒト胚と多能性を持つヒトES細胞には決定的な違いはないことになる．

いずれにせよ，これらの問題提起は次節の議論に活かすとして，ここでは次の二点を指摘するにとどめたい．まず，ヒト ES 細胞は由来と能力の観点から道徳的に配慮すべき対象と見なされていたが，当該細胞を同じ多能性を持つヒト iPS 細胞とは区別し，ヒト胚と同様の配慮をするのであれば，能力ではなく由来の側面を重視するのが妥当であるという点である．この場合，関連指針の記述を改める必要があるであろう．次に，現在のところ，四倍体胚補完法を考慮せず，ヒト ES 細胞それ自体は個体に発生することはないとしている点である．この点に関して，当該技術を用いた場合，100％ヒト ES 細胞に由来する個体が生まれる可能性が高いのであれば，関連指針の記述を改めるとともに，ヒト ES 細胞の利用の在り方を根本的に見直す必要があるかもしれない．

既に見てきたように，ES 樹立指針（の「目的」部分）には，ヒト ES 細胞の取扱いに関して，「人の尊厳を侵すことのないよう，生命倫理上の観点から遵守すべき基本的な事項を定め，もってその適正な実施の確保を図る」という表現が見られる．それでは，人の尊厳を侵さない，生命倫理上の観点に配慮した，適正な実施とは具体的に何を意味するのであろうか．以下に引用する ES 樹立指針には，ヒト ES 細胞に対する具体的な配慮が簡潔に記されている．

> 第四条　ヒト胚及びヒト ES 細胞を取り扱う者は，ヒト胚が人の生命の萌芽であること並びにヒト ES 細胞がヒト胚を滅失させて樹立されたものであること及び全ての細胞に分化する可能性があることに配慮し，人の尊厳を侵すことのないよう，誠実かつ慎重にヒト胚及びヒト ES 細胞の取扱いを行なうものとする（文部科学省 2014a: 6）．

繰り返しになるが，ヒト胚は（人へと成長する）潜在性を根拠に道徳的に配慮すべき対象と見なされており，ヒト ES 細胞は，（それ自体で人へと成長する潜在性は持たないが）人の生命の萌芽であるヒト胚を破壊して作製されているという点（由来の側面），そして同細胞が全ての細胞に分化するという点（能力の側面）を根拠にヒト胚と同様に配慮すべき対象と見なさ

れている．このようなヒト胚とヒト ES 細胞の取扱いに関して，ES 樹立指針は「人の尊厳を侵すことのないよう」にと記した上で，「誠実かつ慎重」な配慮を求めているのである[6]．

　もっとも「誠実かつ慎重」な配慮が要求されるのは，必ずしもヒト胚やヒト ES 細胞に限らない．いわゆる「ヒト試料」，すなわち，医学研究，生物学研究において用いられる人体に由来する基本的な素材にも同時に当てはまる（井上 2013, 2015）．しかし，ヒト胚やヒト ES 細胞に対する「誠実かつ慎重」な取扱いと人の細胞・組織，遺伝子などヒト試料に対するそれとの間には違いがあると考えるのが妥当であろう．

　また，ES 樹立指針ガイダンスの解説からもそのような点を読み取ることができる．

> ヒト胚は，「人」そのものではないとしても，「人」へと成長し得る「人の生命の萌芽」として位置付けられるべきものであり，「人の尊厳」という社会の基本的価値の維持のために，特に尊重されるべき存在である．さらに，ヒト ES 細胞は，生殖細胞にも分化する多能性を有しており，新たな人個体の産出に関与し得るものである．これらを踏まえ，ヒト胚及びヒト胚を減滅して樹立されたヒト ES 細胞については，本指針の規定に基づくとともに，本指針に規定されないことについても，「誠実かつ慎重に」取り扱うことが求められている（文部科学省 2014b: 3）

　ここで特に懸念されているのは，ヒト ES 細胞から生殖細胞を作製し，その生殖細胞を用いてヒト個体を産出するという行為である．これが現実化した場合，重大な生命倫理上の問題を引き起こすというのである．まさにこのことから，ヒト ES 細胞の取扱いに対しては誠実さだけではなく，慎重さが要められることになる．具体的にその「慎重」さが明文化されているのは，前章でも言及した，ES 樹立指針の「ヒト ES 細胞の樹立の要件」

---

6) もっとも，最終報告書に見られるヒト胚の取扱いに関する基本的な考え方を踏まえれば，「人の尊厳を侵」さない配慮とは，ヒト胚やヒト ES 細胞を用いる研究を "原則として認めず，例外を規定して許容する" という姿勢である．

という箇所である．

そこでは，そもそもヒトES細胞の作製が，「ヒトの発生，分化及び再生機能の解明」，「新しい診断方法，予防法若しくは治療法の開発又は医薬品等の開発」に資する基礎的研究である場合（文部科学省 2014a: 20-21），また「医療（臨床研究及び治験を含む．）を目的」とする場合（文部科学省 2014b: 6-7）に限定されている．つまり，ヒト胚の研究利用，またヒトES細胞研究を認める際の例外を規定することによって，ヒトES細胞をむやみやたらに利用することを防止しているのである．なお，ES樹立指針ガイダンスにおいて，ヒトES細胞を医療目的に使用する場合には，ES樹立指針だけではなく，「再生医療等の安全性の確保等に関する法律」（再生医療安全性確保法）や「医薬品，医療機器等の品質，有効性及び完全性の確保等に関する法律」（医薬品医療機器等法）などの規定にも遵守する必要があることが明記されている．上記のES樹立指針ガイダンスに「本指針に規定されていないことについても」と記されているのは，これらの法律を念頭に置いているからであろう．

2.2 ヒトiPS細胞の道徳的位置づけ

ヒトES細胞の作製には，ヒト胚の破壊という倫理的問題を伴うが，しかし，ヒトiPS細胞は体細胞（人の血液など）から作製されるため，ヒト胚を破壊するという由来の問題（すなわち，倫理的問題）を回避したとされている．また本章で論じてきたように，ヒトES細胞は，由来と能力の観点から道徳的に配慮されているのである．これは，ヒトES細胞がヒト胚由来であるというだけで尊重に値するというわけではなく，ヒト胚由来で，かつ多能性を持つために尊重に値するというのである．しかし，ヒトES細胞を道徳的配慮の対象と見なすのであれば，能力の側面を強調すべきではないであろう．なぜなら，能力の側面を強調した場合，ヒトES細胞と同等の機能を持つヒトiPS細胞も道徳的配慮の対象となる可能性が生じるためである．

また ES 樹立指針等では,「現時点では,それ自体が個体になることはない」,または「それだけでは個体発生までには至らない」という認識が前提になっていた.ところが海外では,1990 年代から,四倍体胚補完法を用いれば,100％ヒト ES 細胞に由来する人が生まれる可能性が指摘されてきたのである（Denker 2006; Devolder and Ward 2007; Devolder 2015: 78-87）.もっとも,この技術を利用したとしても,ヒト iPS 細胞それ自体が胎児,人へと成長しないことも考えられる（Suarez 2011: 185-186）.どういうことかと言うと,四倍体胚の内部細胞塊が iPS 細胞や ES 細胞の発生に影響するため,厳密には,ヒト iPS 細胞,またヒト ES 細胞それ自体が人へ成長しないかもしれないのである.しかし,最新の研究成果では,四倍体胚補完法のメカニズムが解明されつつあり,当該技術を用いれば ES 細胞に 100％由来する個体が生まれることが示されている（Wen et al. 2014）.したがって,これを純粋に仮定の話として一蹴すべきではないであろう.

　いずれにせよ,既に,ヒト ES 細胞はヒト胚と同様に道徳的に配慮すべき存在として位置づけられている.本節で検討したいのは,ヒト iPS 細胞がヒト個体へと成長する潜在性を持つ場合,当該細胞を「人の生命の萌芽」と見なし,ヒト胚と同じように道徳的に配慮しなければならないのかどうかという点である.

2.2.1　四倍体胚補完法という技術

　まずは四倍体胚補完法がいかなる技術であるのかを改めて確認しておこう.先述の Wen ら（2014）は,当該技術を用いて,「ES 細胞に完全に由来するマウス個体」（completely ES cell-derived mouse）が生まれるかどうかを検証しており,これが現時点で四倍体胚補完法に関する最新の研究成果であると言える.iPS 細胞に関して同様の検証を行っているわけではないが,以下は四倍体胚補完法に関する科学的な説明として参照に値するであろう.

　マウスの二倍体胚（diploid（2n）embryos）は,2 細胞期に割球融合するという方

法，あるいは 1 細胞期に胚の有糸分裂を一時的に抑制するという方法によって四倍体に誘導することができる．その結果生じる四倍体胚は，細胞分裂が 1 回分遅れ，ゆえに発生日数を適合させた二倍体胚よりも細胞数が少なくなる．興味深いことに，四倍体胚は二倍体胚と同時期にコンパクション［8 細胞期に細胞同士が密集し，接着が強まる発達段階の現象——筆者注］が起こり，胚盤胞腔が形成される．四倍体胚は体外で（*in vitro*）胚盤胞に成長し，バックグラウンド系統次第では，とても低い頻度で 14 日，15 日後まで生体で（*in vivo*）生存することができる．マウスの四倍体胚がキメラにおいて二倍体の細胞と結合する時，その四倍体の細胞は通常，結合した胚において限定的な組織分布を見せ，着床後の段階の初期に胚盤葉上層の系統から除外される．この四倍体胚と二倍体の ES 細胞の系統的な能力における特徴的なバイアスが，二倍体の ES 細胞と四倍体胚を集合させることによって，または二倍体の ES 細胞を四倍体の胚盤胞に注入することによって，ES 細胞に完全に由来するマウス個体を作製するために応用されてきたのである．四倍体の区画は ES 細胞の発生能力を補完することになり，胚盤葉上層の派生物のみの形成に限定され，ゆえに胚盤胞の栄養外胚葉や原始内胚葉の区画の派生物を補完することになる．そしてこのプロセスが，しばしば四倍体補完法として言及されるものである（Wen et al. 2014: 1; 傍点は筆者）

また，以下の引用は，関西医科大学・上野博夫が生命倫理専門調査会（内閣府，総合科学技術会議）に招聘され，再生医療におけるクローン臓器の作製に関して説明を行った際のものである．上記の Wen ら（2014）と内容は重複するが，分かりやすく説明されているので引用しておきたい．

> 基本的にキメラをつくるときに胚盤胞に ES 細胞ないし iPS 細胞を注入するわけですけれども，このときに胚盤胞の側の核を 2 倍体から 4 倍体にすることができまして，これは具体的にどうしますかというと，電気ショックを与える事で，その卵割の途中で細胞を fusion させる，細胞融合させると．そうすると，染色体が通常は 2N ［二倍体——筆者注］なんですけれども，4N ［四倍体——筆者注］という細胞ができて，そこから発生が進行すると．4 倍体の細胞は胚盤胞までいって，ある程度までは発生が進行するんですけれども，結局は DNA が多すぎるということで発生がとまってしまいます．すると，打ちこんだ正常の 2 倍体の核を持つ ES 細胞ないし iPS 細胞由来は正常に発生が進行する

ので，打ちこんだ ES 細胞ないし iPS 細胞に 100 ％由来する個体をつくることが可能です……（中略）……この方法を使えば，iPS 細胞から直接クローンをつくることは，マウスでは成功しているということです．ですから，ヒトでは先ほど言いました様に当初の試みでは体細胞クローンは成功しておりませんけれども，恐らくこの方法でやれば，ヒトのクローンを iPS 細胞から直接つくることも技術的には可能と思われます．ただ，もちろん倫理的な問題からこれを行う事はできません（内閣府 2012: 4-5; 傍点は筆者）

傍点部に見られるように，四倍体胚補完法を用いれば，「iPS 細胞に 100 ％由来する個体」を生み出すことが理論的には可能なのである．

ここで，Duancheng Wen の研究グループや上野の説明を基に，四倍体胚補完法を用いた場合，ヒト iPS 細胞がどのように胎児，人へと成長するのかを確認しておく（四倍体胚補完法に関しては，Zhao ら（2009）や Kang ら［2009］の他にも，例えば，Cyranoski［2008: 408］，Zhang［2009］，Boland ら［2009］が参考になる）（図3）．

1．卵割途中の二倍体核の胚を細胞融合させることよって，四倍体核を持つ胚を作製する．
2．四倍体胚が胚盤胞（受精後 5，6 日目の胚で［四倍体］内部細胞塊と［四

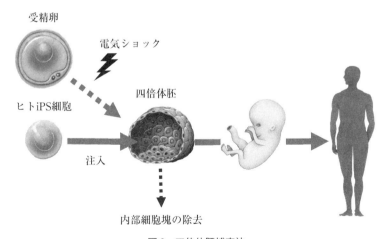

図3　四倍体胚補完法

倍体］栄養外胚葉から成る）まで発生が進んだ時にヒト iPS 細胞（二倍体の核を持つ）を注入する．
3．四倍体胚（［四倍体］内部細胞塊と［四倍体］栄養外胚葉，または［四倍体］内部細胞塊を取り除いた［四倍体］栄養外胚葉[7]）を補完されたヒト iPS 細胞を子宮に戻し，着床させる．

栄養外胚葉と内部細胞塊から成るヒト胚の通常の発生において，胎児，人へと成長するのは内部細胞塊で，胎盤を形成し，胚にとって栄養上重要な働きをするのは栄養外胚葉である．胎盤は，内部細胞塊が胎児，人へと成長する上で欠かせないが，それが胎児，人を特徴づけることはない．つまり，理論上，四倍体胚補完法を用いれば，ヒト iPS 細胞それ自体が内部細胞塊のように胎児，人へと成長すると考えられるのである．

2.2.2　ヒト iPS 細胞の道徳的価値

最終報告書においてヒト胚は「人」ではなく，「通常のヒトの組織，細胞」でも「モノ」でもない，「人の生命の萌芽」であるとされた．具体的には，以下の二点がヒト胚を「人の生命の萌芽」と見なす条件となっている．

1．母胎にあれば人へと成長する潜在性を持つ
2．「通常のヒトの組織，細胞」ではない

ここで「2.1.2」で行った思考実験――機能的に欠陥のある栄養外胚葉と

---

[7]　従来，四倍体胚補完法に関する研究では，四倍体胚に ES 細胞や iPS 細胞（他にも，単為生殖で発生した胚から取り出した内部細胞塊）が注入される前に，（四倍体）内部細胞塊を取り除くことはなかった．つまり，当該技術を用いることによって，完全に ES 細胞や iPS 細胞に 100 ％由来する個体を生み出すことができるかどうかは明らかになっていなかったのである．ただ，Wen ら（2014）では，（四倍体）内部細胞塊を取り除いた場合にも，100 ％ ES 細胞に由来する個体を産出可能であることが示された．したがって，補完される四倍体胚は，内部細胞塊を取り除いているといないとにかかわらず，ES 細胞や iPS 細胞の補完的働きをすると言えるであろう．

正常な内部細胞塊がある．内部細胞塊を栄養外胚葉の機能的等価物で補完すれば，胎児，人へと成長するというケース——を思い出してもらいたい[8]．もしこのケースが許容されるならば，道徳的に重要なのは，内部細胞塊と栄養外胚葉から成る有機体としての胚というよりむしろ，内部細胞塊であると言える．したがって，三つ目の条件を追加した以下の修正版を満たす存在 X を「人の生命の萌芽」と見なすことができるであろう．

1．母胎にあれば人へと成長する潜在性を持つ
2．「通常のヒトの組織，細胞」ではない
3．もし母胎に戻す時に，ある存在 X が本来持つ能力を発露できない場合，それを発露できるように必要な処置を施すことは許容される．ただしその処置は，その存在が本来持つ能力の発露を妨げない範囲にとどめなければならない．

　潜在性の議論において，SCNT（体細胞核移植）を用いれば，体細胞からヒト個体を作製することもできるため，理論的には体細胞も潜在的な人であると主張する者がいる．この主張は潜在性議論がいかに不毛な議論であるかを示す際に用いられることが多い．Thomson が「ドングリが樫の木に成長するからといって，ドングリはすでに樫の木なのだとは言えない

---

8) 欠陥のある栄養外胚葉の胚の思考実験は，以下の Devolder の議論を参考にしている．欠陥のある栄養外胚葉を正常な栄養外胚葉で補完した場合，内部細胞塊が正常に発生することは早くから指摘されていた（Gardner et al. 1990）．

　不妊治療クリニックが，不妊治療を目的に，体外受精で胚を作成したと仮定しよう．その胚は損傷しており，8 週目の胎児の段階で成長が止まってしまう．幸い研究者は，比較的簡単な遺伝学的操作を用いればその損傷が治ることを知っている．それゆえ，損傷していた胚は再び人へと成長することができるようになる．多くの潜在性議論の擁護者は，科学の力をもってして，胚に潜在性を回復することを支持するだろう．だが，損傷した胚は人へと成長する内在的な潜在性を持たない．したがって，潜在性の議論を踏まえれば，われわれはその損傷した胚を助ける理由はないのである．もし，潜在性議論を擁護する者が損傷した胚を助けるべきだというのであれば，つまりそれは外部の主体（external agents）や行為が胚に潜在性を持たせることの一部だということになるのだから

（Devolder 2009: 1287）

し，そう考えるべきだとも言えない」（Thomson 1971: 47 ＝トムソン 2011: 11）と指摘していたり，Benn が「潜在的なアメリカ合衆国大統領は，軍の最高司令官ではない」（Benn 1973: 143）と述べていたりする．つまり，潜在的に人であったとしても，その潜在的な人を成人と同等に配慮すべきではないと言うのである．

　この反論に応答し，ヒト iPS 細胞が体細胞とは異なることを示し，さらに当該細胞をヒト胚と同様に潜在的な人（人の生命の萌芽）であると論じるために，イギリスの生命倫理学者である Stephen Holland の潜在性原則，すなわち「能動的潜在性」（active potentiality）と「受動的潜在性」（passive potentiality）の区別を参照したい（Holland 2003; 他にも，Meana 2011: 103）．Holland は二つの潜在性を区別するために，トチの実，トチノキ，机の喩えを用いた（なお，iPS 細胞の道徳的地位を論じる上で Holland の潜在性議論を採用したのは Devolder ［2009］である）．

> トチの実はトチノキになるかもしれず，トチノキは机になるかもしれない．しかし，そうした「変容」（transformation）は，それらがそれぞれ別々のものであることを示している．トチの実がトチノキになるのはそれ自身で完結する流れであるが，トチノキが机になるのはそうではない．「それ自身で完結する流れである」（left to its own devices）という言いまわしには，直観的な困難さが伴う．トチの実からトチノキへの変容は，他の様々な要因と無関係に起こるわけではない．例えば，土や水がなければ，トチの実はトチノキへ成長せず，むしろ消えてしまうであろう．したがって，トチの実がトチノキへと成長するためには「外的な要因」（external factors）が重要となる．これは，後者のトチノキから机への変容もまた，大工という「外的な影響」（external influence）によって達成されるので，両者の区別は無効化されるようにも思われる．……（中略）……外部の影響の種類を区別する必要がある．と言うのは，トチの実からトチノキへ変容するのに必要なのは，外的な要因が変容を達成する自然の能力を妨げないということである．逆に，トチノキから机へ変容するには，（変容を妨げる）消極的な要因がないというだけではなく，積極的な要因——具体的に言えば，大工が木から机を作るのである——も必要となる．したがって，前者の変容では，「適切な環境」（appropriate circumstances）にあれば潜在的な木が木へ

と成長するが，後者の変容では，何かからある物を作り上げる，大工という「外部の主体」（an external agent）がいて初めて木が机になる．この意味において，トチの実はトチノキになる能動的潜在性を持つのに対して，机になる木の潜在性は受動的なのである（Holland 2003: 20）．

このようなアナロジーを用いることによって Holland は，受精後の存在，すなわち，受精卵，胚，胎児，新生児などはパーソン（人格）になる能動的潜在性を持つ（そして，そうであるがゆえにそれらは道徳的地位を持つ）と主張する．一方，体細胞が SCNT（体細胞核移植）を用いて人へと成長するという場合，体細胞には，人へと変容させるだけの積極的な要因が必要となるため受動的潜在性しか持たないということになる．

それでは，ヒト iPS 細胞（あるいはヒト ES 細胞）はどうだろうか．ここで次のような仮想的なケースについて考えてみよう（Sawai 2014: 768）．ヒト iPS 細胞をある装置に入れ，ある一定期間経てば，当該細胞が人へと成長するというものである．その装置は，あくまで iPS 細胞が成長するのを補助するが，同細胞を変容させるようなことはない．つまり，ヒト iPS 細胞それ自体が人へと成長するのである．ここで，四倍体胚補完法は，ヒト iPS 細胞を人へと変容させるだけの積極的な要因であり，そうであるとすればヒト iPS 細胞は受動的な潜在性しか持たないと反論する者もいるだろう．しかし，当該技術は，ヒト iPS 細胞が本来持つ能力の発露を手助けしているに過ぎない．つまり，ヒト iPS 細胞（やヒト ES 細胞）は，四倍体胚で補完されれば（すなわち，適切な環境にあれば），人へと成長するため，能動的潜在性を持つのである（Testa et al. 2007; Denker 2009; Devolder 2009; Condic et al. 2009; Huarte and Suarez 2011; Suarez 2011; Sawai 2014; Devolder 2015）．

とは言え，中には，これまで述べてきた点——ヒト iPS 細胞は胎児，人へと成長する能動的潜在性を持つ——が仮に正しいとしても，実際にヒト iPS 細胞から人を誕生させるというようなことは起こりえないので，そのような理論上の潜在性を根拠に，当該細胞を道徳的に配慮する必要はないと反論する者もいるであろう．この反論について考える上で，プリンスト

ン大学の哲学者である Elizabeth Harman の議論を参考にしよう．Harman は，胚や胎児のような「意識を持つ前の存在」(pre-conscious beings) も道徳的地位を持つ場合があると論じる．彼女は「いつかを問わない意識の有無に関する見方」(Ever Conscious View) を唱えるが，この見方では，「いつかは問わない」とあるように，過去のある時点で意識があった，現在，意識がある，または将来のある時点で意識を持つ，このような存在は道徳的地位を持つと考えられるのである．したがって Harman は，胚も胎児も道徳的地位を持つ場合があると言う．

逆に，研究利用されることが決まっている胚，また生まれることが望まれない胎児などは，将来のある時点で意識を持つとは言えないので，道徳的地位を持たない．つまり，Harman の道徳的地位をめぐる議論では，将来のある時点で意識を持つ（パーソン［人格］になる）ことが予想される場合，「実際の将来」(actual futures) があると考えられ，その存在は道徳的地位を持つのである．それに対して，将来的に意識を持つことがない，すなわち，パーソン（人格）にならない場合，「実際の将来」を持たないと考えられ，その存在は道徳的地位を持たない (Harman 1999: 311)．

Harman の「実際の将来」に関する原則に照らせば，胎児，人へと成長する「実際の将来」を持つか否かが道徳的地位の有無を決定する基準になる (Harman 1999: 314)．つまり，将来的にパーソン（人格）になることのない胚は道徳的地位を持たない．例えば，研究胚，（生殖目的に利用しない限りにおいて）人クローン胚，ヒト iPS 細胞やヒト ES 細胞，ヒト iPS 細胞・ヒト ES 細胞を注入した四倍体胚，さらに将来的には，第 5 章で扱うヒト iPS 細胞・ヒト ES 細胞由来の配偶子（精子・卵子）を用いて作製される胚，などがそれに含まれる．

しかし日本では，将来意識を持つかどうかがヒト胚の道徳的価値を決定しているのではない．実際の将来の有無にかかわらず，いわゆる能動的潜在性を根拠に，ヒト胚を一様に人の生命の萌芽と見なす立場をとっている．そして，日本がこの立場をとる限りにおいて，余剰胚，研究胚，人クローン胚，ヒト iPS 細胞・ヒト ES 細胞を注入された四倍体胚，ヒト iPS

細胞・ヒト ES 細胞由来の配偶子で作製された胚などに,「実際の将来」はなくとも,人へと成長する能動的潜在性を持つため,人の生命の萌芽として道徳的配慮の対象となり得るのである.

内部細胞塊と栄養外胚葉の有機体としてのヒト胚を「人の生命の萌芽」として道徳的に配慮すること自体に異論はない.しかしながら,もし道徳的に重要なのが内部細胞塊と栄養外胚葉の有機体としての胚ではなく,(胎児,そして)人へと成長する内部細胞塊なのだとすれば,そして種々の胚が一様に道徳的配慮の対象となるのであれば,ヒト iPS 細胞も研究胚や人クローン胚などと同様に(「実際の将来」はないが,潜在的に人になる可能性を持つ存在として)道徳的に配慮するというのが一貫した態度であろう.つまり,日本の立場として,ヒト iPS 細胞は「人の生命の萌芽」と見なすのが妥当であり,当該細胞は道徳的価値を持つと言えるのである(図2).

以上の点を改めて確認しておくと,ヒト iPS 細胞がある適切な環境にあれば(すなわち,四倍体胚補完法を用いれば),人へと成長する能動的潜在性を持つ可能性があることを確認した.むろん,ヒト iPS 細胞は研究胚や人クローン胚と同様,生殖利用されることは(おそらく)なく,「実際の将来」

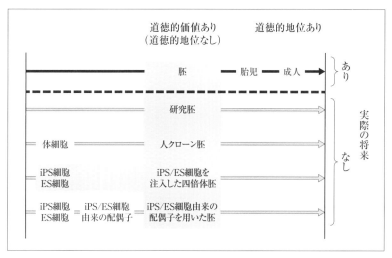

図2　ヒト iPS 細胞の道徳的位置づけ

を持たないと考えられる．しかしながら，日本の立場として，人へと成長する能動的潜在性を持つヒト胚は，「実際の将来」を持たない場合であったとしても，等しく道徳的配慮の対象となる．そして，この立場をとる場合，ヒト iPS 細胞を「人の生命の萌芽」として位置づける（すなわち，当該細胞は道徳的価値を持つと考える）のが論理的に一貫した主張であると言えるであろう．

中には，日本におけるヒト胚の取扱いに関する基本的な考え方を支持し，ヒト ES 細胞よりヒト iPS 細胞を利用する方が「倫理的問題」が少ないと主張する者もいるであろう．しかし，これまでの議論を踏まえれば，そのような主張は正しくないことが分かる．なぜなら，ヒト iPS 細胞もヒト胚と同様に「人の生命の萌芽」であり，ヒト胚と同等の道徳的価値を持つからである．このようなヒト iPS 細胞の道徳的位置づけからは，ヒト iPS 細胞研究に対して，次のような含意が導かれる．

1．ヒト iPS 細胞の作製・利用を原則として認めない．
2．ヒト iPS 細胞を作製・利用する場合には，それを正当化するだけの十分な理由が必要である．

したがって今後も，潜在性を根拠に，ヒト胚を「人の生命の萌芽」として道徳的に位置づけ続けるのであれば，ヒト iPS 細胞の取扱いをヒト胚のそれと一貫させる規制の整備が必要となる．具体的には，ヒト iPS 細胞に特化した，あるいはヒト ES 細胞を含めたヒト多能性幹細胞の作製および利用に関する指針の作成が求められるであろう．

＊　　　　　＊　　　　　＊

本章では，ヒト iPS 細胞が道徳的価値を持つのかどうかという観点から，検討を重ねてきた．ここでは再度，本章の議論を振り返り，ヒト iPS 細胞（さらに，ヒト胚）の道徳的位置づけについて提案を行いたい．

まず，ヒト ES 細胞研究においてヒト ES 細胞（研究胚から作製されるヒト ES 細胞や人クローン胚から作製された SCNT-ヒト ES 細胞を含む）は，ヒト胚に由来し，かつ多能性の細胞であるために，道徳的に配慮すべき対象と見

なされていた．一方，それ自体で個体発生につながらないという理由により，当該細胞はヒト胚と区別されていたのである．そのような中で，本章において注目したのは，四倍体胚補完法という技術である．当該技術を用いれば，100％ヒトES細胞由来の人が生まれる可能性があるのである．そのため，（人へと成長する）潜在性を根拠にヒト胚を道徳的配慮の対象と位置づけるのであれば，ヒトES細胞も同様の仕方で配慮する必要があるであろう．

　以上の点は，ヒトiPS細胞の道徳的位置づけを検討する際にも同様に当てはまる．本章で検討したのは，四倍体胚補完法を用いて，ヒトiPS細胞それ自体が人へと成長する場合，当該細胞を，ヒト胚と同様に人の生命の萌芽（道徳的価値を持つ）と見なしてよいのかどうかという問題である．先述の通り，ヒトES細胞の場合は，既に（由来と能力を根拠に）道徳的に配慮されているが，ヒトiPS細胞の場合は，四倍体胚補完法を用いる場合を検討するかしないかで，その細胞に対する配慮の仕方が大きく変わるのであった．

　結論のみを述べると，日本のヒト胚の道徳的地位に関する立場と一貫性をとるのであれば，ヒトiPS細胞も「人の生命の萌芽」（すなわち，道徳的価値を持つ）と見なすのが妥当であると言える．そしてその場合，ヒトiPS細胞に関する規制を設け，ヒト胚と同様にヒトiPS細胞の作製および利用についても原則として認めず，当該細胞の作製・利用に際してはそれを正当化する理由を要求すべきであろう．ヒトiPS細胞の道徳的位置づけ，およびヒトiPS細胞研究に対するこのような含意は，これまでの日本のiPS細胞研究政策に大きな変更を迫るものである．また，ヒトiPS細胞研究はヒトES細胞研究が抱えていた倫理的問題を解決したと考えてきた者にとって，到底受け容れられない帰結かもしれない．

　このような帰結を回避し，従来通りヒトiPS細胞研究を進めていくのであれば，ヒト胚の道徳的位置づけを見直す必要があるであろう．つまり，最終報告書で示された「『人の尊厳』を踏まえたヒト受精胚尊重の原則」を再考する必要がある．既に確認した通り，ヒトiPS細胞が研究胚，人ク

ローン胚，ヒト iPS 細胞・ヒト ES 細胞由来の配偶子で作製された胚などと同じ能動的潜在性を持つことは否定できない．したがって，例えば，「実際の将来」を持つ胚のみを「人の生命の萌芽」（道徳的価値を持つ）と見なし，その他の胚をヒト iPS 細胞と同等，かつ一律に取り扱うというのが一つの提案である．つまり，「実際の将来」を持たないヒト胚は道徳的価値を持たないため，ヒト iPS 細胞を用いた研究のように比較的自由にヒト胚を研究に利用できるよう，規制緩和を進める必要がある[9]．

---

9) もっとも，ヒト胚やヒト iPS 細胞などが道徳的価値を持たないとしても，それらは全て，ヒト試料として研究倫理上の配慮の対象となる．

第3章

人−動物キメラ胚の作製・利用に伴う倫理的問題の検討

2013年,「動物の体内でヒト臓器,容認」という見出しの記事が朝日新聞（6月19日朝刊）の1面に踊った（朝日新聞 2013）. 同記事では,ヒトiPS細胞を動物の胚に入れて行われる研究（以下,「人-動物キメラ胚研究」と表記. 日本では「動物性集合胚研究」と呼ばれる）と医学応用の可能性が次のように説明されている.

> 人間と動物の両方の細胞を持った「動物性集合胚」を作る研究. 例えば,膵臓ができないようにしたブタの受精卵を,胚に育て,人間のiPS細胞を入れて動物性集合胚を作る. これをブタの子宮に戻すと,人間の膵臓を持つ子ブタが生まれる可能性がある. ブタの臓器は人間とほぼ同じサイズで,人間の移植用臓器になりうる.

移植に用いる人の臓器を作製する研究を行うために,人-動物キメラ胚研究（当面は,動物の胚にヒトiPS細胞を注入すること）を容認したという報道であった. 同記事では,「生命倫理・安全に課題」という見出しとともに,当該研究に伴う問題も次のように指摘されている.

> 人間と動物の両方の細胞を持った新たな動物を生み出すことにつながり,双方の境界をあいまいにさせるなど,人間の尊厳に関わる問題もはらむ.

> 人間の尊厳を冒さない歯止めが必要とし,霊長類を用いた研究や,人間の脳神経,生殖細胞などを作る研究は,一定の制限が必要とした. ……（中略）……動物の体内で胚からうまく臓器まで育つかどうかは未知数のうえ,未知のウイルスに感染する可能性など,安全面の課題も多い.

人-動物キメラ胚研究の興隆は,近年のゲノム編集などの遺伝子操作,ヒトiPS細胞など多能性幹細胞を用いた研究,「胚盤胞補完法」(blastocyst complementation) などの技術的な発展に拠るところが大きい（それぞれの技術がいかに当該研究にとって重要な役割を果たしているのかについては次節で述べる）. 今後,人-動物キメラ胚研究が順調に進捗すれば,朝日新聞の記事にもあるように動物個体内で作製された人の臓器を移植したり,それ以外にも人の臓器を持つ動物個体を用いて病態解明,毒性検査,創薬などの

研究を行ったりできるかもしれない（Rashid et al. 2014; Nagashima and Matsunari 2016: 422; Feng et al. 2015）．

しかし当該研究に対しては，期待ばかりではなく，前述の新聞記事で指摘されていたように，例えば，人間と動物の境界をあいまいにする，人間の尊厳を侵す，未知のウイルスに感染する，など安全面や倫理面の懸念も表明されているのである．本章は，この人－動物キメラ胚の作製と利用に伴う問題――しばしば iPS 細胞研究の代表的な倫理的問題として取り上げられる――に焦点を当て，議論を進めていく．

本論に入る前に，「人－動物キメラ胚」とは何かについて簡単に説明しておこう．『岩波 生物学辞典 第 5 版』において「キメラ」（chimaera, chimera）は次のように説明されている．

> 二つ以上の異なった遺伝子型の細胞，あるいは異なった種の細胞から作られた 1 個の生物個体．また，二つ以上の異なる分子（別種由来や異なるサブタイプなどの蛋白質，DNA など）を組み合わせた分子．キメラとはギリシア神話に出てくるライオンの頭，ヤギの胴，ヘビの尾をもった怪物のことである．モザイクという語も同じ場合を指すのに使われるが，モザイク個体では親は 1 対であるが，キメラは親が 2 対以上あった場合をいう点で両者は区別される（巌佐ら 2013: 300）

ギリシャ神話でライオンの頭，ヤギの胴，蛇の尾を持ち，口から火を吐く怪物として描かれていることはあまりにも有名であり，これがいわゆる「キメラ」の一般的なイメージと言ってよいであろう．しかし生物学で広く用いられているキメラとは，「二つ以上の異なった遺伝子型の細胞，あるいは異なった種の細胞から作られた 1 個の生物個体」のことを言う．本章で取り上げる「人－動物キメラ胚」とは，人の細胞を動物の胚に注入した結果，人と動物という異種間の細胞が組み合わさった胚のことである．ドナーが人，レシピエントが人以外の動物であるため，通常，ドナーを左側，レシピエントを右側に配して表記される[1]．以下，あえて断らない限

1） キメラの分類，および表記に関しては，神里（2011）に詳しい．

り，胚段階でのキメラを「人-動物キメラ胚」，個体段階でのキメラを「人-動物キメラ」と呼ぶことにする．つまり，この表記法では，動物がブタの場合，人-ブタキメラ胚，人-ブタキメラ，さらに動物が羊の場合，人-羊キメラ胚，人-羊キメラとなる．

　これまでのところ，人-動物キメラ胚研究は，人とマウス，人とブタ，人と羊（という異種間）で行われている (James et al. 2006; Gafni et al. 2013; Takashima et al. 2014; Theunissen et al. 2014; Wu et al. 2015; Theunissen et al. 2016; Masaki et al. 2015; Mascetti and Pedersen 2016; Wu et al. 2017)[2]．2016 年，*MIT Technology Review* というテクノロジー関連の専門誌が，米国カリフォルニア州やミネソタ州などの研究者に対してインタビュー調査を行い，人とブタ，人と羊の間でキメラ胚研究――人-動物キメラ胚を作製後，子宮に戻し，胎仔まで発生――が行われていることを明らかにしたが (Regalado 2016)，実際に研究成果が公表されたのは 2017 年に入ってからである (Wu et al. 2017)．こうした研究は，アメリカを中心に着実に進展しつつあり，イギリスを含むヨーロッパ諸国やドイツ，韓国やイスラエルなども追随している[3]．

　人-動物キメラ胚研究に関しては，各国で様々な問題が議論され，同時に規制の整備が進められてきた．例えば，2015 年 9 月にはアメリカの NIH が，人-動物キメラ胚研究の動向を正確に把握し，それに伴う倫理的問題や動物の福祉の問題について検討することを緊急課題とした．そして，当該研究（具体的には，動物の初期胚にヒト多能性細胞を導入する研究）

2）人の細胞を用いない同種間のキメラ胚研究としては，マウスとマウス (Kobayashi et al. 2010; Usui et al. 2012; Masaki et al. 2015)，サルとサル (Tachibana et al. 2012)，ブタとブタ (West et al. 2011)，また異種間のキメラ胚研究としては，マウスとラット (Kobayashi et al. 2010; Masaki et al. 2015)，サルとマウス (Fang et al. 2014; Masaki et al. 2015) で行われている．

3）2015 年 9 月 25 日，特定胚等研究専門委員会の下に設置された「動物性集合胚の取扱いに関する作業部会」（文部科学省，科学技術・学術審議会，生命倫理・安全部会）において，中内啓光と長嶋比呂志がヒアリングに招聘されている．その際，長嶋が「ブタ胚盤胞補完によるヒト臓器作製研究の海外動向」という資料を用いて，アメリカの Regenevida 社（リコンビネティクス社傘下）の取り組みやドイツ・ハノーバー大学医学部が中心となっている REBIRTH プロジェクト，また韓国・ソウル大学のコンソーシアム構想に言及している（文部科学省 2015b: 17）．

に対する連邦政府の助成金を一時停止する判断を下したのである（NIH 2015）．その後，2016年8月には助成金の一時停止を解除する考えを示し（NIH 2016），2017年の早い段階で「幹細胞研究に関する指針」（NIH 2009）を改正するとしている．

　またイギリスでは，2011年に医科学アカデミーが，「ヒト組織を含む動物」（Animals containing human material: 以下 ACHM）を用いた研究の進め方に対する勧告をまとめた（AMS 2011）．具体的には，ACHM 研究を，従来の動物実験の枠組みで進めてもよい研究（カテゴリー1），現行の規制や新たに設置する政府外公共機関による審査や助言を受けて進めてよい研究（カテゴリー2），現段階では認可すべきではない研究（カテゴリー3），の三つに分類している．これを基にイギリスの内閣府は，2016年1月，ACHM 研究に関する規制を整備するに至っている（U.K. Home Office 2016）．

　アメリカやイギリスに対して日本は，2001年に「特定胚の取扱いに関する指針」を制定して以降，移植用臓器の作製を目的に，動物の胚にヒト細胞を導入することを認めてきた．しかし，「動物性集合胚」（先述の通り，以下では，「人－動物キメラ胚」で統一表記する）を動物の子宮に移植することは認めていない．2010年7月に，日本では中内啓光らの研究グループが初めて人－動物キメラ胚に関する研究計画の届出を行い，承認されたが，これを契機に人－動物キメラ胚研究の研究目的の拡大，および当該胚の子宮への移植の是非が議論されることとなった．その後，2013年8月には内閣府の生命倫理専門調査会が「動物性集合胚を用いた研究の取り扱いについて」をまとめ（内閣府 2013; Mizuno et al. 2015），現在は文部科学省の特定胚等研究専門委員会が，指針改正を視野に議論を行っている．

　本章の主たる目的は，iPS 細胞研究の倫理的問題としてしばしば議論の俎上に載せられる人－動物キメラ胚研究に焦点を当て，当該研究をめぐる倫理議論を整理した上で，今後，日本が当該研究をいかに進めていけばよいかを示唆することにある．具体的には，以下の流れで議論を進める．まず，人－動物キメラ胚研究の技術的背景を描く（「3.1」），その後，人－動物キメラ胚研究をめぐる倫理議論を俯瞰する（「3.2」）．それを踏まえ，今

後の日本における人-動物キメラ胚研究のあり方について論じることにしたい（「3.3」）．

3.1 人-動物キメラ胚研究の技術的背景

ここでは，人-動物キメラ胚研究の技術的背景を確認しておきたい．当該研究のプロセスは下記の通りである（Matsunari et al. 2013; Rashid et al. 2014; 中内・正木 2014; 小林 2015）（図4）．

1. 遺伝子編集を行うことによって標的臓器（例えば，膵臓）を欠損するような動物（例えば，ブタ）の胚盤胞を作製する．
2. その胚盤胞に，ヒト多能性幹細胞（ヒトiPS細胞など）を注入し，人-動物キメラ胚を作製する．
3. 人-動物キメラ胚を動物の子宮に移植する．
4. ヒト多能性幹細胞に由来する臓器を持つ人-動物キメラを作製する．

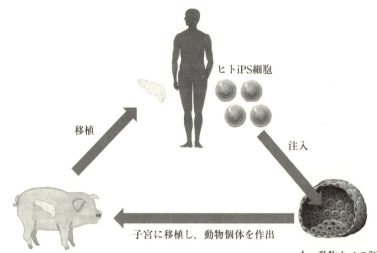

図4　人-動物キメラ胚研究

冒頭で述べたように，近年の遺伝子編集技術の発展に伴い，標的臓器を欠損するように遺伝子を操作することが可能になった（Feng et al. 2015; Rashid et al. 2014; Yang et al. 2015; Camporesi and Cavaliere 2016: 579-580; Belmonte 2016）．例えば，膵臓の場合には，膵臓の形成を抑制する機能を果たすPdx-Hes1遺伝子を導入することにより，膵臓欠損ブタを作製したり（Matsunari et al. 2013; Nagashima and Matsunari 2016），ゲノム編集技術（例えば，CRISPR/Cas9）を用いて膵臓形成に寄与するPdx1遺伝子を切り取ったりすることができるようになっている（Belmonte 2016: 34）．

胚盤胞補完法とは，この遺伝子操作の結果として生じる臓器欠損の空間（「臓器のニッチ」［organ niche］と呼ばれる）を利用する技術である．したがって，動物の胚盤胞にヒトiPS細胞などの多能性幹細胞を注入すれば，同細胞が本来形成されるはずであった臓器欠損の空間を補完しながら発生する．臓器欠損の空間を補完することができるのは，ヒトiPS細胞などの多能性幹細胞が「胚の発生に沿って全身の細胞に分化できるキメラ形成能をもつ」からである（小林 2015: 40）．

つまり，動物個体内で人の臓器を形成するためには，動物の胚盤胞に注入される細胞が，発生に伴い全身の細胞に分化する能力，すなわち，キメラ形成能を持っていなければならない．先述の2013年の朝日新聞で報道された人－動物キメラ胚研究とは，遺伝子改変されたブタの胚盤胞にヒトiPS細胞を注入し，同細胞がキメラ形成能を持つかどうかを検証するというものであった（ちなみに，人－マウスキメラ胚研究はそれ以前［2009年］から行われていた［中内・正木 2014: 50-51]）．

以上の三つの技術——遺伝子編集・遺伝子改変，多能性幹細胞研究，胚盤胞補完法——により，動物個体内で人の臓器を作製することが理論的には可能になるのである．

2000年初頭から，ヒト多能性幹細胞の多能性を検証する研究として，動物の胚にヒトES細胞を注入することが行われてきた（DeWitt 2002: 255）．人－動物キメラ胚研究においては，新型の多能性幹細胞，すなわちナイーブ型のヒトiPS細胞（「リセット細胞」と呼ばれる）を作製するための

評価系としてその必要性が説かれてきた (James et al. 2006; Gafni et al. 2013; Takashima et al. 2014). ナイーブ型の多能性幹細胞とは, 内部細胞塊の特徴を持ち, 三胚葉 (内胚葉, 中胚葉, 外胚葉) 系統に分化する能力, およびキメラ形成能や生殖細胞分化能がある. 同じく, 三胚葉系統への分化能を持つものの, キメラ形成能は無く, 生殖細胞分化能が低いものをプライム型の iPS 細胞という. マウス ES 細胞やマウス iPS 細胞はナイーブ型の多能性を持つのに対して, ヒト ES 細胞やヒト iPS 細胞はプライム型の多能性しか持たないとされる[4].

ともあれ, このキメラ形成能により, ヒト多能性幹細胞は標的臓器にとどまらず, その他の臓器にも寄与し, 動物のヒト化 (例えば, 脳などの神経系, 精子・卵子などの生殖系, さらには身体的特徴を備える) という問題を引き起こすことになる[5]. このヒト多能性幹細胞が目的としない臓器に分化してしまうという問題に関して, 2016 年 11 月, 東京大学／スタンフォード大学・中内啓光の研究グループが, エピブラスト幹細胞 (Epiblast stem cells: EpiSCs), またさらに分化の進んだ内胚葉系前駆細胞を動物の胚に注入にすることによって, 標的臓器以外への分化を回避できるかもしれないと報告した (Masaki et al. 2016; 東京大学・AMED・JST 2016).

エピブラスト幹細胞とは, 着床後の胚から作製される多能性幹細胞のことで, ES 細胞や iPS 細胞と類似の能力を持つと考えられている. 中内ら

---

4) 京都大学 iPS 細胞研究所・高島康弘らは, ヒト ES 細胞やヒト iPS 細胞など多能性幹細胞をプライム型からナイーブ型へ初期化する研究を進めている (Takashima et al, 2014; JST 2014). Takashima ら (2014) は, 高島がイギリス・ケンブリッジ大で行った研究成果である.

5) 「キメラ」は, 個体の段階でキメラ化するものと胚の段階でキメラ化するものの二つに大別される. 前者の個体の段階におけるキメラ化とは, 「異種移植」のように特定の組織や臓器が移植されて生じる「部分キメラ」であり, 後者の胚の段階におけるキメラ化は, 体全体にそれぞれの動物の細胞が入り混じって生じる「全身性キメラ」のことを言う. 前者に関しては, 例えば, ブタや牛の心臓弁が人への (異種) 移植に利用されており, 既にドナーが動物, レシピエントが人の動物－人キメラ (部分キメラ) が存在している. 後者に関しては, ヒト多能性幹細胞を動物の胚に移植して作製される人－動物キメラは全身性キメラであり, 早くは 2000 年初頭からヒト ES 細胞の多能性を検証するために人－動物キメラ胚研究が行われている.

の研究は，通常，動物の胚に移植した後に多能性幹細胞が細胞死（アポトーシス）するという現象に介入するもので，アポトーシス阻害因子を強制発現させることにより，エピブラスト幹細胞，およびさらに発生段階の進んだ内胚葉系前駆細胞もキメラ形成されることを示している．また，エピブラスト幹細胞から分化が進んだ内胚葉系前駆細胞を利用した場合には，目的とする内胚葉系の臓器以外に寄与しない形で人の臓器を作製することができたという．本成果により，今後，ヒト多能性幹細胞，または（ヒト多能性幹細胞の発生が進んだ）前駆細胞を用いることによって，標的臓器以外に分化しない臓器を作製できるのではないかと言われている（東京大学・AMED・JST 2016）．

現在，人－動物キメラ胚研究によって作製することが切望されている臓器には，膵臓以外にも，腎臓，心臓，腎臓，肝臓などがある．現実的に社会に受け入れられるかは別にしても，精子や卵子の作製を期待する者もいるであろう（動物性集合胚の取扱いに関する作業部会において明治大学・長嶋比呂志が，その可能性を指摘している［文部科学省 2015b: 24-25]）[6]．臓器に関しては，2010 年に中内らの研究グループがラット-マウスキメラ胚を利用した膵臓作製を報告しており（Kobayashi et al. 2010），それ以降，膵臓作製に関する知見が蓄積されている（Matsunari et al. 2013; Nagashima and Mitsunari 2016; Yamaguchi et al. 2017）．

また，レシピエントになる動物の種類も，ブタに限らず，羊，人以外の

---

[6]　長嶋の発言を以下に引用しておく．

生殖細胞への分化を抑制するという方向を我々は今考えていると申しましたが，逆に，動物の体の中でヒトの生殖細胞ができれば，それによって解決する問題も非常に多いわけですから，その生殖細胞の部分を積極的に取り上げて，例えば，ヒトの iPS 由来の卵子を作る，精子を作るというような，そういう方策として動物性集合胚を利用するというような，そういうことはあってもいいじゃないかと，私個人的には思います
（文部科学省 2015b: 24-25）

長嶋の発言は，人－動物キメラ内で人の配偶子（精子や卵子）を作製することを正当化する十分な理由があれば，それを認めることもあり得るということを示している．

霊長類，馬，犬など様々である．ただし，ホスト動物の種類に関して，ブタは，生体構造，生理機能，臓器サイズ，さらに細胞周期が人と類似しており，人への移植用臓器を作製する上で魅力的なホスト動物と考えられている（Rashid et al. 2014; Wu and Belmonte 2015: 518）．また Rodolphe Bourret らは，Wu と Belmonte（2015）が指摘する点の他にも，既に異種移植において人へのブタ細胞の投与に関する知見があることを理由にホスト動物としてのブタを評価している（Bourret et al. 2016）．

3.2 人−動物キメラ胚の作製・利用に伴う倫理的問題

海外では，2003 年に人−動物キメラ研究の是非をめぐる倫理議論が始まった．議論の火付け役となったのは，*American Journal of Bioethics*（以下，AJOB）誌に掲載された，Jason Scott Robert と Françoise Baylis による「種の境界線を越えること」（"Crossing Species Boundaries"）という論文である（Robert and Baylis 2003）．Robert と Baylis らの論文は，「ターゲット論文」（Target Article; 出版前にコメンタリー論文［Open Peer Commentaries］の対象となり，内容に関心のある批評者によって批評され，場合によっては著者がそれらの批評に応答する）として，大きな反響を呼んだ．

結果的に，哲学，法学，神学，生物学，人類学などの研究者 25 名が同論文に対してコメンタリー論文を寄せ，Robert と Baylis がそれらに対して応答を行った（編集者 1 名の総括も掲載されている）．同号に所収されたターゲット論文・コメンタリー論文・応答論文は計 28 本にも上り，これまでに人−動物キメラ研究をめぐって行われた倫理議論の中で，（量・質ともに）最も大きいものの一つであると言える．2003 年の特集後，AJOB 誌では，2007 年，2012 年，さらに 2014 年にも人−動物キメラに関する特集が組まれている．その意味で，現在まで，人−動物キメラをめぐる倫理議論は AJOB 誌を中心に発展してきたと言っても過言ではない．

ここ数年の iPS 細胞を用いた人−動物キメラ胚研究の倫理議論の傾向としては，人間の尊厳に関する問題（Palacios-González 2015a; Shaw et al. 2015: 973-

974)，人以外の霊長類の研究利用に関する問題（Shaw et al. 2014; Palacios-González 2016; Dondorp et al. 2016），動物（の特に，脳，生殖細胞系，容姿）のヒト化に関する問題（Shaw et al. 2014; Palacios-González 2015b; Shaw et al. 2015; Palacios-González 2016; Dondorp et al. 2016; Bourret et al. 2016），動物の福祉に関する問題（Shaw et al. 2015: 973）が論点として上がっている．中でも，人−動物キメラ胚研究では，臓器形成の過程で，注入された多能性幹細胞が様々な臓器に寄与することが技術的課題として指摘されており，この問題は動物のヒト化に関する倫理的懸念を引き起こしている（Shaw et al. 2015: 972; Bourret et al. 2016）．

従来，動物のヒト化に関する議論において，人のような脳を持つ，言い換えれば，人間並みの認知能力を持つ可能性のある人−動物キメラの作製が主たる検討課題であったが，近年，人のような容姿，また人の精子・卵子を持つキメラ個体の作製に関する倫理的問題にも注目が集まっている．こうした近年の傾向は，César Palacios-González が述べるように，iPS 細胞を用いた人−動物キメラ胚研究が進展したことにより，人のような容姿や人の精子・卵子を持つキメラ動物を作製する可能性が生じたためであると言える（Palacios-González 2015b: 182）．

上記の点を踏まえ，本章では人−動物キメラ胚研究めぐる論点を六つ——自然さ，道徳的混乱，人間の尊厳，道徳的地位，動物のヒト化，動物倫理・研究倫理——に分類し，そこでいかなる倫理議論が展開されているのかを順を追って論じることにしたい．ただ，前もって確認しておかなければならないのは，人−動物キメラ胚研究の倫理的問題が議論される際，概して動物の研究利用それ自体の倫理的是非は棚上げされるという点である．つまり，論者の多くは，動物の研究利用はある程度許容されるという前提の基に，人−動物キメラ胚研究の倫理的是非を論じていると言える．

3.2.1 自然さをめぐる問題

人と動物が混ざることに反対する際，しばしば持ち出されるのは，「自然さ」（naturalness）をめぐる問題である．要は，キメラ研究は自然ではな

いので，道徳的に不正であるとする議論である．このような議論に対して，例えば，Mark Greene らが，「自然さと不自然さの間の重要な違いを指摘することができるかどうかが問題である．だが，研究が"不自然である"と規定することは，研究の倫理性に関して何も言っていない」と批判している（Greene et al. 2005: 385）．また Bernard Rollin も，自然ではないと反対する際の理由こそが重要であると指摘している（Rollin 2003; 他にも，Greely 2003; Rollin 2007; Shaw et al. 2015: 973）．

　これまでにも，例えば，同性愛は自然ではないという議論が展開されたことがあったが，その議論は哲学的に多くの問題を含んでいることが明らかになっている．と言うのも，何かが自然ではないと主張される時，Greene たちも述べるように，何が自然で，何が不自然なのかは必ずしも明らかではないし，何かが自然ではないという事実をもって，それが道徳的に不正であるという結論を導くことはできないからである．さらに，自然ではないから道徳的に不正であるという主張には膨大な数の反例がある（Hope 2004: 69 ＝ホープ 2011: 88-89）．このように，単に自然ではないと断じるだけの議論は説得力を欠いたものであると言わざるを得ない．

　それでは，人－動物キメラ胚研究の場合はどうであろうか．実際に個別議論を確認すれば分かるように，ある論者が人－動物キメラが自然ではないから不正であると主張する際，その理由にも言及することが多い．以下では，人－動物キメラ作製は自然ではないという議論に言及する論者に注目し，そうした論者の提示する理由が説得的であるかどうかを検討することにしたい．

　Robert と Baylis（2003）は，人－動物キメラ研究のような形で種の境界を越えることに対して，多くの人が批判的であると言う．それは，多くの人が種の境界は明瞭であると考えているからである．Robert と Baylis は具体的にいくつかの例を挙げている．

　一つは，「神を演じる」(playing God) という批判である（D. McGee 2003; Sontak 2003; Cobbe 2007; Nuyen 2010）．神（God）を信じる人にとって，この世界は「全て神によって創られたもの」(all His creations) であると考えられて

いる．それゆえ，人が神に代わって新たな創造物を生み出すことは，「神を演じる」ことになるという．したがって，人－動物キメラのようなこれまで地球上に存在しなかった生物を作製することは，「神を演じる」ために許容されないのである（Robert and Baylis 2003: 7; Sontak 2003）．しかし，Robert と Baylis も述べるように，キリスト教の解釈は一様ではなく，一概に人－動物キメラを作製することが「神を演じる」と言うことにはならない（Robert and Baylis 2003: 7; D. McGee 2003）．

　他には，抵抗感のように直観に訴える批判がある．人－動物キメラ胚研究によって生み出される人－動物キメラが人の特徴を持つことに対して，しばしば感情的な反論がなされる（例えば，G. McGee 2003; Cheshire 2007; AMS 2011; Shaw et al. 2015: 972）．具体的には，Leon Kass のいう「嫌悪感」(repugnance)（Kass 1997）や「ヤック・ファクター」(yuck factor）などがそれにあたる（Streiffer 2003; Nuyen 2010; Youngner 2014a; Mills 2014）．つまり，人－動物キメラの作製には抵抗感を感じるため，不正だということになる（Robert and Baylis 2003: 7）．

　さらには，イギリスの文化人類学者である Mary Douglas が『汚穢と禁忌』で指摘するように，越えてはならない境界線としてのタブーによる批判も考えられる（Douglas 1966 ＝ ダグラス 2009）．この場合，人－動物キメラを作製することはタブーであり，ゆえに不正だということになる（Robert and Baylis 2003: 7-8）．

　Robert と Baylis によれば，いずれの見方も，ある人にとっては説得的であるかもしれないが，全ての人からコンセンサスが得られるわけではなく，「種の境界を越えること」に対する十分な反論にはなりえないと言う（Robert and Baylis 2003: 9）．ちなみに Robert と Baylis は，こうした議論を確認した上で，「道徳的混乱」(moral confusion) をめぐる議論を展開する（詳細は「3.2.2」を参照）．

　Phillip Karpowicz とその同僚は，人－動物キメラ研究への反論として，4つの論点――すなわち，「道徳的タブー」(moral taboo)，「不自然さ」(unnaturalness)，「種のインテグリティ（高潔性）」(species integrity)，「人間の尊厳」

(human dignity）――を検討する（Karpowicz et al. 2004, 2005).　Karpowicz らの「道徳的タブー」と「人間の尊厳」の議論は後述するため（ちなみに彼らは，人‐動物キメラ研究に（部分的に）反対する際，「人間の尊厳」を擁護する），以下では不自然さ，種のインテグリティの議論を取り上げることにしたい．

　まずは，Karpowicz らの不自然さに関する議論を見ていこう（Karpowicz et al. 2004: 332-333, 2005: 113-115).　Karppowicz たちは，アリストテレスの目的論的な自然観，すなわち，全ての生きとし生けるものは，内的な目的（本性）を有しているという点に注目する．この目的論的な考え方を支持する者にとって，人であれ，人以外の動物であれ，それらのうちに目的があるわけであるから，その目的を損なわないようにすることが道徳的に善いということになる．しかし一方で，目的の達成を妨げたり，本性の繁栄の達成を妨げたりする介入は許容されない．したがって，人と動物のキメラを作製した結果，レシピエントとなる動物の内的な目的の実現を妨げるような場合，それは自然ではなく，道徳的に不正ということになるのである（Karpowicz et al. 2004: 332).

　また，Karpowicz たちのいう「種のインテグリティ（高潔性）」は自然さをめぐる議論に一つの根拠を提示するように思われる（Karpowicz et al. 2004: 333, 2005: 115-118).　彼らは，種のインテグリティが，生物学的な分類プロセスで生じた規定ではなく，現在共有されている種に関する分類上の区分を保存するための道徳的な規定であると考える．その意味で，種のインテグリティを擁護する者にとって種の境界は，「実在し」(real),「客観的」(objective) なのである（Karpowicz et al. 2004: 333, 2005: 116).　したがって，そのような種の境界を越えることは道徳的に許容されないということになる．

　以上見てきたように，人‐動物キメラ研究は「自然ではない」という類の反論は，いくつかの理由を基に擁護されてきた．しかし，各主張における自然・不自然の価値観を共有しない者にとって，それぞれの議論で提示される理由は必ずしも自明ではない．また，何らかの理由により人‐動物キメラ胚研究は自然ではないと主張する場合であっても，その根拠となる理由が妥当であるかどうかについては議論の余地が残る．もっとも，それ

らが妥当である可能性は残されているものの，Robert Streiffer が述べるように，人－動物キメラ胚研究に対して，自然さを根拠に全ての人が納得するような形で反対するのは困難であると言えるであろう（Streiffer 2014）．

3.2.2 道徳的混乱をめぐる問題

人－動物キメラに伴う倫理的問題として，「道徳的混乱」（moral confusion）をめぐる問題が広く周知されるきっかけとなったのは，Robert と Baylis による論文である（Robert and Baylis 2003）．彼らは，科学者や哲学者が，種を正確に定義できず，また種のアイデンティティや境界を定めることもできないことを指摘する．そして，彼らにとってはそれが，種のアイデンティティは不変であるという考えを疑う根拠になるのである．

しかし一方で，「一般に種の境界の不変性と考えられているもの」（the putative fixity of putative species boudaries）が社会一般の意識に埋め込まれていることを確認し，この「種の境界の不変性」こそが人間という種のインテグリティや人間のゲノム（遺伝情報）を保護，保存すべき義務があることを示しているのだと述べる．つまり，キメラ研究（やハイブリッド研究）によって，部分的に人で部分的に動物であるような新種を生み出す行為は，社会秩序に対して脅威となる．これが多くの人にとって，人と動物の境界を越えることに反対するだけの十分な理由になるというのである（Robert and Baylis 2003: 10）．

ちなみに，Karpowicz たちは「道徳的タブー」についてを論じているが（Karpowicz et al. 2004: 333, 2005: 110-113），彼らは Robert と Baylis による道徳的混乱の議論を，道徳的タブーの議論の一解釈であると見なしている．Karpowicz らの主張とは，多くの人が人－動物キメラの作製に対して嫌悪感を抱くのは，ある行為が文化的にタブーとして禁じられているからだというものである．したがって，そのタブーを冒すことは，その文化に身を置く人たちや社会に対して否定的な影響を与えることになるのだという（Karpowicz et al. 2005: 117）．

ともあれ，RobertとBaylis（2003）の意図は，人と動物のキメラ（やハイブリッド）の作製について賛否を問うことにあるのではなく，そのような新たな存在を生み出すこと——種を越えること——に反論する場合，「道徳的混乱」という視点に依拠するのが最も妥当であることを示すことにあった．

RobertとBaylisの道徳的混乱をめぐる議論に対して早い段階で批判を行った論者の一人がHilary Bokである（Bok 2003）．「混乱の何が問題なのか」（"What's Wrong with Confusion?"）と題するコメンタリー論文の中でBokは，三つの問いを立て，彼らの議論の妥当性を検討する．

一つ目は，実際のところ，どのような人－動物キメラが混乱を引き起こすのかという問いである（Bok 2003: 25）．Bokの議論を補足しながら説明すると，現在，心臓の弁が何らかの原因で機能しなくなった心臓弁膜症の患者に，牛やブタの組織など生体材料を用いた生体弁が移植されることがある．この場合，生体弁を移植された患者の体内には異なる種（人と牛，または人とブタ）の細胞，組織が共存することになるため，このような移植を受けた人も「キメラ」の一種であると言える（正確には，ドナーが牛やブタ，レシピエントが人であるため，牛－人キメラ，ブタ－人キメラということになるであろう）．

しかし，たとえブタの心臓弁を移植された人がブタ－人キメラであったとしても，多くの人はそのような人を「人」であると見なすであろう．そうであれば，人－動物キメラ研究において深刻な道徳的混乱を引き起こすのは，キメラ一般というよりはむしろ，限定的な事例，すなわち人以外の動物の胚に人の神経細胞を大量に注入することによって生み出される人－動物キメラであるということになる（Bok 2003: 26）．またBokは言及していないが，人のような容姿や人の配偶子を持つキメラもそのような事例に加えてもよいであろう．

二つ目は，キメラ全般（上記の生体弁を移植された人も含む）によって混乱が引き起こされる場合，そうしたキメラを生み出すことは誰にとって好ましくないのかという問いである（同上）．RobertとBaylisはこの点に言及

していない（そのためBokもさらに突っ込んで議論しない）が，一つ考えられるのは，キメラの道徳的地位に関するもので，キメラがパーソン（人格）と見なすだけの条件（例えば，成人と同程度の認知能力）を備えているにもかかわらず，われわれと同等に扱われないような場合である．このような事態に直面して，中には人並みの認知能力を持つキメラの作製は混乱を引き起こすとして反対する者がいるかもしれないと言う．

　他にも，混乱を引き起こすこと それ自体が不正であると考える者がいるかもしれない．だが通常，人－動物キメラは混乱を引き起こそうとして生み出されるものではない．科学者は価値のある目的を達成するためにそうしたキメラを生み出し，それにより結果的に混乱が生じるのである．これがキメラを作製すべきではない理由になるのだろうか，とBokは問う．彼女自身はキメラが混乱を引き起こすことはないと考えている．人－動物キメラはもしかすると人と動物の明確な区別を曖昧にし，その結果，人と動物のどちらの分類にも属さない存在の扱い方に対して容易に答えが出せないかもしれない．しかし，そのような事態に陥れば，人と動物の道徳的地位に関するわれわれの見方が不適切であることが明るみに出て，それにいかに対処すべきかを考える契機になると（楽観的に）述べるのである．

　Bokが挙げる一つ目と二つ目の問いは，人と動物の道徳的地位に関する見方が現状のままで許容可能である場合に限って有効なものであるが，三つ目として，はたしてそれでよいのか——人と動物の道徳的地位に関する見方は現状のままで許容可能なのか——と問う（同上）．Bokは紙幅の関係上，この問いに答えようとしないが，二つの問題提起を行っている．一つは，ある種の一員であるというだけで道徳的地位が異なるというのは自明ではないという点，もう一つは，もしある種の一員であるということが道徳的地位を規定しないのだとすれば，キメラをどのような点でいかに取り扱えばよいかがはっきりするので，人－動物キメラは混乱を引き起こす可能性が低くなると言う．そして，もしキメラが混乱を引き起こすのであれば，人と動物の道徳的地位に関するわれわれの見方が現状のままでは不適切なのであり，（人－動物キメラの作製による）混乱はキメラを作製すべき

ではないという理由にはならないと述べる．

Bok の指摘は，人-動物キメラ研究に反対する理由として，道徳的混乱という視点が妥当なのかどうかを考える上で示唆的である．以下に，改めて Bok の議論の論点だけを抜き出しておく．

1. 道徳的に許容されないキメラ研究はあるにしても，キメラ一般が必ずしも道徳的に許容されないというわけではない．
2. 混乱は望ましくない状態であったとしても，混乱一般が必ずしも道徳的に許容されないわけではない．
3. 人がホモ・サピエンスという種に属しているという理由だけで，人が道徳的地位を持ち，動物が道徳的地位を持たないとすることには議論の余地がある．

Bok が提起した三つ目の点は，「種差別」(speciesism) をめぐる批判と関係する．種差別とは，1973 年，イギリスの心理学者であり動物愛護活動家の Richard D. Ryder が造語したものであり，そこで採用されている論理は「性差別」(sexism) や「人種差別」(racism) と同じである．つまり，性別や人種の違いによって差別するのと同様に，種の違いによって人以外の動物を差別することは妥当でないという考え方が根底にある．ちなみに，種差別という言葉は，1975 年に出版された Peter Singer の著書，*Animal Liberation*（邦訳は『動物の解放』）を契機に広く知られることになる（Singer 1975 = シンガー 2011)[7]．

種差別がなぜ正しくないのかについて，最もまとまった議論を提出した論者の一人に James Rachels がいるが (Rachels 1990)，早くは Jeremy Bentham が，彼の主著である『道徳と立法の諸原理序説』において「種差別」の問題性を説いている．以下の引用文は，Singer が *Practical Ethics*（邦訳は『実践の倫理』）の中で引用する Bentham の主張である（Singer 1993: 56-57 = シン

---

[7] 同書は，1973 年に The New York Review of Books に掲載された，Stanley Godlovitch, Roslind Godlovitch, John Harris が編集した *Animals, Men and Morals*（『動物・人・道徳』）に掲載された書評に基づく（Singer 2009 = シンガー 2015）．

ガー 1999: 69; Singer 2011: 49-50).

 人間の圧制により,他の動物にこれまで決して与えられてこなかった権利を,他の動物が獲得する日がいつか来るかもしれない.皮膚が黒いということは,ある人間が何の補償もなしに気まぐれに苦しめられてもよい理由にはならないことに,フランスの人々はもう気がついている.脚の数や皮膚が軟毛で覆われていることや,また仙骨の末尾（尾）のあることが,感覚をそなえた存在を同様の目にあわせてよいことの理由としては同じように不十分であることに,いつの日か気づくであろう.越え難い一線を引くものが何か他にあるだろうか.思考の能力やひょっとしたら話す能力であろうか.しかし,一人前になった馬や犬はいずれも生後1日や1週間の赤子と比べれば,また1ヶ月の赤子と比べてさえも,比較にならぬほどはるかに理性的であり,またはるかに意思の疎通のできる動物なのである.しかし,仮に馬や犬がそうでないとしたところで,そのことが境界線を引くのに役立つだろうか.問題は,馬や犬が理性的に考えられるかということでもなければ,話すことができるということでもなく,馬や犬が苦痛を感じることができるかということなのである（Bentham 1823: 311; Singer 1993: 56-57 ＝ シンガー 1999: 69; 日本語訳はシンガー ［1999: 69］ を参考に,適宜,訳を変えている）

 Bentham に依拠しながら Singer は,「もし,ある存在が苦痛を感じるのであれば,その苦痛を考慮に入れようとしないのは道徳的に正当化されない」と言う（Singer 1993: 56-57 ＝ シンガー 1999: 70; Singer 2011: 50).そして,「痛みや苦しみは悪であり,人種や性や種に関わりなく,苦しんでいるものがあればそれが起こらないようにするか,少なくなるようにするべき」（Singer 1993: 57; シンガー 1999: 74-75; Singer 2011: 50）と述べる.もっとも Singer 自身が指摘するように,単に種差別であるというだけで,人－動物キメラ胚研究を批判することはできない.彼が動物や人－動物キメラも道徳的に配慮すべきだと考えるのは,そのような存在が人と同じように苦痛を感じることができるからなのである.

 Robert と Baylis の主張とはこうであった.人と動物の間の境界は明瞭であるが,人－動物キメラを作製してしまうと,両種間の境界があいまいに

なり，道徳的混乱が生じる．RobertとBaylisがこうした主張を展開する時，確かに，動物に比べて人が優位であることが含意されているのかもしれない．つまり，Singerの批判を踏まえれば，人の利益を動物の利益より優先させていると言えるのである．したがって，そうした人間中心主義的な発想（それが十分に自覚されずに前提とされていること）は種差別だと批判されることになるであろう．

以上を踏まえれば，道徳的混乱は社会や文化と密接に連関していると考えられるため，まずは人－動物キメラ胚研究によって生じるかもしれない混乱をあらかじめ把握する必要があるであろう．実際に，人－動物キメラが作製されたとしても道徳的混乱は生じないかもしれないからである（Streiffer 2014）．その上で，生じる混乱が許容できるのかできないのか，許容できるのであればどの程度許容できるのか，許容できないのであれば，なぜ許容できないのかを検討することが求められると言える．

3.2.3 人間の尊厳をめぐる問題

従来，多くの論者が，「人間の尊厳」(human dignity) の観点から人－動物キメラ研究の是非を論じてきた．その中でも，人間の尊厳という論点を初めて示したのは，RobertとBaylis (2003) に対するコメンタリー論文を寄稿したJosephine JohnstonとChristopher Eliot, Linda Glenn, そしてDavid Resnikであった (Johnston and Eliot 2003; Glenn 2003; Resnik 2003)．それ以降も，人－動物キメラ（胚）研究と人間の尊厳の関係性は継続的に議論されてきた (Streiffer 2005; Ravelingien et al. 2006; Robert 2006; Baylis and Fenton 2007; DeGrazia 2007; Hyun et al. 2007; Ballard 2008; Cooley 2008; de Melo-Martin 2008; Loike and Tendler 2008; Fiester and Düwell 2009; Cobbe and Wilson 2011; Jones 2010; Mackeller and Jones 2012; Degeling 2013; Ikeda 2014; Streiffer 2014; Youngner 2014a; Palacios-González 2015a; Cabrera Trujillo and Engel-Glatter 2015; Hermerén 2015; Shaw et al. 2015: 973-974)．

これまでの人間の尊厳をめぐる議論の特徴としては，初期の段階においてKarpowiczらが，人間の尊厳を擁護しようと試み (Karpowicz et al. 2004,

2005），後に続く論者が Karpowicz らの議論を参照軸としてすることで議論が深まってきたと言える．現時点の議論の到達点は Palacios-González（2015a）であり，彼は，Karpowicz ら（2004, 2005）を中心に，人間の尊厳をめぐる代表的な議論（Johnston and Eliot 2003; de Melo-Martin 2008; Mackeller and Jones 2012）の問題点を指摘した上で，それらが全て説得的でないと主張する．

　従来の議論でしばしば問題になってきたのは，人間の尊厳という概念がいったい何を意味するのかという点である．と言うのも，人間の尊厳をいかに理解するかで，人－動物キメラ（胚）研究に対する態度が決定されるためである．中には人間の尊厳を無自覚に用いる論者もいるが，2003 年に Johnston と Eliot が人間の尊厳の定義の必要性を説いたり（Johnston and Eliot 2003），同年に Ruth Macklin の論稿（「尊厳は無用の概念である」["Dignity is a useless concept"]）が出されたりして以降（Macklin 2003），人間の尊厳に言及する論者の中では，同概念を定義せず曖昧に用いてはならないという問題意識が共有されているように思われる．以下では主に Karpowicz たちや Palacios-González の議論を中心に，人間の尊厳の観点から，人－動物キメラ胚研究の倫理的是非がいかに論じられているのかを確認することにしたい．

　まず Karpowicz たちの議論であるが，彼らは「人間の尊厳」を，「論拠がしっかりした価値基準であり，将来の科学研究政策を特徴づける可能性がある理路整然とした論理である」と高く評価する（Karpowicz et al. 2004: 334）．彼らの議論において，人間の尊厳は以下のように定義される（Karpowicz et al. 2004: 333）．

1．人であるという理由で（bacause one is human），価値がある，または尊重されることを示す
2．尊重に値する「機能的かつ創発的な心理的能力」（functional and emergent psychological capacities）を現在有している，将来有するであろう，または有していたことがあるという認識に立脚している

　まず，定義 1 において，人は「人であるという理由で」，価値がある，

また尊重に値すると考えられていることが表明される．しかし，この定義1に関して，翌年の論稿でKarpowiczらは，人がホモ・サピエンスという種に属すからといって尊厳を持つわけではないとして棄却している(Karpowicz et al. 2005: 121)．したがって，彼らにとっての人間の尊厳を考える上では，定義2——すなわち，人が尊重に値するのは，現在，過去，未来において「心理的能力」を有するからである——が重要になる（未来，過去という時間軸を入れる点は，第2章で言及したElizabeth Harmanの潜在性議論に類似している）．

　Karpowiczらはまた，「人は意識（consciousness）と責任感（a sense of responsibility）を持つため，道徳的選択を行う能力があり，自身の行為に責任を負うことができる」という点を確認する．そして，このような人の特質がわれわれ人に人間性というものがあることを教えてくれ，そうした人間性を尊重し，支持する理由を想起させるのだという(Karpowicz et al. 2004: 333)．Karporiczらは道徳的地位の議論を展開するわけではないが，彼らにとって人は，心理的能力（具体的には，道徳的選択を行う，また自身の行為に責任を持つという能力）を持つために他の動物とは明確に区別されるのである．確かに，動物もそれ自体で尊厳を有しているかもしれないが，人の尊厳と同等ではない．なぜなら，動物は人が持つ心理的能力を持たないからである（同上）．

　Karpowiczたちの議論に対しては種差別であると批判する者がいるかもしれないが，その批判は必ずしも正しくない．と言うのも，Karporiczら（2005）で指摘されるように，ホモ・サピエンスという種が人間の尊厳を規定すると考えているわけではないし，また人が"人"の尊厳を持つのは，今のところ人以外に心理的能力を持つ存在がいないからである．したがって，「人である」ことは人が尊厳を持つための必要条件というわけではなく（当然，十分条件でもない），人が尊厳を持つかどうかはあくまでも能力に依存するのである．ちなみにKarpowiczたちは，2004年の時点で心理的能力が尊厳を規定すると主張しているが，2005年には，尊厳を規定する能力に関して明確な合意がないとしている(Karpowicz 2005: 121-122)．

しかし，ここで問題になるのは，尊厳を規定する能力が心理的能力であろうが，別の何かであろうが，先天的に不可逆的に脳機能を喪失している人のような場合，現在，過去，未来のどの時点においても尊厳を規定する能力を持たないということが起こり得るという点である．つまり，Kapowiczたちの能力に基づく尊厳の理解では，全ての人が「人間の尊厳」を持つわけではないということになる．逆に，尊厳を規定する能力を持たない人まで「人間の尊厳」を持つと主張してしまうと，彼らの主張は種差別として批判せざるをえなくなるのである（Palacios-González 2015a: 492）．

上記の人間の尊厳に関する理解を踏まえ，Karpowiczたちがいかに人－動物キメラ研究の是非を論じるのかを確認したい．彼らは，二つの仮想的なキメラ研究（いずれも現在，実際に行われている研究である）を例示する（Karpowicz et al. 2004: 334）．一つは，動物の血液系の大部分の細胞が人の細胞から成るキメラを作製する研究，もう一つは，動物の脳の大部分が人の細胞から成るキメラを作製する研究である．Karpowiczたちは，前者の研究によって人－動物キメラに人の血液が流れていたとしても，それによってそのキメラが尊厳を規定する能力を持つことにはならない（人間の尊厳を持たない）と考える．一方，後者の研究は，動物の脳に人の細胞が存在することによって，そのキメラの認知機能に変化が生じるかもしれない．もし人－動物キメラが創発的な「意思決定能力」(mental capacities) を持つことになれば，そのキメラを用いた研究がパーソン（人格）を用いた研究と本質的には同じになる．それゆえ，Karpowiczらは，後者の研究が道徳的に不正であると考えるのである．

Robert Streifferは，Karpowiczたちに対して，「いくらかの人の細胞といくらかの人以外の細胞を持つ存在と対峙する時，その存在が人から構成されているかどうか，それゆえ人かどうかをいかに決定するのか」と問いかける（Streiffer 2005: 357）[8]．しかしながらStreifferの問いかけは正鵠を射て

---

8) ちなみにStreifferは，人－動物キメラ胚研究によって，作製されるキメラ動物の認知能力が向上し，道徳的地位を持つことは「一見したところ良い」(*prima facie* good) と主張する（Streffer 2005: 348）．

いない．なぜなら，（好意的に解釈すれば）Karpowiczたちが「人であるという理由で」（定義 1）と述べるのは，現時点で人以外に尊厳を規定する心理的能力を持つ存在がいないからである．したがって，問うべきは人－動物キメラが持つ能力に関してである．つまり，人－動物キメラが人並みの心理的能力を持つかどうかをいかに決定するのか，と問うべきであろう．

　Karpowiczたちにとって，人－動物キメラ研究の中でも倫理的に許容できる研究とそうでない研究の違いはひとまず明白である．倫理的に許容できない研究とは，動物がヒト化してしまう研究，特に動物が「人間の尊厳」を規定する心理的能力を獲得してしまうかもしれない研究である．他方，人－動物キメラが人のような容姿（例えば，人の指，鼻，耳，肌，髪）を持っていたとしても，それによって人間の尊厳が損なわれることはない．したがって，尊厳を規定する心理的能力を与えるおそれのある人－動物キメラ（胚）研究であっても，生み出される存在が人の能力を持たないような「予防措置」を講じておけば，研究に反対する理由はないであろう (Karpowicz et al. 2004: 334)．

　ちなみに彼らは，注入する細胞の数，ホスト動物の種，注入される細胞の種類に関する制限を提案している．将来的に，分化制御技術を向上させるなどして，脳に人の細胞が寄与しないように対処することができれば，Karpowiczたちの抱く懸念を解消することは可能である．

　Karpowiczたちの議論を一通り確認したところで，続いてPalacios-Gonzálezの議論に移りたい（ここでは特に，Karpowiczらに対するPalacios-Gonzálezの応答に焦点を当てる）．Palacios-Gonzálezは，既に確認したKarpowiczたちの主張——人が「人間の尊厳」を持つのは，ホモ・サピエンスという種に属すからではなく，現在，過去，未来のある時点で心理的能力を持つからである——が人－動物キメラの作製に反対する議論として妥当なのかを検討する (Palacios-González 2015a: 493)．彼の考えでは，もしわれわれが人と動物の能力が組み合わさった人－動物キメラを作製する時，それは尊厳を冒しているわけではなく，むしろ尊厳を持つ存在を生み出しているということになる．例えば，人並みの意思決定能力を持つに十分なヒト神経幹細胞をブタ

の胚に移植すれば，尊厳を持つ人－動物キメラを作製することができるかもしれない．つまり，キメラ化する以前のブタの胚には，冒されるような尊厳はないのである．したがって，尊厳を規定する能力（例えば，心理的能力）を持つ人－動物キメラを生み出したとしても，尊厳を冒すことにならないと主張する．

　Palacios-González は，上記のような事例において誰の尊厳も冒されていないと考えるが，実際にそのような人－動物キメラを生み出すべきだと主張しているわけではない．また，実際に尊厳を規定する能力を持つ人－動物キメラを作製する場合は，他の倫理的問題，具体的には動物の福祉を考慮に入れなければならないと言う（Palacios-González 2015a: 493）．なぜなら，そのような人－動物キメラに対して深刻な身体的危害を加えることになり得るからである（同上）．

　Karpowicz たちは，尊厳を規定する能力ないし機能を動物に移行すれば，"人" の尊厳が冒されると考え，倫理的に許容できる人－動物キメラ研究とそうでない研究の違いを示した．この点に関して Palacios-González は，科学者が先天的な無脳症児にヒト幹細胞を移植するというケース（思考実験）も同様に尊厳を損なうことになるのかと問うことによって，Karpowicz たちの主張を批判する．このケースでは，研究対象者，すなわち，心理的能力ないしは意思決定能力を持ちえない先天的な無脳症児は，移植の結果，通常の人の意思決定能力を獲得することができるというものである（さもなくばその能力を獲得することはできない）．

　Palacios-González にとって，不可逆的に脳に障害を持って生まれた子どもに能力を付与することが尊厳を損なうことにならないのは明らかである．もしある能力 A を欠如している存在 X にその能力を付与することが許容されるのであれば，同じ状況にある存在 Y にその能力を付与することも許容される．つまり，Karpowicz たちが，人が尊重に値するのは，ホモ・サピエンスという種に属すからではなく，現在，過去，未来のある時点で心理的能力を持つからだと主張するのであれば，動物に心理的能力を付与する可能性のある研究を行うことも許容されるはずだというのが

Palacios-Gonzálezの見解である．もしそうでなければ，Karpowiczたちの議論は種差別であることを示しているのである[9]．

KarpowiczたちとPalacios-Gonzálezの議論からは，人－動物キメラ胚研究の倫理的是非を論じる際に，例えば，人間の尊厳とは何を意味するのか，またどのような場合に人間の尊厳が冒されるのかが十分説得的に論じられていないことが明らかになる．したがって，もし人間の尊厳をめぐる議論が，人－動物キメラ胚研究の是非を論じる上で重要になるのであれば，上記の点を自覚する必要があるであろう．

3.2.4 道徳的地位をめぐる問題

従来，人－動物キメラの倫理的問題として，哲学・倫理学において最も

9） Palacios-Gonzálezの主張は，以下に引用するように，『動物の解放』におけるSingerの主張と類似している．

> 正常な成人は，ある種の状況においては，同じ状況におかれた動物の場合よりも大きな苦しみを感じるような精神的能力をもっている．たとえば，もし私たちが正常な成人を被験者として極度の苦痛や死をもたらす実験を行うことを決めて，その目的で無作為に公園から誘拐したとするならば，公園に入る大人はみんな誘拐されるという恐怖をおぼえるようになるだろう．……中略……もちろんこのことをもって，動物を実験台に使うことが正当化されるわけではない．これは，どうしても実験をする必要性があるとするならば，正常な成人を使うよりは動物を使う方がよいという理由——これは種差別主義的な理由ではない——があることを意味するにすぎない．しかしこのような論法を用いるならば，私たちは成人を使うよりも，人間の乳児——おそらく孤児であろう——や重度の知的障害者を使う方が好ましいという理由が与えられるということを心にとどめておくべきであろう．乳児や知的障害者も，自分の身にふりかかることを予想できないからである．このようなタイプの議論をする限り，ヒト以外の動物と乳児や知的障害者は，同じカテゴリーに入れられる．そしてもし私たちがヒト以外の動物に対する実験を正当化するためにこのような議論を用いるならば，私たちは人間の乳児や知的障害のある成人を実験に使うのを許す覚悟ができているかどうかを，自らに問うてみなければならない．そしてもし私たちが動物とこれらの人間のあいだに明確に区別を設けるならば，私たちの種の成員に対するあからさまな——道徳的に正当化できない——えこひいき以外に，いったいどんな根拠があるというのだろうか？（Singer 2009: 15-16 ＝シンガー 2015: 38）

活発に議論されてきた論点の一つが，人－動物キメラの道徳的地位をめぐる問題であった．2002年以降，動物の胚などにヒト細胞（ヒト多能性幹細胞やその他の幹細胞）を移植する研究が登場し始めるが，人のような特徴および人並みの能力（"human-like character"や"human-like capacity"）に高めることの是非をめぐって度々論争が繰り広げられるようになる（例えば，Savulescu 2003; Siegel 2003; DiSilvestro 2004; Streiffer 2005, 2010; DeGrazia 2007; Greely 2007; Lavieri 2007; Sagoff 2007; Savulescu 2011; Harvey and Salter 2012; Degeling et al. 2013; Cabrera Trujillo and Engel-Glatter 2015）．

動物の胚や胎仔にヒトiPS細胞やヒトES細胞を注入した場合，人の細胞が動物の脳細胞に寄与し，例えば，動物の認知能力が高まるかもしれない．その場合，成人と同程度の認知能力を持つ動物を道徳的に配慮すべきかどうかが問題になるのである．そして，これまでのところ，もし作製された人－動物キメラが人と同程度の認知能力を持つならば，そのキメラをこれまで通り「動物」として扱ってよいことにはならないというのが多くの論者の共通認識であると言える．

以下では，人－動物キメラの道徳的地位をめぐる議論として，Monika Piotrowskaの主張とそれに対する批評を検討する．Piotrowska（2014）はAJOB誌のターゲット論文に選定され，ヒトES細胞を移植されたマウスの道徳的地位をめぐる議論を展開した．Piotrowskaは同論文の冒頭で，Mark Sagoffが「人の神経を持つマウス」（human neuron mouse）をめぐる議論の中で投げかけた問いに答えることを目的に設定する（Piotrowska 2014: 4; Sagoff 2007: 51-52）[10]．

マウスの胎仔に，イルカES細胞とヒトES細胞をそれぞれ注入し，マウスの脳

---

10) 2007年，Henry Greelyと彼の同僚は，スタンフォード大学の研究者がマウスの胎仔に人の脳幹細胞を注入することにより，人－マウスキメラ――彼らはKarpowiczらに従い，「人間の尊厳」に関連する人並みの能力を持つキメラマウスを「人の神経を持つマウス」（human neuron mouse）と呼ぶ――を作製する計画があったことを明らかにした（Greely et al. 2007）．Sagoffはこの Greely らの論稿に対してコメンタリー論文を寄稿している．

に寄与させることによって，人のような特徴を持つマウスを生み出す．イルカES細胞を注入したマウスとヒトES細胞を注入したマウスの扱いに違いはあるのか．

　Piotrowska（2014）は，このケースで生み出されるイルカ-マウスキメラと人-マウスキメラの道徳的地位，ないしは道徳的分類を論じる際，二つのアプローチの仕方があると言う．一つは，「人間中心主義的なアプローチ」（anthropocentric approach），すなわち，作製されるキメラマウスが系統的にホモ・サピエンスに関係するかどうかを判断基準にするというもの，もう一つは，「能力に基づくアプローチ」（capacity-based approach），すなわち，生み出されるキメラマウスが道徳的に重要な能力を持っているかどうかを判断基準にするというものである．Piotrowskaは，前者の人間中心主義的なアプローチを批判する．それは，既に見てきたように（「3.2.2」を参照），人間中心主義的なアプローチを基に，ヒトES細胞を注入された人-マウスキメラを道徳的配慮の対象とすることは種差別に他ならないからである（Piotrowska 2014: 5-8）．

　次に，ある存在の道徳的地位を判断する際に，基準となるかもしれない道徳的に重要な能力として，「意思決定能力」（mental capacity）を例示する（Piotrowska 2014: 8-9）．しかし，イルカES細胞を注入されたマウスとヒトES細胞を注入されたマウスは同じ行動をしているため，マウスがその能力を持っているかどうかを判断するのは極めて困難である．結局，Piotrowskaは，生み出されるキメラが有する（と思われる）道徳的に重要な能力を評価することが困難な場合，移植される細胞の由来が重要であると判断する．そして，由来を重視することにより，マウスES細胞ではなく，ヒトES細胞が移植されたマウスを道徳的に配慮しなければならないという結論を導く（Piotrowska 2014: 10）．

　Piotrowska（2014）に対しては，8本のコメンタリー論文が寄せられた．中でも，従来の人-動物キメラの道徳的地位に関する議論とも対応する論点として，David DeGraziaとSarah Chanの批判を挙げることができる．ま

ず DeGrazia は，そもそも Piotrowska の問題設定に問題があると批判する（DeGrazia 2014）．それは動物倫理の観点から見た場合，イルカは人と同程度，またはそれ以上に，道徳的に配慮することが求められるからである．それゆえ，注入される細胞の由来が人であるかイルカであるかの違いが，道徳的に重要であると考えること自体が誤っているのだという．

次に Chan は，Piotrowska が導出した結論を「隠れた人間中心主義」（hidden anthropocentrism）であると批判する（Chan 2014）．それは，能力の観点から見れば，ヒト ES 細胞を注入されたマウスもイルカ ES 細胞を注入されたマウスも同等であるためである．そして，Piotrowska が人間中心主義的なアプローチを否定しているにもかかわらず，最終的に，移植される細胞によって異なる配慮をすることが論理的に一貫していないと指摘するのである（Chan 2014: 20）．

従来の人−動物キメラの道徳的地位をめぐる議論は，Piotrowska が描いたように人間中心主義の見方と能力に依存した見方の間で揺れ動いてきた．そして，DeGrazia や Chan の Piotrowska に対する批判は，人，動物，そして人−動物キメラの道徳的地位を論じる上で，現在われわれがどの立場を取っており，今後どの立場を取る（べき）かという問いを投げかけていると言える．

3.2.5 動物のヒト化をめぐる問題

現在，人の立体臓器の作製を目的とする人−動物キメラ胚研究に関して，動物のヒト化――標的臓器以外への分化の帰結――の問題が深刻な倫理的問題としてしばしば取り上げられる．もっとも，この問題は技術的に解決可能であると主張されることが多い（Shaw et al. 2015; Bourret et al. 2016）．例えば，人−動物キメラの認知能力や意識決定能力が向上することへの対策として，神経細胞へ分化しないように，注入されるヒト iPS 細胞を遺伝子操作する，あるいは自殺遺伝子を導入するという方法（Bourret et al. 2016; Rashid et al. 2014），または神経分化を回避するために，MIXL1 遺伝子を強制

的に発現させる方法が検討されている（Bourret et al. 2016; Kobayashi et al. 2015）．さらに，（「3.1」節で確認した）中内の研究グループが報告した，標的臓器以外の臓器に細胞が分化することを回避する研究成果——内胚葉系前駆細胞を利用することによる標的臓器のみの作製——も期待されるところである（Masaki et al. 2016）．

　ともあれ，動物のヒト化として，人−動物キメラが人の認知能力（脳），生殖能力（配偶子），容姿を持つことに対する懸念は大きい（Greely et al. 2011; AMS 2011; Palacios-González 2015b）．その中でも最も議論が積み上がっている問題は，人−動物キメラが人の認知能力を持つような場合である．これまで人間の尊厳や道徳的地位をめぐる問題を扱う中で，人−動物キメラのヒト化（認知能力の向上）が争点となることを確認してきた．そのため，ここではさらに改めて論じることはしない．

　一方，人−動物キメラが人の配偶子を持つことの問題については，従来，必ずしも十分に議論されてきたわけではない．そもそもなぜ人の配偶子を持つ人−動物キメラを生み出すことが問題であるのかが明らかになっておらず，しばしば懸念や反対が表明されるものの，その懸念および反対がどのような根拠に基づくのかが示されていないのである．既に確認したように，人の配偶子を持つ人−動物キメラを作製することに期待する研究者もいる中で，当該問題をどのように論じていけばよいのだろうか．

　この点については，Palacios-González が議論を深めている（Palacios-González 2015b）．彼の問いは，人−動物キメラ胚研究において人の配偶子を作製することに反対するだけの理由があるのか，というものである．現在の技術では，人−動物キメラ胚研究において目的とする臓器や組織を作製することが極めて難しいことを Palacios-González 自身も認識しており，あくまで理論的な可能性として議論を展開する．

　彼は，この問いに答えるために，例えば，人の配偶子（精子・卵子）が道徳的に配慮すべき対象であるのかどうかを検討したり，しばしば反対の根拠として示される道徳的直観を検討したりする．しかし，それらは人の配偶子を持つ人−動物キメラの作製に反対するだけの十分な理由にならな

いと言う．逆に，例えば人－動物キメラによって人の卵子を大量に作製することができ，結果的にそのような卵子を用いて医学研究を推進することができるのであれば，それは人の配偶子を持つ人－動物キメラを作製すべき理由になるかもしれないと述べる．この場合，人－動物キメラによる卵子提供によって女性のリスクが軽減されることも期待される（Palacios-González 2015b: 185-191）．

さらに Palacios-González は，配偶子を持つ人－動物キメラが交雑し，①キメラ個体から人が生まれること，また②妊娠するキメラ個体の健康への影響についても考察を深める（Palacios-González 2015b: 191-199）．人－動物キメラが生殖・妊娠する可能性は，以下の三つに分類される．

1. 人の配偶子を持たない人－動物キメラの生殖と妊娠
2. 人の配偶子（精子，卵子のどちらか）を持つ人－動物キメラと人の配偶子を持たない人－動物キメラの生殖と妊娠（生まれてくる個体はハイブリッド）
3. 人の配偶子を持つ人－動物キメラ同士の生殖と妊娠

Palacios-González が論じるのは，三つ目の点である．彼自身，明確な答えを用意しているわけではないが，人－動物キメラから生み出される存在をどのように位置づけるかという道徳的な問題，また人－動物キメラが妊娠した場合の安全性に関するデータが全くないという道徳的な問題を指摘する．

ただ Greely が提案するように，人の配偶子を持つ人－動物キメラが交雑し，妊娠することを防ぐ（また，万が一，妊娠した際の問題を回避する）ための対策を講じることが可能である．例えば，精子・卵子を作製する性をどちらかに限定する，繁殖できないような動物を利用する，人－動物キメラに避妊手術を施す[11]，妊娠した場合には当該動物を安楽死させる，性別ごとにゲージ・部屋を物理的に分けて管理する，などである（Greely 2011:

---

11) Bourret らも，人の生殖能力（精子・卵子）を持つことへの対策としては，人－動物キメラの避妊手術をすれば十分であるという（Bourret et al. 2016）．

684-686).

　動物のヒト化の別の問題である動物が人の容姿を持つことに関しては，従来の異種キメラ研究（ラット-マウスキメラ研究）の知見も踏まえ，ヒト細胞の寄与はわずか（1％以下）であると推定されている（Bourret et al. 2016; Rashid et al. 2014）．その上で，もし胎仔の段階で人のような容姿を持つことが判明した場合には，その人-動物キメラ胎仔は中絶する（逆に言えば，人のような容姿を持たない人-動物キメラしか誕生させない），さらに個体の段階では，生まれた人-動物キメラを安楽死させるという対策が考えられるであろう（Greely 2011: 686-688; Brourret et al. 2016）．

　先述のように，動物のヒト化を回避する技術は開発されつつある．また，特に懸念されるような脳，配偶子，容姿のヒト化については，深刻な事態を回避する方策は既に提案されている．とは言え，人の特徴（脳，配偶子，容姿）を持つ人-動物キメラの作製への反対は根強く，そうした反対は宗教的，文化的な価値観に基づくこともあると思われる．したがって，人の特徴（脳，配偶子，容姿）を持つ人-動物キメラを作製することの倫理的是非について論じ，場合によって積極的にそれを行い，いかなる理由でそれに対して反対するのかを特定する作業が必要になるであろう．

3.2.6　動物倫理・研究倫理をめぐる問題

　従来，人-動物キメラ（胚）研究の倫理的問題をめぐっては，デンマーク，スウェーデン，ドイツ，イギリス，シンガポール，欧州連合などが独自に議論を行い，報告書をまとめてきた（The Danish Council of Ethics 2007; AMS 2011; Deutscher Ethikrat 2011）．各国の，または研究機関・専門機関の勧告（recommendation）や報告書を俯瞰すると，人-動物キメラ研究を倫理的に進めていくために，特に動物倫理と研究倫理に配慮していることが見て取れる．以下では，人-動物キメラ胚研究における動物倫理や研究倫理の観点を概観することにしたい．

　Greene らは，2004 年に学際的な作業部会を設立し，動物の脳に，ヒト

神経幹細胞を移植することに伴う倫理的課題について議論を行った．そして，人‐動物キメラが人並みの認知能力を持つリスクを最小化するよう努めるべきであるという結論を導いた（Greene et al. 2005）．それとともに，人‐動物キメラ研究には特別な監視体制を整え，具体的には六つの点，①移植されるヒト細胞の割合，②神経発生，③人以外の霊長類（non-human primate: NHP）の利用[12]，④脳の大きさ，⑤統合される場所，⑥脳の病状，を観察すべきであると提案している（Greene et al. 2005: 386）．

　人‐動物キメラ胚研究において人以外の霊長類（NHP）を利用することの倫理的是非については，近年，*Medicine, Health Care and Philosophy* 誌に，David Shaw たちと Palacios-González の論争が掲載されている（Shaw et al. 2014; Palacios-González 2016; Dondorp et al. 2016）．Shaw たちは，比例性の原則（Principle of Proportionality）――手段と目的を比較考量し，目的が手段に釣り合う場合に手段が正当化されるというもの――，および補完性の原則（Principle of Subsidiarity）――それしか手段が残されていない場合に，その手段が正当化されるというもの――の基準を満たす場合には，基本的に動物の研究利用は許容されるという立場に立つ．

　つまり，彼らは，人‐動物キメラ胚研究を行う上で，人以外の霊長類（NHP）でさえ，その利用を正当化するだけの十分な理由があり，かつそれしか方法がないという場合であれば，人‐動物キメラ胚研究において人以外の霊長類を利用することも許容されると主張する．ここで注意しなければならないのは，彼らが人以外の霊長類（NHP）と言う時，大型霊長類（great apes）は除外している点である．彼らは，認知能力を根拠に，人‐動物キメラ胚研究において大型霊長類を利用することは，いかなる理由があろうと正当化できないと考えている[13]．

---

12) 本節の冒頭で確認した通り，人‐動物キメラ胚研究において，動物の研究利用はある程度認められるということが前提となっている．
13) Palacios-González は，Shaw らの議論に対する批評論文の中で，人‐動物キメラ胚研究において大型霊長類を利用することの倫理的是非を論じている．しかし，Shaw らは人以外の霊長類から大型霊長類を除外することを明言しているため，Palacios-González の批判は的を射ていない．

また Greely と彼の同僚は，人－動物キメラ研究に伴うリスクとコストを以下の五つに分けている (Greely et al. 2007a: 32-38)．①細胞のソース（［胎児由来の］ヒト神経幹細胞を用いるのであれば，その由来に配慮する），②動物の福祉（例えば，実験動物であるマウスでさえ苦痛に配慮しなければならない)[14]，③人に由来する細胞への敬意（特に，脳組織・細胞の使用に対する配慮を検討する必要がある），④他の動物種に人間性を付与することのリスク，⑤社会の抗議に関するリスク，などである．

さらに Hyun は，当該研究の進め方に関していくつかの重要な勧告を行っている (Hyun et al. 2007: 161-163)．動物の感覚（sentience）に配慮したものであること，動物の福祉に配慮すること，研究目的および研究対象の妥当性や研究に伴うリスク・ベネフィットを評価すること，研究を適切にモニタリングすること，神経系に寄与するようなキメラ研究に関しては脳神経科学研究の研究を参照すること，キメラのエンハンスメントなどに適切に対処すること，ヒト化が懸念される研究は厳しく監視すること，などである．そして Hyun は，問題にすべきは人－動物キメラの道徳的地位ではなく，動物の福祉に配慮した人－動物キメラ胚研究の進め方であると一貫した主張を行っている (Hyun 2016)．

上述の議論に見られない人－動物キメラ（胚）研究に伴う問題としては，健康や安全性のリスク（例えば，Nuyen 2008)，また実際に移植するという段階における感染症などの公衆衛生上のリスク (Shaw et al. 2015: 972; Cabrera Trujillo and Engel-Glatter 2015; Harvery and Salter 2014; Salter and Harvey 2014) などがあり，当該研究を進めていく上でこうしたリスクをいかに評価するかという問題もあるであろう．また，上述のような動物倫理，研究倫理に関する問題については，今後，国家間の協議が求められるかもしれない（例えば，Taupitz and Weschka 2009; Cabrera Trujillo and Engel-Glatter 2015)．

---

14) 動物の福祉の観点からは，例えば「救世主兄弟」(saviour sibling) のように，人命を救う（移植を必要とする人の）ために，動物の命を犠牲にする（動物から臓器を取り出し，その後，その動物を屠殺する）ことを許容できるのかという問題は残る．

3.2.7 人－動物キメラ胚研究をめぐる倫理的問題の特徴

　人－動物キメラ胚研究に伴う倫理議論の多くは，欧米の哲学・倫理学を中心に発展してきたと言える．そしてそこに当該研究に伴う倫理的問題の特徴の一つを指摘することができるであろう．具体的にはこれまでの議論においても随所に垣間見られた点ではあるが，動物に対する道徳的配慮，また動物の福祉に対する関心の高まりである．2003 年，Robert と Baylis が人－動物キメラ胚研究の倫理的問題について，（現在もしばしば提起される）重要ないくつかの論点を提示したが，その際，人以外の動物に対する人の優位性，また人と人以外の動物（特に，感覚を持つ動物）の「差異」が自明視されていた．

　近年の議論においても，十分な根拠が示されないまま，人間中心主義的な議論，および動物の福祉を軽視した議論が展開されることがある．しかし，当初の倫理議論と比べれば，人間中心主義的な考え方を無自覚に支持する傾向は弱まり，動物の福祉に対する配慮も高まってきたと言うことができる．今後，人－動物キメラ胚研究を進める上では，上記の点を考慮することが前提となるであろう．逆に，こうした議論を軽視するのであれば，人と動物との間に道徳的に重要な違いがあることを論じたり，動物の研究利用を正当化するだけの理由を提示したりする必要がある．

　ともあれ，動物倫理や研究倫理を度外視した人－動物キメラ胚研究は考えられないが，動物（胚，胎仔を含む）の研究利用は例外なく認められないというわけではない．筆者自身，補完性の原則の観点から，すなわち，それしか手段がないという場合には，（たとえ人以外の霊長類の利用であっても）人－動物キメラ胚研究は許容可能であると考えている．しかしその場合も，（研究利用される）動物の犠牲や動物が被る苦痛を考慮するなど，動物の福祉に最大限配慮すべきであろう．

　その上で，人－動物キメラ胚研究を進めていくのであれば，社会において何が倫理的に懸念されているのかを見極め，当該研究をどの程度許容できるのかを判断する必要がある．例えば，「道徳的混乱をめぐる問題」

は，人並みの認知能力を持つ，または人の配偶子を持つ人－動物キメラを作製した場合に生じる懸念であると言えるかもしれない．そうであるとすれば，人－動物キメラ胚研究の中でも胚を作製するだけでは大きな混乱は生じないであろう．したがって，上記のような帰結を考慮するのであれば，監視体制を整え，人－動物キメラ胚の作製，およびその胚の動物胎内への移植を段階的に進めていくという実践的な取り組みも当然必要となる．

　また中には，人－動物キメラ胚研究を少しでも認めてしまうとすべり坂をすべってしまう——すなわち，いったん人－動物キメラ胚の作製，およびその胚の動物胎内への移植を認めてしまえば，遅かれ早かれ人－動物キメラを産出することも認めざるを得ない——のではないかという懸念を抱く者がいるかもしれない．そのような懸念を解消するためには，人－動物キメラを産出しないような予防措置を講じることも検討すべきであろう．つまり，人－動物キメラ胚の作製および利用を部分的にも認める方向で進めていくのであれば，道徳的混乱に限らず，自然さ，人間の尊厳も含め，倫理的懸念が研究の全体に対するものなのか，一部に対するものなのかを見極め，それに応じて適切な規制を行う必要がある．

　現在，動物のヒト化（特に，脳，配偶子，容姿などの臓器，組織への分化）については，分化を制御する方向で技術開発が進められている（Masaki ら [2016]）．しかし，将来的には，当該研究においてしばしば懸念される特徴（脳，配偶子，容姿）を持つ人－動物キメラの作製が認められることもあるかもしれない．その際も，当該研究を含め科学全般に対する一般市民の不安や反発が強まる可能性を考慮すれば，一般市民に開かれた議論が行われるまでは実施すべきではない．なぜなら，一般市民による理解が得られないばかりに，その他の研究すら行えないという事態も想定されるからである．

　また，倫理的に懸念される特徴を持つ人－動物キメラを誤って作製することがないように，監督機関は行為（いつ，どこに，何を注入するか）と帰結（どのような結果が生じると思われるか）を評価する必要がある．技術的

な制約がある中でも，どの程度のヒト iPS 細胞を動物の胚に注入するのか，どの動物種であれば研究利用することが許されるのか，さらにどの程度であればヒト iPS 細胞などが動物の細胞や組織（最悪の場合，脳細胞や生殖細胞）に分化することを許容できるのかなどを検討し，人－動物キメラ胚研究を段階的に進めるべきであろう．そうした，透明性のある審査・監視体制が不必要な社会の不安や懸念を和らげることにもつながると言える（具体的には，イギリスの医科学アカデミーがまとめたリスク分類［AMS 2011］，およびイギリスの内閣府のガイダンス［U.K. Home Office 2016］などが参考になる）．

3.3 日本における人－動物キメラ胚の作製・利用の在り方

まず，日本における人－動物キメラ胚研究の規制について確認する．

2001 年 11 月に制定されたクローン規制法において，「特定胚」[15] に分類される人クローン胚などを作製することが禁止された（2004 年の「ヒト胚の取扱いに関する基本的考え方」において，人クローン胚の作製および利用は研究目的を限定した上で容認されることになり［内閣府 2004: 12-15］，2009 年 5 月，人クローン胚研究を可能にするための関係指針の改正が行われている［文部科学省 2008, 2009a］）．その一方で，同じく特定胚に分類される人－動物キメラ胚の作製は禁止されなかった．同時期（2001 年 11 月）に総合科学技術会議が出した「諮問第 4 号『特定胚の取扱いに関する指針について』に対する答申」では，「動物体内での移植用臓器の作成研究など有用性が認められるとともに，基本的に動物である」ため，個別審査があれば，その作製・利用を禁止する必要はないとしたことが述べられている（内閣府 2001）．

その後，2001 年 12 月に告示された特定胚指針の第 15 条 2 項では，人－動物キメラ胚の作製および利用は，「ヒトに移植することが可能なヒト

---

15) クローン規制法において，特定胚は九つの種類に分類されている．それは，人クローン胚，ヒト動物交雑胚，ヒト性集合胚，ヒト性融合胚，ヒト胚分割胚，ヒト胚核移植胚，ヒト集合胚，動物性融合胚，動物性集合胚である．

の細胞からなる臓器の作成に関する基礎的研究に限る」と研究目的の範囲が限定されることになる（文部科学省 2009a: 12; 初出は 2001 年，その後，2009 年に改正）．また，同指針の第 7 条では，人－動物キメラ胚を「当分の間，人又は動物の胎内に移植してはならない」という禁止事項も併記されることになった（文部科学省 2009a: 4）．こうした目的の限定および禁止事項（下記 2 点）は，現在（2017 年 2 月現在）も保持されている．

1. 研究目的は，人に移植するための臓器作製に関する基礎研究に限る
   ※作製された人－動物キメラ胚は原始線条の出現または作成後 14 日を越えて発生させてはならない
2. 人－動物キメラ胚は動物胎内に移植してはならない

2010 年 7 月，中内啓光は，クローン規制法（第 6 条の研究届出に関する規定）に従い，文部科学大臣へ特定胚研究の研究計画に関する届出を行い，受理されている．中内らの研究目的は，ヒト iPS 細胞をマウスなどの胚に移植して人－動物キメラ胚を作製し，ヒト iPS 細胞にヒト臓器を作製するために必要なキメラ形成能があるかどうかを評価することにあった．ただし先述の通り，特定胚指針第 7 条の規定により，人－動物キメラ胚の動物胎内への移植は認められていない．

2012 年以降，生命倫理専門調査会（内閣府，総合科学技術会議）が，人－動物キメラ胚を用いた研究の取扱いの見直し，および見直しする場合の方向性について議論を重ね，2013 年 8 月，特定胚指針を見直すことが適当であるとする見解（「動物性集合胚を用いた研究の取扱いについて」）をまとめた（内閣府 2013）．具体的な論点としては，①人－動物キメラ胚の動物胎内への移植の研究上の意義，②人－動物キメラ胚の作製目的の見直し，さらに③人－動物キメラ胚の動物胎内への移植の是非，の三つである．

この見解を受けて，特定胚等研究専門委員会（文部科学省，生命倫理安全部会）の下に「動物性集合胚の取扱いに関する作業部会」が設置され，2013 年 12 月から 2016 年 1 月の間，人－動物キメラ胚の科学的観点が議論された．そこでの議論の結果まとめらた報告書，「動物性集合胚の取扱

いに係る科学的観点からの調査・検討の結果について」（文部科学省 2016a）を基に，現在，倫理的・社会的な観点から，人－動物キメラ胚研究に伴う諸問題が議論されている[16]．

　それでは，今後，日本において人－動物キメラ胚研究をどのように進めていけばよいのだろうか．「3.2」節における考察を踏まえ，当該研究の在り方を問い直し，慎重に進めていくのであれば，補完性の原則——それしか手段が残されていない場合に，その手段が正当化されるというもの——の観点から，人－動物キメラ胚の作製・利用を許容できるのかどうかを議論すべきであろう．上記の報告書，「動物性集合胚の取扱いに係る科学的観点からの調査・検討の結果について」では，人－動物キメラ胚研究には，ヒト iPS 細胞等の多能性の検証，疾患臓器を持つモデル動物を利用した創薬や病態解明，移植用臓器の作製という目的があることが確認されている（文部科学省 2016a）．それらの目的はいずれも，iPS 細胞研究の発展に寄与するものであり，こうした研究が順調に発展すれば，多くの人命が助かることが期待される．また，特に人－動物キメラ胚の動物胎内への移植という点に限れば，創薬や病態解明，移植用臓器の作製などにつながる研究段階であり，研究上の意義は大きいと言えるであろう．

　しかし，創薬，病態解明，移植用臓器の作製などの目的が，人－動物キメラ胚研究でなければ達成できないのかどうかを考えなければならない．実は，上の報告書において，上記の目的を達成するために，当該研究以外に代替法があるか，また当該研究と代替法ではどちらが優位であるかが詳細にまとめられている（文部科学省 2016a: 5-11）．そして現時点で，「動物性集合胚が優位」という記載になっている．しかし，補完性の原則の観点からは，人－動物キメラ胚研究（動物個体を研究利用すること）に代替法があ

---

[16] 通常，指針改正までの流れは次の通りである．まず生命倫理専門調査会（内閣府，総合科学技術会議）が指針改正を行う時期に来ているかどうかを議論し，その上で見解をまとめる．それを基に，文部科学省が同じ問題に関して議論を重ねて結論を導き，指針改正案を生命倫理専門調査会に提出する．それを内閣府が諮問し，文部科学大臣に最終的な答申を出す．

る以上，優位であることが必ずしも当該研究を正当化する理由にはならない．そのため，以下の議論の前提にもなるが，あくまで当該研究が許容されるのは，目的を達成するために当該研究以外の方法がない場合に限定され，動物の福祉に適う他の方法がある場合にはそちらの方法が優先的に進められるべきであると言えよう．

次いで考えるべきは，どの段階までであれば人－動物キメラ胚研究を容認できるかという点である．以下では，当該研究を，人－動物キメラ胚を作製する段階，当該胚を子宮に移植する段階，人－動物キメラを作製する段階の三つに分け，それぞれをどの程度許容できるのかを論じることにしたい．

まず，「人間の尊厳」をめぐる倫理議論を踏まえれば，人－動物キメラを生み出すことは人間の尊厳を冒すことになるという危惧を抱き，それを回避したいと考える者はいるであろう．当該研究において仮に人間の尊厳が争点になるのであれば，「3.2.3」で論じたように，人間の尊厳の内実について十分に検討する必要がある．なぜなら，人間の尊厳とは何で，どのような場合に人間の尊厳が冒されるのかに関して認識を共有していなければ，人－動物キメラ胚研究の何をどこまで認めてよいかが明らかにならないからである．

この点に関連して，例えば，人－動物キメラが人並みの認知能力（心理的能力や意思決定能力）を持つことを懸念する者もいるであろう．そのような場合には，動物のヒト化，特に脳がヒト化することに注意を払わなければならない．逆に，このような場合には，人－動物キメラ胚を作製する段階，また当該胚を子宮に移植する段階までなら許容できるであろう（もっとも，この研究を行わなければ得られないベネフィットがある場合である）．

さらに，日本社会においてある一定数の人が，人－動物キメラ胚を作製し，それによって種の境界を越えることは，自然でないと反対を表明するかもしれない．しかし既述の通り，数十年も前から，機能不全になった心臓弁をブタなど動物の心臓弁で置換する治療が行われている．その意味では，何か特別な理由で種の境界を越えることに反対するのでない限り，動

物の心臓弁を利用することは許容できて，人－動物キメラ胚研究は許容できないというは一貫しているとは言えない．

　それでは，人－動物キメラ胚の動物胎内への移植の是非についてはどうだろうか．ここで考えなければならないのは，動物の福祉の問題である．動物の福祉の観点からは，人－動物キメラ胚研究において，動物を研究利用する際の基本的な理念，すなわち3つの原則を遵守する必要があるであろう．3原則（各原則の頭文字を取り3Rsと呼ばれる）とは，1959年にWilliam RusselとRex Burchが提唱した動物の福祉に関する考え方である．

- 「Refinement」（苦痛の軽減）——必要な限度で，出来る限り苦痛を与えない方法を採用する
- 「Reduction」（削減）——実験に用いる動物の数を減らす
- 「Replacement」（置換）——動物の利用に替わる方法を採用する

　こうした原則に従い動物胎内に当該胚を移植することによって，動物が感じる苦痛をできる限り減らさなければならないであろう．

　人－動物キメラが人並みの認知能力（心理的能力，意思決定能力等々）を持つことを懸念し，分化制御の技術が不十分なままで研究を進めることに対して懸念を表明する者はいるかもしれない．人－動物キメラ胚を動物胎内へ移植するとなると，発生過程で高次の認知能力を獲得する可能性があるからである．しかし，それは注入される細胞の種類や利用される動物の種によっても結果は異なるであろう．また，必ずしも一足飛びに人－動物キメラが生み出されるわけではなく，研究は段階的に進められると思われる．以上を踏まえれば，補完性の原則に適い，かつ動物の福祉にも考慮した上で人－動物キメラ研究を進めていく時，人（ドナー）の細胞が移植される動物（レシピエント）の脳に寄与したとしても認知能力が向上しないと見込まれるのであれば，また場合によっては認知能力が向上するとしても，動物胎内への移植は許容されるであろう．

　　　　　　＊　　　　　　＊　　　　　　＊

　近年のiPS細胞研究や遺伝子操作技術の発展に伴い，人－動物キメラ胚

研究に対しては移植用に用いるヒト臓器の作製だけでなく，創薬や病態解明などにも大きな期待が寄せられている．一方で，当該研究には倫理的問題も多い．中でも，動物の研究利用や人－動物キメラ胚研究そのものに対する根本的な批判，さらに動物のヒト化，特に認知能力の向上に関連する批判は根強いと言える．もっとも，本章で扱った倫理的問題の議論を踏まえれば，人－動物キメラ胚研究に対して何を懸念するかによって，どのような研究をどの程度認めるかが明らかになる部分もある．しかし，補完性の原則の観点からは，そもそも当該研究において，それ以外に代替の手段がないということが動物（特に，感覚を持つ動物）の研究利用の前提にあるべきであり，また動物を研究利用する場合にも，動物の福祉の観点から，動物が感じる苦痛に対して最大限の配慮を行わなければならない．

　従来，日本では，移植用臓器の作製を目的に，人－動物キメラ胚を作製することが認められてきた．そして現在，人－動物キメラ胚の作製目的を拡大してよいか，また人－動物キメラ胚を動物胎内に移植してよいかどうかが議論されている．本章で扱った倫理的問題を踏まえれば，当該研究のもつ研究目的——ヒトiPS細胞の多能性の評価，創薬や病態解明，さらに移植用臓器の作製——が正当化されるかどうかは，それ以外に手段がないかどうか，またその上で，日本において倫理的問題をいかに捉えるかに依存すると思われる．つまり，人間の尊厳を根拠に，人－動物キメラ胚研究に対して懸念を表明するのであれば，人間の尊厳自体の内実を掘り下げる必要があるであろう．また，人以外の動物，また認知能力の向上した人－動物キメラをどのように道徳的に位置づけるかについてあらかじめ検討しておくべきである．

　今後，遅かれ早かれ，人－動物キメラの作製の是非についても議論されることになるであろう．その際，人の配偶子や容姿を持つ人－動物キメラを生み出すような研究も，場合によって倫理的に正当化できるかもしれない．しかしそれに対しては，社会の側からの反対も当然予想される．したがって，将来的にはそうした研究の是非も含め，人－動物キメラの作製をどの程度認めるのについても論じていく必要があるであろう．

第4章

ヒトiPS細胞由来の配偶子の作製・利用に伴う倫理的問題の検討

2011年8月5日，朝日新聞に，マウス iPS 細胞から精子を作製することに成功したという新聞報道が出た（朝日新聞 2011）[1]．その報道からしばらく経った頃（同年9月11日），読売新聞は，「生殖研究　倫理問題に直面」という見出しで，iPS 細胞から配偶子を作製することの倫理的問題を次のように報道した（読売新聞 2011）．

> そこに落ちているあなたの髪の毛，だれかが持ち去り，それをもとに iPS 細胞（新型万能細胞）を作製する．これを変化させた精子と卵子から，あなたにそっくりな赤ちゃんが知らぬ間に誕生している

　まず断っておかなければならないが，iPS 細胞から作製された精子と卵子を受精させたとしても，生まれてくる子どもはクローン人間――「あなたにそっくりな赤ちゃん」――などではない（山中 2013: 140-141; 八代 2015d: 541）．その意味で，記事内容は正確な科学的事実を踏まえたものではない．しかし，髪の毛や皮膚，さらに血液などから，配偶子（精子・卵子）が作製され，それが生殖に利用されるかもしれないというフィクションのような話は理論的に起こりうるため，iPS 細胞研究に対する倫理的懸念としてしばしば指摘される問題でもある（Cohen et al. 2017）．

　iPS 細胞の生みの親である山中伸弥自身も，ヒト iPS 細胞の作製成功を発表した1週間後，Nature 誌に対して，（本人の知らぬ間に）ヒト iPS 細胞から精子・卵子を作製できることが新たな倫理的問題であると指摘している（Cyranoski 2008: 408）．しかし別の場所では，ヒト iPS 細胞から作製された配偶子を生殖目的に利用すること――例えば，無精子症の男性が自身の iPS 細胞から精子を作製し，それを生殖目的に利用すること――は「考えていない」ときっぱり否定している（山中・緑 2012: 131）．とは言え，将来的に iPS 細胞から配偶子を作製する技術が進展した場合，同技術の生殖利用を完全に否定することはできないし，知らぬ間に自分の遺伝情報を持つ子どもが存在することも全くのフィクションであると一蹴することはでき

1）　正確には，マウス iPS 細胞から作製した始原生殖細胞を，精子を作れないマウスの精巣に移植した結果，機能的な精子が得られたというものである．

ないであろう（後述するが，この問題についてはある論者が，「意図しない親子関係」（unwitting parenthood）として論じている［Smajdor and Cutas 2014］）．

　2012年10月5日には，マウスiPS細胞から卵子の作製に成功したという新聞記事が出た．マウスiPS細胞から作製した始原生殖細胞を，将来，マウス胎仔内で卵巣になる体細胞と体外培養し，それを雌マウスの卵巣に移植する．それによって得られた未成熟卵子を体外培養することで受精可能な卵子を作製したというのである．この時は，先述の記事と異なり（先の記事は読売新聞であったが，以下に引用する記事は朝日新聞である），iPS細胞から配偶子を作製する技術の生殖利用に対して一定の期待が示されている（朝日新聞 2012）．

> 人間にそのまま応用できれば，卵巣の病気で卵子ができなくなったり，卵子の老化で妊娠が難しくなったりした女性でも，皮膚細胞などからiPS細胞を経て，新しい卵子をつくれることになる

　つまり，不妊症や遺伝病の病態解明や創薬など，あくまで「研究」がもたらす恩恵とは別に，生殖補助技術（assisted reproductive technology: ART）としての利用が示唆されているのである．もっとも，そうした期待に続けて，技術的な限界や卵子を人工的に作製することに伴う倫理的懸念にも言及しているが，同記事からは不安や懸念よりもむしろ期待を読み取ることができるであろう．しかし，ここには大きな問題が潜んでいる．と言うのも，将来的に，iPS細胞から配偶子を作製する技術の安全性がある程度確保され，当該技術が，現在，生殖補助技術として提供されているような体外受精と同程度のリスクやコストに抑えられる場合，その利用を誰に認めるべきか——もっと言えば，当該技術へのアクセスをいわゆる「不妊」患者だけに限定してもよいのかどうか——が必ずしも自明ではないからである．

　いずれにせよ，上述の懸念を見る限りにおいて，今後，iPS細胞由来の配偶子（精子・卵子）の作製および利用に伴う問題は，一筋縄では解決しそうにないように思われる．ただ一方で，iPS細胞由来の配偶子を用いる

研究は，体外で配偶子の発生過程を解明することによって，不妊や遺伝性疾患の原因究明や治療法の開発に役立つと期待されているのも事実である．そのような中で，生殖利用の場面で問題となるような倫理的懸念を，はたして研究利用の場面にも当てはめ，研究を規制してもよいのだろうか．前章（「3.2.7」）でも指摘したように，すべり坂をすべってしまう——Aという行為を認めればBという行為も認めざるをえなくなる——という懸念が生じることも予想される．しかし，適切な規制によって倫理的問題のいくつかは回避できるという立場を採用するのであれば，まずは当該研究にいかなる倫理的問題があるのかをあらかじめ把握しておき，その上で，それらがiPS細胞由来の配偶子の作製・利用をめぐる問題にいかに該当するのかを特定する作業が必要になるであろう．

以下，本論に入る前に，本章の射程と用語法を確認しておきたい．マウスES細胞から配偶子（のような細胞）の作製に成功したと報告されたのは，2003年から2004年にかけてのことであった（Geijsen et al. 2004; Toyooka et al. 2003; Hubner et al. 2003）．ちなみに，分子生物学者のGiuseppe Testaと生命倫理学者のJohn Harrisが，一時期，「ES細胞由来の配偶子」（ES cell-derived gametes）を「合成配偶子」（synthetic gametes）と呼んだが（Testa and Harris 2005），現在はその呼称が使用されることは（めったに）ない．

既述の通り，マウスiPS細胞から配偶子が作製されるようになったのは，2011年から2012年にかけてのことである．現在，iPS細胞やES細胞から作製される配偶子のことは，「人工配偶子」（artificial gametes: AG），「幹細胞に由来する配偶子（精子・卵子）」（stem cell-derived gametes: 以下SCDG），「体外で作製される配偶子」（in vitro generated gametes, in vitro derived gametes）などと呼ばれる．本章では，主にiPS細胞由来の配偶子の作製および利用に伴う倫理的問題に焦点を当てるが，特に断らない限り，ES細胞由来の配偶子も含むSCDG（すなわち，「幹細胞に由来する配偶子（精子・卵子）」）という表現を用いる．

本章の目的は，これまでSCDGの作製および利用をめぐって展開されてきた倫理議論の論点を整理し，それを批判的に考察した上で，今後の日

第4章 ヒトiPS細胞由来の配偶子の作製・利用に伴う倫理的問題の検討　141

本におけるiPS細胞由来の配偶子の作製・利用の在り方，また議論の進め方を示唆することにある．具体的には，以下の手順で議論を展開していく．まず，ヒトiPS細胞由来の配偶子作製に限定してSCDG研究の技術的背景を略述する（「4.1」）．続いて，主に英米圏において繰り広げられているSCDGの作製・利用をめぐる議論を俯瞰する（「4.2」）．最後に，そうした議論が，今後の日本におけるSCDGの作製および利用に対していかなる含意を持つのかを検討することにしたい（「4.3」）．

4.1 iPS細胞由来の配偶子作製の技術的背景

2011年以降，SCDG研究は着実に進展しており，現在，日本を中心に，アメリカ，イギリス，ドイツ，イスラエルにおいて行われている（Hayashi et al. 2011; Hayashi et al. 2012; Sato et al. 2011; Paula et al. 2011; Aflatoonian et al. 2009; Easley et al, 2012; Irie et al. 2015; Sugawa et al. 2015; Sasaki et al. 2015; Zhou et al. 2016; Hikabe et al. 2016; Ishikawa et al. 2016; Irie and Surani 2017）．ここでは，近年の研究動向として，ヒトiPS細胞由来の始原生殖細胞の作製と体外におけるマウスiPS細胞由来の卵子の作製を取り上げる．

まず，2014年末に，イギリス・ケンブリッジ大学とイスラエル・ワイツマン科学研究所の研究グループが，ヒト多能性幹細胞から（始原生殖細胞［精子や卵子の起源となる細胞］と似た遺伝子の発現を示す）始原生殖細胞様細胞を作製することに成功した（Irie et al. 2015）．翌年（2015年），京都大学大学院医学研究科・斎藤通紀の研究グループが，より効率的な方法でのヒト始原生殖細胞様細胞を誘導することに成功している（Sasaki et al. 2015; 京都大学 2015）．斎藤らは，ヒトiPS細胞を始原生殖細胞へ誘導する培養条件を調べた結果，当該細胞を（細胞間で情報を伝達する）サイトカインという因子などを用いて処理することによって，初期中胚葉様細胞に誘導し，さらにそれを別の方法で処理することによって，ヒト始原生殖細胞様細胞を効率的に誘導できることを明らかにしたのである．この研究成果は，2015年7月17日の朝日新聞でも「iPS細胞から卵子・精子の元」という

見出しで大々的に報道された (朝日新聞 2015).

　斎藤の研究グループは，上記の研究成果に先立ち，マウスを用いて ES 細胞や iPS 細胞から始原生殖細胞様細胞を作製することに成功していた．そして，その始原生殖細胞様細胞を雄マウスの精巣内に移植することによって精子を獲得するに至っている (Hayashi et al 2011; 京都大学 2011). また同様に，雌マウスの卵巣内に移植することで獲得した未成熟な卵子を，体外で成熟させることで，卵子の作製にも成功している (Hayashi et al. 2012; 京都大学 2012). さらに，林克彦の研究グループ (当時・京都大学大学院医学研究科；現・九州大学大学院医学研究科) は，上記のマウス ES 細胞やマウス iPS 細胞由来の始原生殖様細胞を作製する一連の研究において，マウス個体を生み出すことに成功したと報告している (Hayashi et al. 2011, 2012). 本章の冒頭で取り上げた二つの研究成果がそれに当たる．しかしこの方法には，卵子 (や精子) を作るために，始原生殖細胞を個体内 (卵巣ないしは精巣) に移植する必要があるという技術的な制限があったのである[2].

　このような中，2016 年 10 月 17 日，林の研究グループは Nature 誌に，マウス個体から作製した iPS 細胞を，三つの培養期間に分けて体外培養することによって，卵子を作製することに成功したと発表した．この卵子は正常に機能し，健常なマウスを誕生させることにも成功したという (Hikabe et al. 2016; 九州大学 2016). マウスの場合，受精後，約 6 日目には始原生殖細胞が作られ，さらに約 5 週間かけて卵子が作られる．その間に減数分裂の進行，卵母構造[3]の形成，卵の成熟，遺伝子刷り込みの確立など，「生物学的に重要な過程」があるという (九州大学 2016).

　従来の方法——始原生殖細胞をマウス胎仔内の将来の卵巣になる体細胞と共培養し，雌マウスの卵巣に移植することによって未成熟卵子を獲得す

---

[2] 正確には，機能的な卵子を作製するために，始原生殖細胞を胎仔卵巣組織 (将来の卵巣になる体細胞) とともに卵巣もしくは腎皮膜下に移植する (林・斎藤 2015: 26).
[3] 九州大学のプレスリリースの用語解説において，卵母構造は「通常は卵巣ないに存在する，卵子を育てる袋 (卵胞) のような構造体」と解説されている (九州大学 2016).

従来の方法

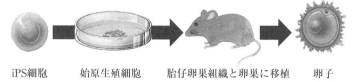

iPS細胞　　始原生殖細胞　　胎仔卵巣組織と卵巣に移植　　卵子

最新の方法

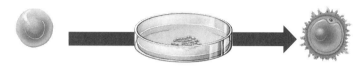

iPS細胞　　始原生殖細胞（胎仔生殖細単体胞と共培養）　　卵子

図5　配偶子の作製

るという方法——では，約5週間にもわたる始原生殖細胞から卵子への分化過程を観察することが困難であった．しかし，上記の方法により卵子の形成過程を体外で観察することができるようになったため，今後，卵子形成に関連する遺伝子機能や不妊の原因を解明できると期待されている．また新しい方法では，人に応用する際に懸念されていたレシピエントの問題——始原生殖細胞を卵巣（精巣）に移植するという段階——を回避できるため，移植に伴う免疫拒絶やがん化のリスクを取り除くことができるという（同上）（図5）．もっともこの方法には，胎仔生殖単体細胞（将来，卵巣の元になる細胞）と共培養が必要になること，そして当該細胞の入手が困難であることが問題として挙げられている．

　生命倫理専門調査会（内閣府）が，2015年9月時点での研究成果を基にまとめた報告書，「ヒトの幹細胞から作成される生殖細胞を用いるヒト胚の作成について（中間まとめ）」（2015年9月9日）では，「［始原生殖細胞様細胞は——筆者注］遺伝子の解析等によりヒト始原生殖細胞（hPGCs）によく似た特徴を持つ細胞であることが確認されるものであるが，生殖細胞（精子・卵子）ではないので，受精させ育つような次元にある細胞ではなく，受精を試みる分化のレベルの細胞でもない」という評価がいったん下

されている（内閣府 2015: 5）．したがって，SCDG 由来の配偶子を受精させることは認められていない．現在，議論は継続中であるが，上述のような SCDG 研究の飛躍的な進歩からも，SCDG の作製・利用に関する倫理議論の重要性がうかがえるであろう．

4.2 ヒト iPS 細胞由来の配偶子の作製・利用に伴う倫理的問題

2004 年，Testa と Harris が，余剰胚や研究胚由来の ES 細胞，また人クローン胚由来の SCNT-ES 細胞から作製される配偶子とその利用をめぐって倫理議論を展開した（Testa and Harris 2004）．同論稿は，2003 年から 2004 年にかけて出された SCDG に関する研究成果を踏まえて，*Science* 誌に寄稿したものである．その翌年（2005 年），彼らは議論を発展させ，*Bioethics* 誌に寄稿している（Testa and Harris 2005）．ともあれ，2004 年と 2005 年に出版された Testa と Harris の論稿が，SCDG の作製および利用をめぐる倫理議論の先駆けとなっている．

近年の動向として特筆すべきは，2014 年の *Journal of Medical Ethics*（以下 JME）誌における SCDG 特集であろう（正確には，2013 年にオンライン上で先行して出版されていた関連論文を特集号としてまとめたものである）．個別の内容については後述するが，Robert Sparrow，Heidi Mertes，Anna Smajdor／Daniela Cutas，César Palacios-González／John Harris／Giuseppe Testa，Timothy Murphy ら，これまで SCDG の作製・利用に伴う倫理的問題を論じてきた生命倫理学者による原著論文 5 本が所収されている．中でも，Sparrow の原著論文に対しては計 8 本のコメンタリー論文と著者自身による応答論文が掲載されている．

さらに最近では 2015 年 12 月に，ナフィールド財団によって設立され，先端技術の倫理的問題に取り組んでいるイギリスのシンクタンク，「ナフィールド生命倫理評議会」（The Nuffield Council on Bioethics）から，SCDG をめぐる議論を進めていくための「報告書」（Background Paper）が公開された．その後，2016 年 2 月には，同報告書を土台に SCDG の作製・利用に

伴う倫理議論が行われた．しかし，SCDG をめぐる議論は同評議会が異なるテーマで既に行ってきたもの（例えば，ゲノム編集，ミトコンドリア置換など）と重複する部分があるため，（同評議会として）必ずしも今後検討する問題として適切ではないことが述べられている (Smajdor and Cutas 2015: 4-5)．

ともあれ本節では，従来展開されてきた SCDG の作製・利用をめぐる倫理議論を六つの論点——SCDG 由来の胚の道徳的地位，遺伝的な親であること (genetic pacenthood)，安全性・リスク，SCDG の生殖利用の範囲，エンハンスメント，SCDG 研究への資源配分，——に分類し，これまでにどのような議論が行われてきたのかを確認する．その後，それぞれの論点に潜む問題点を指摘することによって，次節の議論につなげたい．

4.2.1 SCDG 由来の胚の道徳的地位をめぐる問題

SCDG 研究に対する期待の一つは，従来，入手困難であった卵子（延いては胚）を無制限に確保できるということである．SCDG 研究が，研究胚の作製に不可欠であった卵子提供を不要にするという点を評価する者は多いし (Newson and Smajdor 2005; Mertes and Pennings 2009; Mertes and Pennings 2010; Cutas and Smajdor 2015; Cohen et al. 2017)，これだけでも当該研究を進めるだけの十分な理由になると主張する者もいる (Testa and Harris 2004: 163)．また，SCDG 技術を用いることによって配偶子（精子・卵子），また胚を大量に作製することが可能になるという点に注目する者も多い (Mertes and Pennings 2010; 遠矢 2011, 2014; Bourne et al. 2012; Seigel 2013)．

一方で「大規模なヒト胚工場」(large scale of human embryo farms) が生まれるのではないかと懸念する者もいる (Newson and Smajdor 2005; Cohen et al. 2017)．今後，SCDG 研究が順調に進展すれば，研究目的に作製・利用される胚の数は増え，結果的に破壊される胚の数も増えるであろう．また，いったん生殖目的での利用が始まれば，その数はさらに増えるものと思われる．ここに，第 2 章で扱った道徳的共犯性の議論とは違い，より直接的な形で倫理的問題（ヒト胚の破壊という問題）を再燃させることにもなる．

SCDG 由来の胚の道徳的地位に関しては，早くは Zubin Master や Peter Whittaker が，胚を目的としてではなく手段として用いることの是非について問題提起を行っている（Master 2006; Whittaker 2007）。ただし，SCDG 由来の胚の道徳的地位，および研究目的に胚を作製・利用することの問題は，必ずしも SCDG 技術によって新たに引き起こされるものではなく，胚が大量に作製されることの深刻さの程度はヒト胚の道徳的地位をいかに規定するかによって決まると言える。例えば，Abby Lippman と Stuart Newman のように，SCDG から作製された精子・卵子と自然な精子・卵子を受精させた「もの」（entities）は通常の胚とは異なり，単なる「集合」（assemblages）だと考える者もいるのである（Lippman and Newson 20051: 515; Smajdor and Cutas 2015: 6）。

　胚の種類によって道徳的地位が異なると考える者は，余剰胚の破壊は道徳的に不正であるが，SCDG から作製される胚の破壊は不正ではないと主張することで，SCDG から作製された胚の道徳的地位の問題を回避しようとする。もっとも上述の Lippman と Newson は，必ずしも SCDG 由来の胚の道徳的地位が自然生殖によって生まれた胚の地位より劣っていると主張しているわけではない。しかし彼らの用いる表現は，自然生殖で生まれた者と人工生殖で生まれた者の道徳的地位は異なるという差別的な考え方，すなわち，「人為的な介入によって生まれた人は本当の人ではない」というような偏見につながりかねない。Testa と Harris が明言するように，いかなる方法で生まれようが，人は皆，同じ道徳的地位を持つのである（Tesat and Harris 2004: 1719）。

　遠矢和希は，SCDG から作製した胚の道徳的地位をめぐって，二つの問題提起を行う。一つは，通常のヒト胚と人工的に作製されたヒト胚（後者のヒト胚とは，ヒト iPS 細胞由来の精子と卵子を受精させた胚と片方がヒト iPS 細胞由来で，もう片方が提供された精子・卵子を利用して作製される胚が考えられる）の道徳的地位に違いがあるのかどうかというものである。これに関して，SCDG を利用してヒト胚を大量に作製することができるようになれば，研究利用を容易にしたり，生殖利用――体外受精や遺伝子検査――を

一般化したりする結果につながり，ヒト胚の道徳的地位を低下させることになると指摘する（遠矢 2011: 72-73）．

　もう一つは，SCDG から作製されるヒト胚の道徳的地位は，研究利用と生殖利用の目的別で異なるという立場をとり，研究目的に SCDG 由来のヒト胚を大量に利用したとする．そのような場合，SCDG を利用して生まれた人の「尊厳」が損なわれないか，という問いである（遠矢 2014: 358）．ここで遠矢が「道徳的地位」や「尊厳」などの概念を持ち出す時，道徳的地位と（人間の）尊厳の概念，および両者の関係をいかに捉えているのかは判然としない．仮に道徳的地位を持たないということが道徳的配慮の対象ではないということを意味するのであれば，たとえ研究目的に SCDG 由来のヒト胚を大量に作製・利用したとしても，当該胚には道徳的地位がない，または道徳的地位が低いのであるから，そもそも損なわれる尊厳などない，と主張する者もいるであろう．

　既に第 2 章，第 3 章で論じたように，1970 年代以降，ヒト胚の道徳的地位をめぐっては多くの議論が展開されてきた．精子・卵子の道徳的地位に関しては，研究倫理上の配慮は必要になるとしても，ヒト胚と同等の道徳的配慮をするべきだと主張する者はいない（あるいはいたとしても少ない）であろう（Robertson 2004; Gómez-Lobo 2004）．しかしながら，ヒト胚の破壊に否定的な立場を取る者は，それが SCDG 技術によって作製されたものであっても，人工受精によって作製されたものであっても，機能的に同じ胚である限り，等しく扱わなければならないと主張するであろう．

　例えば Ishii ら（2013）は，日本におけるヒト胚の取扱いに関する基本的な考え方に基づき，SCDG を用いて作製した胚も潜在的な人（「人の生命の萌芽」）として尊重すべきであると主張している．また Watt（2014）は，ヒト胚の道徳的地位は人と同等であるという立場から，SCDG 技術によって胚を作製したり，利用したりすることに対して否定的な態度を取っている[4]．このような見解に応答するためにも，もし SCDG 由来のヒト胚とその他のヒト胚を異なる仕方で扱うのであれば，その理由を示す必要があるであろう．

多くの議論において共通するのは，SCDG を用いて作製した胚であっても，通常のヒト胚と同じ仕方で扱う必要があるという点である．したがって，今後，SCDG を用いて作製した胚の研究利用をめぐる倫理的是非は，ヒト胚を道徳的にいかに位置づけるかに依存すると言ってよいであろう．

4.2.2　遺伝的な親であることをめぐる問題

生殖補助技術は，子どもを欲しくても持てない人たちが抱えていた，「遺伝的につながりのある子どもを持ちたい」という願いを叶えるために発展してきた．遺伝的につながりのある子どもが欲しいという者の中には，今後，SCDG 技術も生殖医療として発展してほしいと願う者がいるであろう．もっとも，SCDG 技術を生殖利用できるようになるのは，まだ当分先のことであると予想されている（例えば，The Hinxton Group 2008; Mathews et al. 2009; Ishii et al. 2013; Cutas et al. 2014）．

しかし，近年の SCDG 研究の進捗を踏まえれば，SCDG が生殖利用できるようになるのは時間の問題である（Cohen et al. 2017）．それでは，SCDG 技術が生殖補助技術の一つとして利用可能になった時，遺伝的につながりのある子どもを持つために，自身の iPS 細胞から作製した精子，または卵子を利用することを許容すべきなのだろうか．

「不妊カップルは，遺伝的につながりのある子どもを持ちたいと願うものであり，その願いは叶えられなければならない」という考え方を耳にすることがある．こうした考え方に対しては，遺伝的つながりを過大に評価しているばかりか，そうした子どもを持たなければならないという社会的プレッシャーにつながるという批判がなされる（Mertes and Pennings 2010; Cutas et al. 2014; Smajdor and Cutas 2014; Cutas and Smajdor 2015）．Mertes と Pennings が指摘するように，「不妊カップルは遺伝的につながりのある子どもを持

4）　Helen Watt はイギリスのオックスフォードにあるアンスコム生命倫理センターに所属している．同研究所は，ローマ・カトリック教会が支持母体の研究機関である．

ちたいと考えるものだ」という考えは生みの親こそ本当の親であるということを暗示しており，育ての親を過小評価することにもなりかねないというのである（Mertes and Pennings 2010; 他にも，Cutas and Smajdor 2015: 393-394）．

　それに対して，育ての親を過小評価するわけではないが，子どもと遺伝的なつながりがある場合とない場合を比較すれば，前者の子どもの方が後者の子どもよりもウェルビーイング（幸福度）が高いと反論する者もいるであろう．しかし，昨今は実子を虐待したというような報道も珍しくなく，こうしたケースを踏まえれば，遺伝的につながりのある子どもの方が，そうでない子どもよりもウェルビーイングが高いと一概には言えないであろう．

　また，（SCDG 技術を含め）生殖補助技術を利用して子どもを持つことに対する社会的偏見があり，そのような社会に生まれてきた子どもが，生殖補助技術を用いて生まれたという事実を知った場合，心理的に大きなダメージを受けるという反論も考えられる．しかし，それは生殖補助技術自体の問題というよりむしろ，そのような差別を生み出すような社会の問題である（そのような差別をなくすための社会としての取り組みはいろいろあるであろう）．そのため，この反論は必ずしも妥当ではない．

　2014 年，日本において，DNA 鑑定によって血縁関係がないことが判明した場合に，法律上の父子関係を取り消せるかどうかが争われ，最高裁はDNA 鑑定を民法の嫡出推定の規定の例外として認めない——すなわち，DNA 鑑定を根拠に法的な父子関係は取り消せない——という判決を下した（新聞報道としては，例えば，朝日新聞［2014a, 2014b］）．最高裁の判決では，民法 772 条（「嫡出の推定」）における「妻が婚姻中に懐胎した子は，夫の子と推定する」という規定，および同条 2 項における「婚姻の成立の日から 200 日を経過した後又は婚姻の解消若しくは取消しの日から 300 日以内に生まれた子は，婚姻中に懐胎したものと推定する」という規定に基づき，法律上の父子関係は生物学上の父子関係に優先されるとしたのである[5]．

　これは，親子関係は必ずしも遺伝的つながり（血縁）のみで決定される

わけではないことを示す画期的な判例となったが，時代錯誤であるとする批判も多かった．それは，社会状況や医学の水準などが現在とは全く異なっているにもかかわらず，100年以上前の民法に依拠した判断であったからである．ともあれ，将来的に，SCDG技術を利用し，遺伝的につながりのある子どもを持つことが過大に評価されるようになれば，法的な親子関係を決定する際に，遺伝的つながりが最も重要であるということを示すことにもなりかねない．またそのようになれば，生殖補助技術においてSCDG技術を利用するよう動機づけてしまうおそれもあるという（Smajdor and Cutas 2014: 2）．

「遺伝的につながりのある子どもを持ちたいという願いは叶えられなければならない」という考えは，不妊カップルに対してある種のプレッシャーを与えることになるかもしれない．つまり，遺伝的につながりのある子どもを持つ，あるいは持たないという選択肢がある中で，全ての不妊カップルに対して，持たないという選択をし難くするように方向づけてしまいかねないのである．Cutasらが指摘するように，もし不妊のカップルが遺伝的につながりのある子どもを持ちたいと切に願っていたとしても，直ちにその欲望が充足されなければならないということでは決してない．技術的に可能であるとしても，「遺伝的につながりのある子どもを持ちたい」という欲望を充足することが道徳的に望ましいとは限らないのである（Cutas et al. 2014: 343）．その意味では，将来的にSCDG技術が利用可能に

5）最高裁（「平成24年（受）第1402号　親子関係不存在確認請求事件」）の判決理由において，重要箇所を以下に引用する．

夫と子との間に生物学上の父子関係が認められないことが科学的証拠により明らかであり，かつ，夫と妻が既に離婚して別居し，子が親権者である妻の下で監護されているという事情があっても，子の身分関係の法的安定を保持する必要が当然になくなるものではないから，上記の事情が存在するからといって，同条による嫡出の推定が及ばなくなるものとはいえず，親子関係不存在確認の訴えをもって当該父子関係の否否を争うことはできないものと解するのが相当である（最高裁 2014: 3）

なお，5人の裁判官のうち，2名が反対意見を，別の2名が補足意見を寄せたことを付言しておく．

なったとしても，養子縁組や多様な家族の在り方を否定し，SCDG 技術を利用して遺伝的につながりのある子どもを持つことのみを肯定するような社会に対しては，批判的な眼差しを向ける必要があるであろう（遠矢 2011: 74）．

4.2.3　安全性・リスクをめぐる問題

SCDG 技術に限らないが，生殖補助技術一般に対して，次のような安全性を考慮する主張がなされることがある．「自然なものは安全で，人工的なものは安全でない」というものである．ここでいう「自然」とは自然生殖（性交渉を経た生殖）を，「人工」とは生殖補助技術を用いた人工生殖（性交渉を経ない生殖）を指す．Testa と Harris によれば，もし「自然生殖」が「人工生殖」に比べて本当に安全なのであれば，安全性が後者よりも前者を選好する理由になるかもしれないと言う[6]．しかし，実際のところ，人工生殖の方が自然生殖よりも安全である場合も多いため，自然生殖を取り立てて選好する合理的理由はないと主張する．

そもそも「自然」とは道徳的に中立なものであり（少なくとも英米圏の倫理学議論では，自然であることそれ自体に価値判断は含まれない），時に自然が病気や異常，自然災害など，様々な危害を人間に及ぼすこともある．したがって，無自覚に自然と人工を区別することは，SCDG 技術の安全性を論じる上で何ら意味をなさないのである（Testa and Harris 2004, 2005）．Testa と Harris の議論を待たずとも，自然であることが道徳的な権威を持つことはない，または自然が真であるという自然主義的誤謬に陥ってはならないという指摘は，1739 年にスコットランドの哲学者である David Hume が *A*

---

[6] Harris は，クローニングの議論においても，「クローニングに反対するまともな議論で，尊重に値するものは，技術の現状においてクローニングが，妊娠中に高い失敗率をもたらしたり，高い出生異常率や高い遺伝的異常率をもたらしたりしそうであるという主張である．クローンが平均的な寿命よりも短いかもしれないという絶え間ない恐怖もある」と述べる（Harris 2004: 109）．

Treatise of Human nature（『人間本性論』）を著して以降，数多く存在する（SCDG の作製・利用に伴う倫理的問題に限って言えば，Mertes and Pennings 2009; Douglas et al. 2012; Cutas and Smajdor 2015）[7]．

とは言え，SCDG を生殖目的に利用した場合，生まれてくる子ども，また将来世代に対する様々なリスクが指摘されているのも事実である．例えば，Mertes と Pennings（2010）は，将来生まれてくる子どもの福祉（welfare）が保障されない段階で，SCDG 技術の臨床応用を行うことは倫理的ではないと述べており（Mertes and Pennings 2005），SCDG 技術を生殖目的に利用することはモラトリアムで禁止すべきであると主張している（Mertes 2014）．以下では，リスクを身体的なリスクと心理的なリスクの二つに分類してその具体的な内容を確認したい．いずれのリスクも SCDG 技術を利用して生まれてくる子どもを想定しているが，必ずしもそうした子どもだけに限定されるものではない．

まず前者の身体的なリスクであるが，これは新規の技術を社会に導入する際には当然考慮されるべき問題である．ヒンクストン・グループ（幹細胞・倫理・法に関する国際的コンソーシアム）がコンセンサス声明の中でSCDG 研究の技術的展望を多少楽観的にまとめているが（The Hinxton Goup 2009），声明後，5 年以上経た現在でも生殖利用への見通しは全く立っていない．SCDG 技術を生殖利用した場合にリスクとして挙げられるのは，健康リスク（Murphy 2015a, 2015b; 遠矢 2011: 358）や次世代へ影響するようなリスク（Lippman et al. 2005; 遠矢 2014: 358-359）であるが，具体的にいかなる身体的なリスクが生じるのかについては解明しなければならないことの方が多いのが現状である（Master 2006; Whittaker 2007）．

また，SCDG 技術の生殖利用に関する医学的な影響の多くが明らかになっていないという意味では，どうしても実験的な性格が強くなってしまう．したがって，生まれてくる子どもの安全性を確保するために，そもそ

7） 2015 年，ナフィールド生命倫理評議会は，科学，技術，医療における「自然さ」をめぐる観念の意味内容について議論を行い，「報告書」（Analysis Paper）をまとめている（The Nuffield Council on Bioethics 2015b）．

も技術を向上させることで可能な限りリスクを減らしたり，研究倫理上の要件を厳守したりすることが求められる．また，必要であれば動物（霊長類を含む）を用いた前臨床試験も必要であるだろうし，そうした実験に対する監視体制も強化されなければならない（Cohen et al. 2017）．しかし，たとえ動物実験が必要十分に行われたとしても，動物と人の生物学的に重要な差異を踏まえれば，それだけで安全性が確保されたとは言えないという指摘もある（Knapland 2011）．したがって，どのような基準を克服すればファースト・イン・ヒューマン（First-in-human: 以下 FIH）試験，すなわち，人を対象とした初の臨床試験を許容してよいのかは定かではない（Whittaker 2007; 遠矢 2011: 72-73; Cutas et al. 2014）．

FIH 試験が行われるとすれば，倫理委員会による監視体制はもとより，長期的な追跡調査を行うことによっても生まれてくる子どもの安全性が検証される必要があるであろう（Mertes and Pennings 2009; Cohen et al. 2017）．もっとも，現在，一般化している生殖補助技術も安全性・リスクの検証が不十分なまま行われてきた歴史があることから，研究倫理上の厳しい評価基準を設定することなく容認すべきだと反論する者もいるであろう．しかし，先述の通り，この反論は自然主義的誤謬に陥っており（すなわち，事実と価値を区別しておらず），説得的な理由であるとは言えない（Mertes 2014）．そのため，あらかじめ SCDG 技術を許容する際の倫理要件を検討しておき，それらを克服しない限り当該技術の生施利用を認めないとするのも一つの方法である（Knapland 2011）．

続いて心理的なリスクについて確認したい．心理的なリスクとして指摘されるのは，例えば，（親子関係を含め）子どもの福祉をめぐる問題である（Master 2006; Whittaker 2007; Mertes and Pennings 2009; Douglas et al. 2012; Murphy 2014a, 2014b; Cutas and Smajdor 2015）．ここでは，SCDG 技術を利用して生まれてくる子どもの福祉が，そうではない子どもよりもはたして低いのかどうかが争点になる．しかし，SCDG 技術を用いて生まれた子どもの福祉の方が低いということは断言できないうえに，それを裏付ける根拠を示すのは極めて困難である．さらに，根拠の乏しさという意味では，Testa と

Harris が批判した自然か人工か (そして自然の方が安全) という議論に通ずるところがある.

　Cutas と Smajdor は, 閉経後の女性が SCDG 技術を利用し, 子どもを持つ場合, 生まれてくる子どもに心理的なリスクを与えることになるのかどうかを検討している (Cutas and Smajdor 2015). 例えば, 母親が高齢の場合, 子どもを育てるだけの気力が十分になかったり, 子どもが成人するまで生きていられるかという心配をしなくてはならなかったりする. しかし, いずれの点も, 母親が高齢であることが子どもの心理的な側面に影響を与えていると論証することはできない. したがって, Cutas と Smajdor は, 閉経後の女性が子どもを持つことは, 生まれてくる子どもにとって心理的なリスクになると言えないと述べる (併せて, Mertes and Pennings 2009 を参照). それでは, 高齢の親が増加することによって引き起こされる社会的影響はどうであろうか (遠矢 2011: 74). 例えば, 成人まで親の保護を受けることのできない子どもが増えた場合, そうした子どもの福祉に対する国の責任が問われることになるであろう.

　子どもの福祉と並んで, もう一点確認しておきたいのは, 子どもの権利の問題である. 通常, 子どもには遺伝的な親を知る権利があると言われ (Ravelingien and Pennings 2013), この問題は SCDG 技術の生殖利用においても同様に指摘される (Mertes and Pennings 2009; Smajdor and Cutas 2014). SCDG が生殖目的に利用されるようになれば, 生まれてくる子どもの遺伝的な親が誰なのかを特定できないような事例も生じるであろう (Mertes and Pennings 2009; 併せて「4.2.4」も参照).

　もっとも, 当該技術を用いて生まれてくる子どもに対して, どの程度積極的に事実を伝えるべきかは検討の余地があるし, 実際, それ (SCDG 技術を用いて生まれたということを伝えるべきであるということ) を強く支持する理由は見当たらない (Mertes and Pennings 2010). しかし, 子どもが遺伝上の親を知ろうとする時, その権利は保障されなければならないであろう. したがって, SCDG 技術を利用した精子バンク・卵子バンクを利用する際は, 適切なインフォームド・コンセントを取得しておき, その細胞が誰に

由来するのかを管理しておく必要がある（Mertes 2010）．

　John Robertson は，生殖補助技術が誰に対していかなるリスクを持つのかを明らかにするのは困難であると述べた（Robertson 2004）．これは SCDG 技術の利用に限ったことではなく，生殖補助技術全般に当てはまることであるが，生殖補助技術をある程度許容する者が安全性・リスクの問題を考慮するのであれば，出来る限り安全性を確保し，リスクを最小化するように努めるほかないであろう．そして最終的には，Mertes と Pennings も指摘するように，SCDG 技術を（FIH 試験を含め）生殖目的に利用する際には，「不妊の人たちが遺伝的につながりのある子どもを持ちたいという願いを叶えること」と「それによって生まれてくる子どもの QOL に影響するような身体的・心理的なリスクが加えられるかもしれないこと」を比較考量することが必要になるのかもしれない（Mertes ans Pennings 2010; Whittaker 2007; Siegel 2014）．

　とは言え，例えば SCDG 技術の生殖利用が開始され，しばらく経った頃に，SCDG 技術を用いて生まれてくる子どもの多くが，ある年齢で原因不明の病気を発症する確率が高いことが判明したとしよう．そのような場合であっても，Derek Parfit のいう「非同一性問題」（non-identity problem）の観点からは，SCDG 技術を利用して生まれてきた子どもたちはその方法を用いなければ生まれてこなかったわけであるから，（その子どもたちに生きる価値がないと言うことができない限り）親の決定（SCDG 技術を用いて子どもを持つ）は生まれてきた子どもにとって悪いものであったと言うことはできない（Parfit 1986 ＝パーフィット 1998）．

　SCDG が受精の能力を持つのかどうか（現在のところ，人では SCDG の作製に成功したという報告はない），また SCDG 由来のヒト胚が正常に発生するのかも明らかになっていない段階で，早急に SCDG 技術の生殖利用を容認すべきではないであろう．しかし，将来的に SCDG 技術が生殖利用できるまでに進展した時，安全性・リスクを考慮し，SCDG 技術を生殖目的に利用することも想定される．そのような場合に，一方では生まれてくる子どもが何らかの病気を抱えていたとしても（あるいは，たとえ何らかの

病気を発症する確率が高かったとしても），生まれてくる子どもの人生は悪いとは言えないと主張する者もいるであろう．しかし他方で，われわれの直観としてはやはり，生まれてくる子どもが不必要に身体的なリスクを抱えて生まれてくることは受け入れがたいのではないだろうか．その意味でも，SCDG 技術の生殖利用に際しては，安全性やリスクの問題を軽視すべきではないと言えるであろう．

4.2.4　SCDG の生殖利用の範囲をめぐる問題

　既に述べた通り，SCDG が技術的に生殖目的に利用できるようになった場合，一般的に当該技術は，不妊症の患者を対象に，「治療」として提供されるものだと思われている．しかし，本章の冒頭でも述べたように，SCDG 技術の利用を従来の不妊症患者に限定してよいかどうかは必ずしも自明ではない．例えば，現在，世界保健機関 (World Health Organization: 以下 WHO) において「不妊」(infertility) は，「12 ヶ月以上の避妊手段を取らない定期的な性交渉の後，臨床妊娠に至らかなかったことに特徴づけられる生殖器系の疾患」と定義されている (Zegers-Hochschild et al. 2009: 1522)．しかし，この定義ですら絶対的なものではないのである．

　2016 年 10 月，イギリスの Telegraph 紙は，WHO がこれまで定めてきた不妊の定義を，"適切な性的パートナーを見つけることのできない場合，または妊娠するような性的関係が欠如している場合" へと変更する方針であると報じた (Bodkin 2016)．後に WHO はこれを否定し，Telegraph 紙の報道は誤認報道であることが判明した．しかしこの報道は，まだまだ先のこととして議論されてきた「技術の利用を誰に認めるか」という問題を提起することになったと言える．つまり，将来的に SCDG 技術を生殖補助技術として利用することができるようになった場合，当該技術の利用を不妊の男女カップルに限定するのか，あるいは "それ以外の人" にも認めるのかという問題である．

　もし従来の定義で不妊と診断された人たちに対して SCDG の利用を認

めるのであれば，独身の男女，レズビアン，ゲイ，バイセクシュアル，トランスジェンダー（Lesbian, Gay, Bisexual, Transgender: 以下 LGBT）のカップル，さらに閉経後の女性に対しても同様にその利用を認めなければならないかもしれない．この点に関連して，Testa と Harris は早くから，SCDG 技術が生殖を「民主化」(democratize) する——すなわち，遺伝的つながりのある子どもを持ちたいと思う者が自由に当該技術を利用する——可能性があると述べている（Testa and Harris 2004: 1719; Testa and Harris 2005: 165）．

Smajdor と Cutas は，「人工配偶子は不妊を終わらせるのか」("Will Artificial Gametes End Infertility?") という論稿の中で，（誤認報道であるとされた，不妊に関する WHO の定義に近い形で）不妊を「遺伝的につながりのある子どもを生む能力がないこと」であると定義した場合，以下に列挙する者が SCDG 技術の利用を望むかもしれないと述べる（Smajdor and Cutas 2013）．

1．独身の人
2．同性愛（ホモセクシュアル）の人
3．パートナーが生殖に参加できない，もしくは生殖に乗り気ではない人
4．子孫に病気を遺伝させてしまうような人
5．HLA が適合する兄弟の組織を必要とする病気の子どもの両親
6．不可解にも妊娠できない人
7．性交不能の人
8．外科的に生殖不能になった人
9．臨床的に不妊の人（例えば，卵管閉塞，夢精子症）
10．思春期前（pre-pubescent）の子ども
11．閉経後の女性

Smajdor と Cutas は，上の 11 の選択肢が当該技術の利用を望む人全てを網羅しているとは必ずしも考えていないように，他にも例えば，望ましい子ども（デザイナー・ベビー）を持ちたいと願う人が想定されるであろう．以下では上記の潜在的な利用希望者の中から，いくつかのケースを取り上げてみよう．

結婚はしたくない，またはパートナーはいらないが，子どもは欲しいと

考える独身の人が，第三者から配偶子提供を受けずに子どもを持つためには，方法の一つとしては，自家受精という選択肢が考えられる．男性の場合は，自身の体細胞から iPS 細胞を介して卵子を作製し，自身の精子と受精させるという方法，また女性の場合は，自身の体細胞から iPS 細胞を介して精子を作製し，自身の卵子と受精させるという方法である．

　この方法に対してはリスクを主張する者もいる（Whittaker 2007）．と言うのも，上記の方法で子どもを持つリスクは，一卵性双生児の男女が自分たちの子どもを持つリスクと同程度かもしれないからである．したがって，Whittaker は，何が何でもこのような事態を回避しなければならないと主張する（Whittaker 2007; Smajdor and Cutas 2015: 10）．遠矢はまた，SCDG 技術を利用し，かつ自家受精によって子どもを持つことに対して，クローニング技術を用いて子どもを持つことと同様の混乱が生じるのではないかと予想する（遠矢 2011: 73）．

　同性愛カップルが SCDG 技術を利用する場合，カップルのどちらか一方の体細胞から iPS 細胞を介して配偶子（男性カップルの場合は卵子，女性カップルの場合は精子）を作製し，カップルのもう一方の配偶子と受精させれば子どもを持つことができるであろう．現在，同性愛カップルが生殖補助技術を用いて子どもを持つことを認める国や地方自治体が増えているため，SCDG 技術も生殖補助技術の一つの選択肢として認められる日も意外とすぐに訪れるかもしれない．これにより，性や家族に対する価値観が大きく転換するかもしれないが，SCDG 技術の利用を認めるかどうかは，同性愛カップルの子どもを持つ権利を法的に保護するか，また社会的に承認するかといった性や家族に対する国や文化の考え方に依存するであろう（Smajdor and Cutas 2015: 10）．また，ある国で利用を禁じたとしても，一方でこれを認める国が出てくるかもしれず，そのような国家間の法的なギャップが「生殖ツーリズム」を生むこともあるように思われる（北畠 2014: 64）．その意味でも，SCDG 技術が利用可能になる前にあらかじめ，生まれてくる子どもの法的権利など規制の整備を進めておく必要がある．

　思春期前（pre-pubescent）の子どもの利用が問題になるのは，主に幼少期

にがん治療を受け，生殖機能に問題が生じる（男性不妊や女性不妊）ような場合である．これは，化学療法や放射線治療などの医療の進歩により，小児がんからの治癒率，小児がん患者の生存率が上がっていることも，一つの要因となっている．がん治療を行えば生殖機能を永続的に失ってしまうかもしれず，治療前に妊孕性温存として，男性の場合は精子や精巣組織を凍結保存したり，女性の場合は卵子や卵巣組織を凍結保存したりすることがある．しかし，従来，これは倫理的に問題であるとされてきた．そのため，iPS 細胞から精子，または卵子を作製することができるようになれば，この問題を解決するかもしれないと期待されているのである．

　閉経後の女性が，SCDG 技術を用いて子どもを持つことに対しては，期待とともに倫理的問題が指摘されていることがある（遠矢 2011: 73; Cutas and Smajdor 2015; Smajdor and Cutas 2015: 10）．従来，何らかの理由により閉経を迎えた女性が子どもを持つ際，事前に凍結保存していた卵子を用いて子どもを持つということが行われてきた．女性にとって，自身と SCDG 技術を用いて生まれてくる子どもの関係が社会的にも法的にも保障されるのであれば，当該技術は子どもを持つための有力な選択肢の一つになるかもしれない．しかし，SCDG 技術が（子宮が機能する限り）何歳まででも「血のつながりのある子ども」を持つことを可能にし，生殖に対する考え方を大きく転換する（「生殖年齢」という概念がなくなるかもしれない）という問題を指摘する者もいる（遠矢 2014: 359）．さらに，生まれた子どもが成人するまでに遺伝上の親が死んでしまうとか，親から十分に養育してもらえないという点が問題として指摘されることもある（Cutas and Smajdor 2015）．

　Smajdor と Cutas の論稿に限らず（Smajdor and Cutas 2013），SCDG 技術をいわゆる不妊カップルに限定するべきかどうかについては賛否両論が多い（Testa and Harris 2004; Testa and Harris 2005; Mertes and Pennings 2009; Mertes and Pennings 2010; 遠矢 2011; Murphy 2014 a, 2014b, 2015a, 2015b; Palacios-Gonzalez et al. 2014; Segers et al. 2017）．こうした議論は，SCDG 技術の生殖目的での利用を認める場合，不妊症の患者に限定するのは不公平である（さらに言えば，差別である）という方向に落ち着いているように思われる．Murphy は，同性愛

カップルのような性的少数者が SCDG 技術を利用し，それによって生まれてくる子どもの権利や福祉が保障されるのであれば，次にアクセス（access）と公平さ（equity）が確保されるべきだと強く主張している（Murphy 2014a, 2014b, 2015a. 2015b）．細かく見ていけば，論者間で主張の根拠は微妙に異なるが，正義（公平性）の他には，「生殖の自由」（reproductive liberty）（Master 2006）や「生殖の自律」（reproductive autonomy）も指摘されている．つまり，これは種々の倫理的問題がある中で，生殖の自由や自律などの価値をどの程度尊重するのかという問題でもある（Segers et al. 2017）．

　将来的に，SCDG 技術を用いて，誰もが自由に子どもを持つことができるようになれば，（本章の冒頭でも触れたように）自分の意図しない形で子どもが生み出されるということが起こるかもしれない．Smajdor と Cutas のいう「意図せず親になること」（unwitting parenthood）の問題である（Smajdor and Cutas 2014）．荒唐無稽のように思われるだろうが，実際に精子泥棒や卵子泥棒，あるいは離婚後の凍結胚の処遇をめぐって，既に様々な事件が起こっている（Smajdor 2008; Cohen et al. 2017）．ここでの倫理的問題の一つは，生まれてくる子どもの遺伝的親を知る権利が著しく蔑ろにされているという点である．また細胞を盗まれた者（知らない間に子どもを生み出された者，いわば被害者）をめぐっては，生まれた子どもと法的な親子関係にあるのか，実子であると認知しなければならないのか，SCDG 技術の利用を認める社会においては，その子どもを社会として保障する責任・義務があるのかどうかなどの法的・社会的な問題も生じるであろう．したがって，SCDG 技術の生殖利用を社会として認めるのであれば，このような事態に備えた法整備も必要になると思われる．

　他にも，死後生殖のような形で，死後間もないパートナーや子どもの体細胞を用いて精子・卵子を作製し，それを生殖に利用するというようなこともあるであろう．また現時点で，自ら進んでしたいと考える者がいるかどうかは不明であり，混乱が生じることも避けられないと思われるが，望めば4人（あるいはさらに多くの人）と遺伝的につながりのある子どもを持つことができるかもしれないと言われている（Palacios-González et al. 2014）．

これは,「多重な出産」(multiplex parenting)という問題で,具体的には以下の方法で行われる.

1. Aさんの精子とBさんの卵子から成る胚からES細胞（α）を作製する.
2. 同様に,Cさんの精子とDさんの卵子から成るES細胞（β）を作製する.
3. ES細胞（α）から精子を,ES細胞（β）から卵子を作製し,それらを受精させる.

これまで概観してきた生殖の在り方は,「子どもには遺伝的につながりのある一人の男性（父）と一人の女性（母）がいる」という従来の生殖観,家族観を根底から覆すほどのインパクトを持つ.したがって,今後,もしSCDG技術を生殖目的に利用するのであれば,上述のような様々な問題を克服する必要があると言えるであろう.

4.2.5　エンハンスメントをめぐる問題

SCDG技術が安全性・リスク,またコスト・効率性の問題を解決し,生殖補助技術の一つの選択肢として利用可能になれば,エンハンスメント（生まれてくる子どもの能力を向上させること）を目的に利用されるということも起こるであろう（Whittaker 2007; Mertes and Pennings 2009; 遠矢 2011 Cohen et al. 2017; Segers et al. 2017）.後述するように,Sparrowの「体外での優生学」(*In vitro* eugenics: 以下 IVE) は,SCDG技術が遺伝的につながりのある子どもを持つという当初想定されていた目的を逸脱して発展していく可能性を描いた論稿である.Sparrowの議論はJME誌のターゲット論稿になったこともあり,様々な批判が寄せられた（Siegel 2014; Mertes 2014; Watt 2014）.

SCDG技術のエンハンスメント利用に対する批判としては,例えば,「生殖の尊厳」(dignity of procreation) に訴えるものが考えられるであろう（Robertson 2004）.つまり,エンハンスメントを目的に当該技術を利用することは生殖の価値を損なうというものである.この点に関しては,Robertsonも指摘するように,「生殖の尊厳」自体が曖昧な表現であり,当該問

題に対する批判としては論理性に欠ける．また，生殖利用における安全性・リスクやコスト・効率性の問題を解決した SCDG 技術は，配偶子や胚の選別を一般化し，その結果，子どもの「品質管理」が拡大するのではないかという懸念もある．そこで想定されるのは，「ガタカ」(Gattaca) という SF 映画（1997 年米）で描かれるような近未来の管理社会である（遠矢 2014: 359）．

　もっとも既に多くの論者が指摘しているように，治療とエンハンスメントを明確に区別することは困難であると言えよう．また，実際に不妊治療を目的に SCDG 技術を利用する場合であっても，作製される胚（例えば，健康に生まれると予想される胚 A と何らかの重篤な疾患を持って生まれる可能性が高い胚 B）のいずれを子宮に戻すかという判断を下す際，胚 B ではなく胚 A を選択すると答える人が多いのではないだろうか．もしこのような判断が倫理的に何ら問題ないと考えるのであれば，あらかじめ選択できる胚の数を増やしておき，その中からより良い胚を選択するという行為も認められると主張する者も当然いるであろう．逆に，「治療」的な利用であれば許容されるが，「エンハンスメント」的な利用であれば許容されないと反論するのであれば，両者の道徳的に重要な違いを示す必要がある．

　前述のように，Sparrow は，SCDG 技術を用いた IVE の可能性を描くことによって問題提起を行った（Sparrow 2014a, 2014b）．Sparrow の想定しているエンハンスメントとは以下の通りである．

1．ES 細胞や iPS 細胞から精子・卵子を作製，受精させ，胚を複数作製する．
2．その胚を選別する．
3．その胚から多能性幹細胞を作製する．

この三つの工程を繰り返すことによって，操作者（親など）の望ましい特徴を持つ人間を生み出す．Sparrow によれば，IVE とは「体外で人間の育種を行うこと」(breeding human beings *in vitro*) であるという．Sparrow が用いる「体外での優生学」や「体外での人間の育種」などの用語に対しては批判も多いが（Fujita et al. 2014; Mathews 2014），Sparrow 自身は，この用法は議

論を巻き起こすための戦略であると弁明している（Sparrow 2014b）．

少なくとも現時点で，IVE はエンハンスメントであるから許容できないという批判は見られない．しかし，多くの者がこの行為に対して嫌悪感を抱くのではないだろうか．Sparrow（2014a）に対する反論としては，IVE の必然性を問うもの（Mathews 2014）[8]，成人と同程度の道徳的地位を持つ胚を破壊することに対する批判（Watt 2014），（IVE は親と生まれてくる子どもの間に遺伝的な親子関係がない生殖行為になるかもしれないため）SCDG 技術を用いて遺伝的につながりのある子どもを持つことを目指さないことへの批判（Siegel 2014; Mertes 2014），Sparrow は胚の研究利用に関する規制が容易に改正されるであろうと楽観視しすぎているとする批判（Siegel 2014; Mertes 2014; Pugh 2014）などがある．

類似の議論であるが，Hannah Bourne とその同僚は，エンハンスメントを目的とした SCDG 技術の利用をより積極的に評価する（Bourne et al. 2012）．Bourne らの議論の背景には，Savulescu の生殖の善行原則（Principle of Procreative Beneficence）が伏在している（Savulescu 2001 ＝サヴァレスキュ 2016; Savulescu 2007; Savulescu and Kahane 2009）．Savulescu の生殖の善行原則とは以下の通りである（Savulescu 2001: 415 ＝サヴァレスキュ 2016: 103）．

> カップル（または子どもを持とうとするシングル）は，関連する，利用可能な情報を基に，彼らが持つことのできる子どもの中から，最善の人生，また少なくとも他の子どもたちと同程度によい人生を送ることが期待される子どもを選択すべきである

つまり，この原則は，子どもを持とうとする者には，着床前診断（Prenatal Genetic Diagnosis: 以下 PGD）を用いて，最善の人生を送ることが期待される子どもを選ぶ道徳的義務があるというものである．

---

8) Mathews（2014）は，IVE が基礎研究に役立つかもしれないとしながらも，同じことを目指すのであれば，「ゲノム編集」の方が有望であるという見解を示している．いずれにせよ，IVE もゲノム編集もどちらも，科学的妥当性とともに必要性が十分に検討される必要があるだろう．

Bourne らによれば，PGD だけでは選択できる胚の数が限られてしまうが，胚以前の精子・卵子を大量に作製し，それを受精させることができるようになれば，（最善の人生を送る子どもを選択するための）選択肢の幅を増やすことができると言う（ちなみに Bourne らは，この方法はエンハンスメントではないと述べる）．彼女らは，例えば，完全さを追及することにつながるとか，優生学的であるなどの想定される反論をあらかじめ検討しているが，それらに対する応答として，遺伝的特徴が人生の全てを決定するわけではないという点，また子どもにとっての最善を考えているという意味において，ナチス・ドイツの優生学とは全く異なると主張する．

Ainsley Newson と Smajdor は，2005 年という早い段階から，SCDG 技術のエンハンスメント利用に関する倫理的問題を論じる上で，生殖細胞系列の遺伝子治療や遺伝学的エンハンスメントに対する批判が参考になるだろうと述べた（Newson and Smajdor 2005）．しかし，これまでのところ，Newson や Smajdor の提案したアプローチからの決定的な反論は行われていない．その意味では，安全性・リスク，コスト・効率性の問題を克服した後，治療として SCDG 技術の利用を認めるのであれば，エンハンスメントとしての利用に反対する理由はないのかもしれない．とは言え，SCDG が受精の能力を持つのかどうか，また SCDG 由来のヒト胚が正常に発生するのかが明らかになっていない段階で，SCDG 技術のエンハンスメント利用を容認すべきではないであろう．

4.2.6 SCDG 研究への資源配分をめぐる問題

SCDG 研究を進めていく際，他の iPS 細胞研究，あるいは他の生殖医療研究との関係性の中で，当該研究をいかに優先づけるのかという問題は一考の価値があるであろう．例えば，iPS 細胞研究において限られた医療資源をいかに配分するかという問題を考えておかねばならないのである（Whittaker 2007; Newson and Smajdor 2005; Mertes and Pennings 2010: 268-269; Cutas et al. 2014; Smajdor and Cutas 2015; Cutas and Smajdor 2015: 343）．

これまでのところ，SCDG 技術を生殖補助技術として発展させる場合，予算を削る必要はないという意見もあれば（Murphy 2015a, 2015b），エンハンスメントとして利用される SCDG 研究を発展させるために，国家予算をつけるべきではないという意見もある（Mertes 2014）．しかし，前者に関しては，生殖利用を目的に研究を進めていく場合に，将来的に誰が恩恵を受けるための技術を開発していくか，また後者に関しては，エンハンスメント目的の SCDG 研究に国家予算をつけない場合，民間資金であれば研究を行ってよいのかという問題が生じる．

　1978 年，体外受精（生殖への人為的な介入）によってルイーズ・ブラウンが誕生して以降，遺伝的につながりのある子どもを持つという願いを叶えるために，様々な生殖補助技術が発展してきた．国がどの程度，生殖の問題に介入しなければならないのか，言い換えれば，「遺伝的につながりのある子どもを持つ権利」を充足すべきかという問題については議論の余地があるであろう．国によってどのような基準でどのような研究，技術を開発するかは異なるであろうが，例えば社会全体における利益の最大化を目指す功利主義の観点から，特定の集団が「遺伝的につながりのある子どもを持つ権利」を主張したとしても，必ずしもそのような人たちの欲望を充足する義務はないのである．また，自由平等主義的な観点から，国が最も暮らし向きの悪い人を救済するのであれば，SCDG の生殖利用の優先順位は低くなるであろう．

　ただし，国は SCDG に関する技術開発を進めず，生殖補助技術の市場を自由化する場合には，何をどこまで容認するのかについて規制を整備する必要があるであろう．また，国として SCDG の技術開発を進めず，かつ民間での研究開発も容認しない場合，将来的に法的なギャップを利用し，当該技術の開発が進んでいる国で子どもを持つことがあるかもしれない．そのような場合についても，生まれてくる子どもが社会で支障なく生きていけるように法的な枠組みを整備することが求められるであろう．実際，日本では第三者からの配偶子提供を受けた体外受精（aritificial insemination of donor: AID）や代理懐胎などが認められていないため，海外でそうし

た技術を用いて生まれた子どもの法的権利が十分に保障されないという問題がある．

以上の点を踏まえれば，最終的にSCDG技術の開発をどの程度進め，利用を制限するかは各国の判断に委ねられるであろうが，技術の進展に伴う法整備の必要性は認識しておくべきであろう．

4.2.7　iPS細胞由来の配偶子の利用をめぐる倫理的問題の特徴

「4.2.1」で指摘したように，SCDGから作製されたヒト胚の研究利用に関してその倫理的是非が論じられる際，当該胚を道徳的にいかに位置づけるのかが争点となる．一方で，「4.2.2」から「4.2.6」で論じた問題は，SCDG技術を生殖利用する際に生じる問題であった．これは，ヒト胚の道徳的位置づけ次第では，研究を目的とする利用において，SCDGから作製されるヒト胚を特に考慮すべき理由がないことを示している．その意味において，SCDGおよびSCDGから作製されるヒト胚の作製・利用では，ヒト胚の道徳的地位と論理的に一貫性を持たせる形で論じる必要があるであろう．

中には，SCDGやSCDG由来の胚の研究利用を認めてしまうと，SCDGを用いた生殖目的の利用へとすべり坂を滑ってしまうのではないかと懸念する者もいるであろう．しかし，過去の事例，例えば人クローン胚研究を踏まえれば，SCDGから作製されたヒト胚の研究利用を容認したとしても必ずしも生殖利用に直結するわけではない．つまり，人クローン胚研究は，生殖目的のクローニングにつながる可能性もあるが，人クローン胚を用いた基礎研究を認めたとしても，直ちにクローン人間が誕生することはないのである．したがって，SCDG技術の悪用や誤用を防ぐためには，規制や厳罰化で十分という見方もできるであろう．

一方で，SCDGの生殖利用をめぐっては，SparrowのIVEのような仮想的な議論を含め，様々な倫理的問題が提起されていた．したがって，SCDGおよびSCDGから作製されるヒト胚の生殖利用について論じる際

には，懸念されている問題を一つずつ検討し，何をどこまで認めるかを判断する必要があるであろう．

　もっとも SCDG の利用を研究目的だけではなく，生殖目的にも積極的に認めるべきだと主張する者もいるであろう．そのように主張する者の中には，例えば，生殖観，家族観の多様化を支持する者や，SCNT（体細胞核移植）を用いてクローン人間を作製することは許容できないが，SCDG を用いて子どもを持つことは許容できると考える者がいるであろう．前者（生殖観，家族観の多様化）を支持する者は，今後，どのような生殖補助技術が出てきたとしても，安全性・リスクの問題さえ克服すれば基本的にはどのような形の生殖行為も容認するであろう．

　後者を支持する者は，クローン人間を生み出すことに対して，将来世代への影響や生み出される子どもへのリスクが不明であるという点を根拠に反対するかもしれない．しかし，クローン人間であれ，SCDG 技術を利用して生まれてくる子どもであれ，将来世代への影響や当人への危害を事前に把握することは極めて困難である．SCNT を用いて生まれる人よりも SCDG を用いて生まれる人の方がリスクが少ないと主張することは難しいのである．したがって，もし将来予想される未知のリスクを根拠に，SCDG を用いた生殖を認め，SCNT を用いた生殖を認めないのであれば，それは一貫した態度ではないであろう．

　また，これまでの倫理的議論とは質の異なる問題であるが，（研究利用であれ，生殖利用であれ）SCDG の作製および利用について議論する際に使用する用語には慎重な配慮が求められるであろう．不用意な用語の選択は（その用語の使用者にとっては何らかの狙いがあったとしても），不正確な情報のまま，不安を煽る形でメディアに取り上げられ，一般社会の誤解を生むことにつながりかねないためである．その意味では，本章の冒頭でも述べたが，"artificial gametes"，「人工配偶子」という用語についても再考が必要になるかもしれない．なぜなら，その用語を用いる者が意図していなかったとしても，「人工的」という語感に多少なりとも価値判断が入っているためである．つまり，人工配偶子から作製された胚は，自然に採取された

配偶子から作製された胚に比べて，（機能が同等であったとしても）劣っていると判断されるかもしれない．日本の議論において，SCDG を用いて作製されたヒト胚を「擬似胚」と呼ぶことがあるが，これも将来的に SCDG が生殖目的に利用されるようになった場合，誤ったイメージを与えかねない．

次節では，これまでの議論を踏まえ，SCDG の作製および利用をめぐる倫理議論が，今後の日本における議論に対して，いかなる含意を持つのかを検討したい．

4.3 日本における iPS 細胞由来の配偶子の作製・利用の在り方

まず，日本における SCDG をめぐる規制の状況を簡単に確認しておこう．

2001 年に「ヒト ES 細胞の樹立及び使用に関する指針」が制定されて以降，長らく日本では，ヒト ES 細胞から配偶子（規制上は「生殖細胞」と表現される）を作製することが禁じられてきた．その後，ヒト iPS 細胞の樹立成功など時代状況の変化を受けて，2008 年 2 月，ヒト iPS 細胞やヒト組織幹細胞についても，配偶子の作製を暫定的に禁じることになる．それとともに，2008 年 4 月以降，文部科学省の特定胚及びヒト ES 細胞等研究専門委員会（現・特定胚等研究専門委員会）で SCDG 作製の是非をめぐる議論が行われることになった．

2010 年 2 月には，同委員会が基本的な考え方，および関連指針（「ヒト ES 細胞の使用に関する指針」および「ヒト ES 細胞の樹立及び分配に関する指針」）の改正案をまとめ，それらが内閣府の総合科学技術会議（現・総合科学技術・イノベーション会議）に諮問された．総合科学技術会議はそれらを妥当とする答申を出し，2010 年 5 月，「ヒト iPS 細胞又はヒト組織幹細胞からの生殖細胞の作成を行う研究に関する指針」において，SCDG（ヒト ES 細胞やヒト iPS 細胞など幹細胞由来の配偶子）を作製することが容認されたのである（この間の経緯については，JST 2010 を参照）．

2013年9月以降，生命倫理専門調査会（内閣府）において，SCDGを用いたヒト胚作製の是非に関する議論が再開された．そして，2014年7月，8月，9月には4名の人文社会系の研究者を招聘し，検討を行った．その後，科学的合理性や社会的妥当性の観点から検討した結果，2015年9月に，「ヒト胚（擬似胚）を作成する研究段階には，まだ至っていない……（中略）……関係研究の更なる進展など研究の進む方向を見極めたうえで，今回の整理を起点として改めて検討を進めることが，現時点では適当」とする中間報告書をまとめている（内閣府 2015）．なお，現在（2017年2月現在）も内閣府において議論は継続中であり，文部科学省における指針改正に向けた議論は始まっていない．

法学者の位田隆一は，特定胚及びヒトES細胞等研究専門委員会（文部科学省，科学技術・学術審議会，生命倫理・安全部会）の委員としての経験，また第57回（2008年6月18日開催）における自身の報告内容を踏まえ，SCDGの作製・利用をめぐる倫理的問題について論じている（位田 2015）．位田が設定する問いとは以下の通りである．

> 生殖細胞は，始原生殖細胞から精子・卵となり，そこから胚が作られ，子宮に戻せば胎児となり，人として誕生する．それをどこまで補助してよいか，これらの各段階で得られる細胞を生殖目的以外（＝研究・産業目的）に使用してよいのか．また，各段階の細胞・組織を人工的に作り出してよいか．その目的は，生殖目的と研究目的があるが，いずれも許されるか．そしてそのように人工的に作り出した生殖細胞（ここで'人工的'とは，いわゆる人工細胞ではなく，細胞形成プロセスに人の手を加えることをいう）を用いて何がどこまで許されるか．生殖過程では，配偶子の作製，受精，胚の子宮への導入，ヒト個体の産出のどこまでがそうした人工的に作成された細胞を用いて許されるか，幹細胞を分化させた始原生殖細胞から配偶子への成熟，配偶子自体，受精（現象），受精卵の成長，着床その他，様々な段階に利用してもよいか（位田 2015）

この問いに答えるために位田は，同委員会だけでなく，それまでの自身の経験から，倫理的懸念と科学的意義の比較考量に基づく倫理的判断を行う．まず，SCDGを研究目的に利用することに関しては，それに伴う倫理

的懸念を正当化するだけの理由があることを確認する．彼によれば，現在日本において SCDG の作製が認められているのはそれゆえである．

次いで，SCDG 技術を用いて人を生み出すことに関しては，それに対する倫理的懸念（例えば，生殖に対する社会認識とそれに伴う人工的に人を作り出すことの問題性，自家受精や同性愛の人が子どもを持つこととそれに伴う社会的混乱）を払拭するだけの十分な理由がないと言う．したがって，社会的にも当該技術を用いて人を生み出すことは認められていない．そして，既に認められている SCDG を作製することと容易には認められない SCDG を用いて人を生み出すこととの間の研究，すなわち，SCDG を用いて胚を作製することの是非が問題になるとして議論を締めくくる．

位田の残した問いに対する答えは，思いの他，容易に導き出すことができるように思われる．既に第 2 章，第 3 章で確認したように，これまで日本では，原則としてヒト胚（余剰胚，研究胚，人クローン胚）を破壊してはならないという立場を取ってきた．この考え方を踏まえれば，当然，SCDG から作製されたヒト胚もその他のヒト胚と同等に扱う必要があるであろう（Ishii et al. 2013）．中には，SCDG から作製されたヒト胚は正常に人へと成長するかどうか分からないため，余剰胚や研究胚とは異なると反論する者がいるかもしれない．しかし日本の立場は，仮にヒト胚が「実際の将来」（actual futures），すなわち，将来のある時点で意識を持つ（パーソンになる）ことがないとしても，等しく「人の生命の萌芽」と見なし，道徳的配慮の対象とするというのである．それは人クローン胚も例外ではない（クローン規制法で人クローンを生殖目的に利用することが禁止されており，現時点で当該胚から人が誕生したことがないにもかかわらずである）．したがって，人クローン胚を余剰胚や研究胚と同等に配慮するのであれば，SCDG から作製されたヒト胚も同様に配慮する必要があるであろう．

次に検討すべきは，日本において，どのような場合に，研究目的にヒト胚（研究胚や人クローン胚）の作製および利用が認められるのかという点である．人クローン胚の場合，その作製・利用は，以下の三つの基準を満たす場合に容認されてきた（文部科学省 2009）．

一つ目は，適切な研究目的があるかどうかである．つまり，人クローン胚を作製するためにはそれを正当化するだけの十分な理由が必要になる（具体的な目的は，特定胚指針第9条に明記されている）．二つ目は，当該胚の作製および利用が，科学的合理性と社会的妥当性によって担保されているかどうかである．この表現は理解および解釈の難しいところではあるものの，人クローン胚を作製・利用することに科学的な必然性があり，かつ社会の状況や要請に合っているかどうかという基準である．三つ目は，人クローン個体を生み出さないような予防措置が講じられているかどうかである．人クローン胚は生殖利用される（体外受精によって作製された）ヒト胚と同じく「人の生命の萌芽」であると見なされている．なぜなら，これまでに人クローン胚から人が生み出されたことはないものの，当該胚も人へと成長する能動的潜在性を持っているからである．だからこそ，人クローン胚は人へと成長しないように慎重に取扱う必要があるのである．

　それでは，SCDGを用いたヒト胚の作製・利用はどのような場合に許容されるのであろうか．上述の点を踏まえれば，三つの基準を満たす場合にSCDGを用いてヒト胚を作製・利用することができると言えるであろう．つまり，SCDGを用いた胚作製を正当化するだけの十分な理由があるかどうか，その行為に科学的合理性や社会的妥当性が認められるかどうか，そしてSCDGから作製されたヒト胚が生殖利用されないような予防措置が講じられるかどうかである．このような三つの基準を満たす場合に，少なくとも日本においてSCDGからヒト胚を作製することは容認されるであろう．逆にこの三つの条件を満たさない場合でもSCDGを用いた胚作製が許容されるのであれば，人クローン胚の作製も同じ要件で認めてよいことになる．

　もしSCDGおよび，SCDGから作製されたヒト胚を生殖目的に利用するのであれば，「5.2.2」から「5.2.6」で確認した倫理的問題を事前に熟考しておく必要がある．そして将来的に日本がどのような方向に進むにせよ，SCDG技術の生殖利用を許容するかどうかについて，広く社会で議論すべき問題である．これは決して問題解決を放棄しているのではない．

SCDG技術の生殖利用を認めるということは，既に述べたように，従来の社会構造を大きく変えるほどのインパクトを持つと思われるため，それを許容するかどうかに関する議論は社会に開かれるべきなのである．

ともあれ，これまでの考察を基に，少なくとも以下の三点を指摘することができるであろう．まず，従来の不妊と診断されるような人にSCDGの利用を認めるのであれば，子どもを欲しいが持てない不妊以外の人がSCDGを利用することも同様に認める必要があるかもしれないということである．また，治療を目的にSCDG，またはSCDGを用いて作製されたヒト胚を選別することを認めるのであれば，エンハンスメントを目的にSCDG，またはSCDG由来の胚を選別することも認めなければならないかもしれない．最後に，SCDGを用いて作製されたヒト胚の生殖利用を認めるのであれば，（実際にそれをするかどうか，またそれを希望する者がいるかどうかは別として）人クローン胚の生殖利用も認めなくてはならないかもしれないということである．

いずれにせよ今後，SCDG技術が順調に進展し，当該技術の生殖利用に関して倫理的是非を論じる必要性が生じた場合には，安全性・リスクのみに問題を矮小化するのではなく，本章で論じた様々な論点を総合的に考慮し，日本としての方向性を決定することが求められるであろう．

＊　　　　　＊　　　　　＊

SCDGの作製・利用をめぐっては倫理的に問題視されることが多い．しかし，実際に，同研究にいかなる倫理的問題があり，それをいかに解消していけばよいのかはこれまで十分に議論されてこなかった．本章では，現在までのSCDGの作製・利用に伴う倫理的議論を扱うことによって，今後のSCDGの作製・利用の在り方を論じる上で何を問題にしていかなければならないのかについて検討を行った．

「4.2」節において実際に検討した問題は，SCDG由来のヒト胚の道徳的地位をめぐる問題，遺伝的な親であることをめぐる問題，安全性・リスクをめぐる問題，SCDGの生殖利用の範囲をめぐる問題，エンハンスメントをめぐる問題，SCDG研究への資源配分をめぐる問題である．まず，

SCDGを用いてヒト胚を作製してもよいか，また研究利用してもよいかという問題は，結局のところ，当該胚の道徳的地位をいかに位置づけるかという点に帰着すると言えるであろう．中には，いったんSCDGから作製されたヒト胚の研究利用を認めてしまうと，生殖利用も認めざるをえなくなるのではないかと懸念する者がいるかもしれない．しかし，日本において人クローン胚研究を容認した経緯，またそれ以降の状況に鑑みれば，そうした懸念を解消するためには法規制の役割が重要になると言えるであろう．一方，SCDG技術の生殖利用をめぐっては様々な問題が懸念されていたが，いったんSCDG技術の生殖利用を認めてしまうと，中には直観に反するようなもの，すなわち，「不妊」患者以外の人の利用，また治療だけでなく，エンハンスメントを目的とした利用，さらに人クローン胚を生殖目的に利用することも認めなければならない可能性が生じるのである．

「4.3」節では，従来の日本におけるヒト胚，特に人クローン胚の作製・利用に対する見方を確認することによって，日本においてSCDG由来のヒト胚の作製・利用をどこまで許容できるのかについて論じた．結論として，人クローン胚の作製・利用を認める三つの基準——①適切な研究目的があること，②科学的合理性や社会的妥当性によって担保されていること，③人として誕生しないような予防措置が講じられていること——を満たせば，SCDG由来のヒト胚の作製・利用は容認され得ると考えられる．しかし，SCDG，およびSCDGを用いて作製されたヒト胚の生殖目的の利用については，それによって生じる潜在的な問題を勘案し，社会として最終的な結論を導く必要があるであろう．

第5章

iPS細胞研究における優先順位の設定

iPS細胞研究は国から多額の公的研究費が集まる研究分野の一つであるが[1]，研究費が有限である以上，当該研究をめぐる優先順位を設定する必要があるし，その設定においては，慎重な検討が求められる．しかし，これまでのところ，(日本に限らず) いかなる原則や基準でiPS細胞研究を進めていくのかが十分に議論されていない (例えば，Hermerén 2011; Hug and Hermerén 2011; Hermerén 2012: 20)．本章の目的は，従来，日本がいかにiPS細胞研究を進めてきたのかを分析し，その上で今後の当該研究の在り方を示唆することにある．そのために，議論の足がかりとして，文部科学省，科学技術・学術審議会，ライフサイエンス委員会の下に設置された「幹細胞・再生医学戦略作業部会」(以下，作業部会)[2]における議論を参照しながら考察を行う[3]．

作業部会は，「iPS細胞研究を含む再生医学研究の振興方策について検討を行うため」，2008年1月10日から2016年12月9日にかけて開催されており (計23回)，現在も継続中である (文部科学省 2007)[4]．そこでの議論を基に，2012年5月 (2013年2月一部改正) に「今後の幹細胞・再生医学研究の在り方について」(文部科学省 2013c)，2015年8月 (11月に一部改

---

1) 文部科学省では，2013年以降，iPS細胞研究に対して，年間90億円の支援，10年間で約1100億円の研究支援を行うことを表明した (文部科学省 2015c: 3)．
2) 同様の審議会が，内閣府，総合科学技術会議 (現・総合科学技術イノベーション会議)，基本政策推進専門委員会の下に設置された「iPS細胞研究WG」である．WGは，2008年1月10日から同年6月25日まで (計9回)，「iPS細胞研究を円滑に進めるための環境づくりを行っていく」ために開催された (内閣府 2007)．そこでは，「包括的なiPS細胞研究の進め方」が議論され，2008年7月には「iPS細胞研究の推進について (第1次とりまとめ)」がまとめられている (内閣府 2008)．
3) 2007年11月当時は，自由民主党・公明党の連立政権であった．2009年9月16日から2012年10月1日まで，自由民主党・公明党に代わって民主党・社会民主党 (2010年5月まで)・国民新党の連立政権が国を主導した．その後，2012年12月26日以降，自由民主党・公明党が再び政権の座に就いている．
4) この間，2013年7月12日に「幹細胞・再生医学戦略懇談会」が開催された．第3回の作業部会では，iPS細胞研究の在り方について集中的に討議しているWGの検討状況を知るため，内閣府の三宅参事官がヒアリングに招聘されている．なお，作業部会の議事録等は以下のURLより閲覧できる (http://www.lifescience.mext.go.jp/council/committee006.html)．

正) に同報告書の改訂版 (文部科学省 2015c), さらに 2009 年, 2013 年, 2015 年に「iPS 細胞研究ロードマップ」(以下, ロードマップ) がまとめられている (文部科学省 2009b, 2013c, 2015c).

あらかじめ断っておくと, 作業部会は, iPS 細胞研究における優先順位——すなわち, どの研究, どの疾患を他よりも優先するのか——の設定を行うことを目的としてきたわけではない. しかしながら, 作業部会の議事録や報告書などは, 現在まで日本が, 何を基準にして iPS 細胞研究を進めてきたのかを把握するうえで有用であると思われる.

本章は, 以下の手順で議論を進めていく. まず, 作業部会の議事録や報告書などを用いながら, iPS 細胞研究の中でも, 特に「iPS 細胞を用いた再生医療研究」や「疾患特異的 iPS 細胞を活用した研究」の優先順位の設定に注目し, 前者において対象となる細胞・組織がいかに決定されてきたのか, 後者においてなぜ特定の疾患が他の疾患よりも優先されてきたのかを明らかにする. 続いて, 医療における資源配分に関する先行研究を参照し, 日本の iPS 細胞研究における優先順位を設定する上で克服すべき課題を確認する. 最後に, 今後, 当該研究をいかに進めていけばよいかを国際動向や正義論 (功利主義や自由平等主義) の観点から考察する.

5.1 iPS 細胞を用いた再生医療研究

結論を先取りすれば, iPS 細胞を用いた再生医療研究において対象となる細胞・組織を決定する際, 短期的・中期的に重要視されていたのは, 「早期の実現可能性」という基準であった. 例えば, 第 2 回の作業部会における慶応義塾大学・須田年生の「成功例を作る」や「非常に奏功しそうな病気で試す」などの発言が, 早期の実現可能性の具体例に当たる[5]. また, 2012 年 6 月 6 日, 医療イノベーション会議が策定した「医療イノベーション 5 か年戦略」において, 「この 5 か年では, 早期に, 出来る限り多くの実用化の成功事例を創出する」という方針が打ち出されたが, 須田の発言はこれとも軌を一にすると言えよう (首相官邸 2012: 35).

表 1　iPS 細胞を用いた再生医療研究——対象となる細胞・組織と臨床研究の開始時期の比較

2009 年 (文部科学省 2009b: 7–9)	2013 年 (文部科学省 2013c: 18–19)	2015 年 (文部科学省 2015c: 3–11)
1. 中枢神経系（7 年後以降）	1. 中枢神経系	1.1. 神経系（ドーパミン産出神経細胞）[1～2 年後]
	1.1. ドーパミン産出神経細胞 [3～5 年]	1.2. 〃（神経幹細胞）[3 年後]
	1.2. 神経幹細胞 [5 年以内]	2.1. 感覚器系（角膜）[開始済]
2. 角膜（7 年以内）	2. 角膜 [4 年以内]	2.2. 〃（網膜色素上皮細胞）[3～4 年後]
3. 網膜色素上皮細胞（5 年以内）	3. 網膜色素上皮細胞 [1～2 年]	2.3. 〃（視細胞）[2 年程度]
4. 視細胞（7 年以内）	4. 心筋 [3～5 年]	3. 循環器系（心筋）[4 年程度]
5. 血小板（5～8 年）	5. 視細胞 [3～4 年]	4.1. 血液系（血小板）[1 年程度]
6. 赤血球（10 年以内）	6. 血小板 [3～4 年]	4.2. 〃（NKT 細胞）[2～3 年後]
7. 造血幹細胞（7 年後以降）	7. 赤血球 [5 年以降]	4.3. 〃（赤血球）[7 年以降]
8. 心筋（5～7 年程度）	8. 造血幹細胞 [7～10 年]	4.4. 〃（造血幹細胞）[10 年以降]
9. 骨・軟骨（10 年後以降）	9. 骨・軟骨 [7 年後以降]	5. 消化器系（肝臓）[4 年程度]
10. 骨格筋（10 年後以降）	10. 骨格筋 [7 年後以降]	6.1. 内分泌系（膵β細胞）[4 年程度]
11. 内胚葉系細胞（肝臓細胞，膵β細胞，腎臓細胞）(10 年後以降)	11. 腎臓細胞 [10 年後以降]	6.2. 〃（下垂体）[8 年程度]
	12. 膵β細胞 [5 年後以降]	7. 腎尿路系（腎臓）[10 年以降]
	13. 肝細胞 [5 年後以降]	8.1. 運動器系（軟骨）[2～3 年後]
		8.2. 〃（骨格筋）[5～6 年後]
		9.1. その他（毛包）[4～5 年後]
		9.2. 〃（分泌腺）[5～6 年後]
		9.3. 〃（歯）[7 年以降]

この「早期の実現可能性」という考え方が顕著に現れているのが，ロードマップである（178 頁表 1 を参照）．2009 年 6 月と 2013 年 2 月，さらに 2015 年 11 月に，作業部会での議論を踏まえ，iPS 細胞研究を進めていくうえでの工程表，すなわちロードマップが策定された[6]．これは，「多額の国費を投入するに当たり，いつまでにどのような研究成果の達成を目指すかを明らかに」する意味合いであるという（文部科学省 2009: 3）．

ロードマップの内容に言及する前に指摘しておかなければならないのは，iPS 細胞を用いた再生医療研究において対象となっている細胞・組織が，従来行われてきた ES 細胞や体性幹細胞を用いた再生医療研究（基礎研究や前臨床研究）の成果の影響を多分に受けているという点である．例えば，ヒト iPS 細胞を用いた再生医療研究において，他の細胞・組織に先行して進められている網膜色素上皮細胞やドーパミン産出神経細胞などの研究は，既にある程度ヒト ES 細胞を用いた研究の蓄積があるものである．Hermerén が指摘するように，不確定要素が多く，研究が予定通りに進捗するとは限らない幹細胞研究の領域において，合理的に優先順位を設定することは困難である（Hermerén 2011: 440）．その意味で，ES 細胞や体性幹細胞を用いた再生医療研究の成果を踏まえて，対象となる細胞・組織

5） 須田の発言を以下に引用しておく（文部科学省 2008: 26; 傍点は筆者）．

> 特に，この前，岡野先生［慶応技術大学・岡野栄之──筆者注］も説明していましたけど，たとえば神経幹細胞を使う時に，アメリカのステムセル社はバッテン病という極めてまれな病気を対象に選んでいます．それは脊髄損傷よりいろんな点で対象にするのに都合がいいことがあるのだろうと思いますけども，我々一番大事なのは，こういう再生医療でどの病気を目標にするか．まず最初に成功例をつくらないと，数が多いとか，デマンドが高いからという，それだけでやっていると，イージーなイメージだけで動いてしまうんじゃないかなという気がするんですね．そういう意味で，一番真剣に考えなきゃいけないのは，どの病気，どんなに数が少なくてもいいけれども，非常に奏功しそうな病気で 5 年後に多少めどがつくというような感じでいかないと，ほんとうにあおられているというのか，研究者自身が相互批判精神を失いつつあるんじゃないかなと思って，あえて発言しました．

6） 本章では，ロードマップに記載されていた技術の確立や前臨床研究の開始時期を省略し，対象となる細胞・組織と臨床研究の開始時期のみを記載した．

を決定している点では，合理的な判断が行われていると言える．

そうした合理的な判断は，ロードマップにも顕著に表れている．と言うのも，ロードマップは改訂されるたびに，内容が具体化されるとともに，新たに対象となる細胞・組織も追加されているのである（文部科学省 2009b, 2013c, 2015c）．例えば，2009 年のロードマップでは，対象となる 11 個の細胞・組織と研究目標（iPS 細胞からの分化誘導技術の確立，霊長類・モデル動物への前臨床試験，ヒトへの臨床研究）が示されている（文部科学省 2009b）．それが，2009 年から 2013 年の変更では，①「中枢神経系」が「ドーパミン産出神経細胞」と「神経幹細胞」に細分化，②「視細胞」が追加，③「内胚葉系細胞（肝臓細胞，膵β細胞等）」と「腎臓細胞」が「腎臓細胞」，「膵β細胞」，「肝細胞」に明確化されている．さらに，2013 年から 2015 年の変更では，①九つの組織（系）に分類して表記されるとともに，②「血液系（NKT 細胞）」，「内分泌系（下垂体）」，「その他（毛包）」，「その他（分泌腺）」，「その他（歯）」が追加されている．

臨床研究の進捗に関しては，2013 年の時点で，近々行われるとしていた「網膜色素上皮細胞」を用いた臨床研究が，2014 年 9 月 12 日，ロードマップの計画通りに実施された（理化学研究所 2014）．しかし実際には，計画通りに臨床研究が行われているものの方が少ない．例えば早くから 2 番手と目されていた「ドーパミン産出神経細胞」を用いたパーキンソン病の研究は，当初予定されていた「臨床研究」から「治験」に切り替えて実施されることになっている（新聞報道は，研究の進捗度合いを肯定的に捉えるもの［毎日新聞 2015］と否定的に捉えるもの［日本経済新聞 2015］に分かれている）．なおこの点に関連して，2013 年までは「臨床研究」と表現されていたものが，「臨床応用」という表現に変わっている（「ヒトを対象とした研究開発段階（臨床研究又は治験）をいう」と注記されている）（文部科学省 2015c: 5）．

科学技術振興機構（以下 JST）の福士珠美は，（2009 年および 2013 年の）「ロードマップの策定と，一定期間経過後の進捗状況確認によるロードマップの見直しは，再生医療実現に向けた戦略的な資金配分の決定プロセスに有用」（福士 2013: 61）であると指摘する．福士が述べるようにロード

マップの策定と見直しには一定の有用性があるであろう．しかし，その有用性は有名無実化する可能性も十分にある．なぜなら，2009年，2013年，2015年のロードマップをそれぞれ比較すると，視細胞，赤血球，造血幹細胞，骨格筋，腎臓（細胞）の成果があまり見られないからである（ロードマップには，「ヒトへの臨床研究」の開始時期の目標とともに，「iPS細胞研究からの分化誘導技術の確立」と「霊長類・モデル動物への前臨床試験」の開始時期の目標も記載されているが，いずれの段階においても目標が達成されているようには見えない）．そして，それらの細胞・組織において研究が遅れている（達成目標が達成されていないことの）理由も十分に示されているわけではない．

2003年度から10カ年計画で「再生医療の実現化プロジェクト」が実施されてきたが，第Ⅱ期（2008年度～2012年度）[7]に実施されたヒトiPS細胞を用いた再生医療研究の事後評価報告書では，研究の進捗に関する評価方法が次のように記されている．

> 本事業は，政府として取り組むべき国家的・社会的課題に対する研究開発を実施する「政策課題対応型研究開発事業」であり，研究目標及び成果目標を明確にしたうえで政府が重点的な投資を行うものであって，研究者の自由な発想に基づく研究とは異なり，事業実施者には厳正な評価を受けながら目標を達成することが求められている（文部科学省 2012: 1）

iPS細胞を用いた再生医療研究とは，まさに国家プロジェクトであり，「再生医療の実現化プロジェクト」の第Ⅱ期においては，再生医療を実現するために有用な研究が取り組まれてきたのである．再生医療の実現化プロジェクトの中間評価では，評価項目に照らして，「研究課題の整理統合，マネジメント体制の強化，拠点間の連携強化，目標の見直し等」が遂行されたとある（文部科学省 2012: 1）．

事後評価報告書では指摘されていないが，JSTが主導する「再生医療実現拠点ネットワーク事業」において導入されている評価方法は，「ステー

---

7) 第Ⅰ期は2003年度～2007年度．

ジゲート方式」（米国カリフォルニア再生医療機構［California's Stem Cell Agency: CIRM］における「マイルストーンレビュー」）であるという．「ステージゲート方式」とは，「新規技術の実用化や製品化の過程での，不確実な状況下での研究開発（への投資）リスクを低減するために，一定の段階ごとに達成状況を評価し，開発の継続や計画の変更，中止を細かく見直していく評価方法」である（福士 2013: 61）．この評価方法は，達成状況を評価するにとどまらず，研究の継続，計画変更，さらに中止さえも求めるものであるとされるが，2009 年，および 2013 年のロードマップの改訂からは，再生医療実現拠点ネットワーク事業において導入されているステージゲート方式が評価方法としてどの程度実効性を持つのかが疑わしい．

　iPS 細胞を用いた再生医療研究が遅れている理由，および遅れている研究が依然として継続されている理由は分かりやすい形で開示されていないが，今後もし「早期の実現可能性」という基準の下に，当該研究に対して戦略的な資金配分を行うのであれば，研究の進捗状況に応じて選択と集中が必要になる．それに伴い，ステージゲート方式に限らず，いかに iPS 細胞を用いた再生医療研究の進捗管理を行うのかについても検討が求められるであろう．

5.2 疾患特異的 iPS 細胞を活用した研究

　ここでも結論を先取りすれば，疾患特異的 iPS 細胞を用いた研究において，対象となる疾患の優先順位に影響を与えていたのは，「代替の治療法の有無」という基準である．この基準により，希少性難治性疾患が他の疾患に比べてより優先されたのである．本節では，当該研究における優先順位の決定においてどのような議論が行われたのかを，第 13 回の作業部会を中心に検討していきたい（文部科学省 2013a）[8]．

8） 文部科学省と厚生労働省科研費補助金事業で採択された疾患特異的 iPS 細胞研究における希少性難治性疾患に関しては，辰巳（2011）にまとめられている．

第 5 章　iPS 細胞研究における優先順位の設定　183

　内科学・糖尿病学が専門の東京大学・門脇孝は，疾患特異的 iPS 細胞を用いた研究において，希少性疾患や難治性疾患が当然のように優先されていることに疑問を投げかけている[9]．

> 疾患特異的 iPS 細胞という話で，いつもそう思いますけれども，希少疾患や難治性疾患が対象になります．それでは，例えば，認知症や循環器疾患や糖尿病などは非常に数が多くて，国民の多くを苦しめて，実際には死因でも非常に大きな問題になっている，そういうものは除外するという考え方なのでしょうか．実際には，糖尿病を本当に根治しようと思うと，1 型糖尿病でもそうですし，2 型糖尿病の一部でもそうですし，あるいは糖尿病の合併症を根治しようとすると，こういった iPS 細胞による再生医学というのに一番の期待を糖尿病関係者では集めているところなのに，どうしてこういう言い方になってしまうのかということが一つです（文部科学省 2013a: 32; 傍点は筆者）

　この指摘に対して，文部科学省の彦惣俊吾は次のように答えている．

> 対象疾患につきましては，今回は特に，難治性疾患，希少性疾患を中心に掲げております．といいますのも，これは政策論的な問題でありまして，まず最初のステップとしまして，一番困っている，他に治療法が全くないというところの難治性疾患，希少性疾患を第一に今回のプログラムで挙げて，スタートした上で，さらには希少性疾患以外の部分についても当然進めていくというところでございます（文部科学省 2013a: 33; 傍点は筆者）

　両者のやり取りからは，疾患特異的 iPS 細胞を用いた研究を進める際に，彦惣のいう代替の治療法の有無だけではなく，門脇のいう患者数や死因といった基準（あるいはその他の可能性）も考慮する必要性が示唆されている．疾患特異的 iPS 細胞を用いた研究を進める上で，希少性難治性疾患

---

9)　門脇はまた，「糖尿病や認知症などはいい治療法がないから，あれだけ合併症が出たり亡くなったりします．欧米の動向は，そういうものに非常に力を入れて，それが本丸だと思っている」と述べ，国際競争という観点から，国として重点的に取り組むべき対象疾患の選定方法について問題提起を行っている（文部科学省 2013a: 33-34）．海外の研究動向という視点に関しては，後述するため，ここではそうした視点が示されたということだけ確認しておく．

に関する研究を優先させることは必ずしも直観に反するわけではなく、一見もっともらしいようにも思われる。しかしながら、彦惣のいう、希少性難治性疾患に罹っている患者が「一番困って」おり、「他に治療法が全くない」かどうかは必ずしも自明ではなく、両者（代替の治療法の有無と患者数や死因）においてどちらの基準を採用するかについては批判的検討が必要であろう。患者数の多さや死亡率の高さを考慮すれば、認知症、循環器疾患、糖尿病に罹っている患者の利益を優先させるべきということになり、その場合のステークホルダー（利害関係者）は、認知症、循環器疾患、糖尿病の患者、および患者団体である。他方、代替の治療法の有無を考慮すれば、希少性難治性疾患の患者の利益を優先させるべきということになる。その場合のステークホルダー（利害関係者）は、希少性難治性疾患、およびその患者団体である。

上記の門脇と彦惣のやり取りに対して、「疾患特異的 iPS 細胞を活用した難病研究」のプロジェクトオフィサーである東京医科歯科大学・赤澤智宏が、当該研究において希少性難治性疾患を優先した理由について補足説明を行っている。

> 例えば、糖尿病であるとか、がんであるとかというのは、主な日本の製薬会社がもう既にある程度、日本の研究者と組んで、あるいは欧米の研究者と組んで、研究を始めています。ところが、日本で非常に少ない患者、希少の患者の場合には、製薬会社は手が出ません。それをやることによって、利益につながることは難しいということがあるのです。だから、逆に言うと、そういう人たちが本当にコミットしやすいような形で国が支援する枠組みが欲しいということを製薬協から言われてこういうフレームをつくったのでしょう（文部科学省 2013a: 34）

赤澤によれば、糖尿病やがんなどに比べて希少性難治性疾患は、国がサポートしないと研究が進まない疾患であり、製薬協（日本製薬工業協会の略）をサポートする意味合いもあるのだと言う。この点に関しては、第 14 回の作業部会においてバイオフロンティアパートナーズの大滝義博も、製薬

会社が「疾患特異的 iPS 細胞を活用した難病研究」に乗り出さないのは，希少性難治性疾患に「ヒト・モノ・カネ」をかける必然性がないからだと述べている（文部科学省 2013b: 31）．

　他にも，希少性難治性疾患を優先する理由として，がんや認知症のメカニズムを解明する研究が，文部科学省の重点研究の一つである脳科学研究において進められている点（文部科学省 2013a: 35），（適切な動物モデルがなく，患者数が少ないことによる）研究振興の意味合い，さらに医科学研究におけるブレークスルーの可能性などが指摘されている（文部科学省 2013b: 33）．つまり，彦惣のいう「政策論的な問題」とは，希少性難治性疾患とその他の疾患への支援の状況，また基礎研究の底上げや科学研究の将来性などを総合的に勘案した政策決定と解することができる．

　ちなみに，彦惣が指摘しているように，疾患特異的 iPS 細胞を活用した研究を，希少性難治性疾患に限定しているわけではないことは，次の引用箇所から読み取ることができる．

> 希少性・難治性疾患のみならず，common disease や多因子疾患に対しても，疾患特異的 iPS 細胞の活用は有効であることが期待されており，引き続き厚生労働省等とも連携して，疾患特異的 iPS 細胞の樹立を行い，これらを用いた疾患発症機構の解明，創薬研究や先制医療（個への介入による発症予防等），治療法の開発を行う取組をより強化する必要がある（文部科学省 2015c: 14）

　これまでの議論を基に，日本の疾患特異的 iPS 細胞を用いた研究における優先順位の設定を理論的に整理しておこう．既に見てきたように，疾患特異的 iPS 細胞を用いた研究においては，少なくとも三つの原則が暗黙裡に前提とされている．

　一つ目の原則は，「最も治療を必要としている患者を優先すべき」というものである．ここでの必要性とは，治療を受けなければ，①患者の予後が悪くなるという点，また②高い確率で死に至るという点によって特徴づけられる．二つ目の原則は，「効果的な治療を発展させる見込みが（最も）高い疾患の研究を優先すべき」というものである．そして三つ目の原則

は，(最も論争を呼びやすいものであるが)「希少性難治性疾患を優先すべき」というものである．

　門脇がその妥当性を疑ったのは三つ目の原則であり，なぜ希少性難治性疾患を優先するのかという疑問を呈したであった．門脇は，大多数が罹患するであろう疾患を優先すれば，多くの患者のベネフィットになると主張する．つまり，糖尿病や認知症などの患者は予後が悪く，効果的な治療を見いだせずにいるために，iPS 細胞を用いた研究が好ましい結果（例えば，糖尿病の根治）につながるかもしれないと言うのである．彼の主張を踏まえれば，疾患特異的 iPS 細胞を活用した研究において採用すべき原則は，「希少性難治性疾患を優先すべき」ではなく，「大多数が罹患するであろう疾患を優先すべき」ということになる．

　これに対して赤澤は，患者数の多い疾患の研究において効果的な治療が開発されれば，製薬会社に多大な利益をもたらすという期待もあり，既に日本の製薬会社が国内外（特に欧米）の研究者と協働しながら，当該研究に着手しているという点を指摘する．また，製薬会社は，見返りの少ない希少性難治性疾患の研究には手を出しにくいので，国は，希少性難治性病疾患を優先的に支援してきたのではないかとも述べている．もし赤澤が推測する通りであれば，国が製薬協を支援しなかった場合，希少性難治性病疾患の患者に不公平が生じていたかもしれない．その意味で国は，疾患特異的 iPS 細胞を用いた研究において，まず，治療を最も必要としている（すなわち，予後が悪く，現在のところ効果的な治療法がない）希少性難治性疾患の患者を優先的に救済しようとしてきたのである．

　2013 年以降，文部科学省と厚生労働省は，(少なくともスタートの時点で) このような論理で疾患特異的 iPS 細胞を活用した研究（「疾患特異的 iPS 細胞を活用した難病研究」）を展開してきたと考えられる．

5.3　iPS 細胞研究における優先順位の設定

　ここではまず，医療における資源配分に関して，最も代表的な先行研究

の一つを紹介し，今後，日本がいかなるプロセスで iPS 細胞研究における優先順位を決定していけばよいかを指摘したい．その上で，国際動向，功利主義，自由平等主義の観点から，今後の iPS 細胞研究における優先順位の設定に向けた判断材料を示すことにしたい．

5.3.1 今後の優先順位の設定の在り方

優先順位の設定におけるジレンマを解消するための，唯一無二の解決策，また確固とした基盤――すなわち，限られた資源の配分――は存在しない．それは，優先順位を決定する際，全ての人からコンセンサスを得ることが困難であるからでもある．その意味で，Norman Daniels と James Sabin も述べるように，決定の正当性と公正性（すなわち，手続き的正義）を担保するために，公正で，慎重なプロセスが必要となるのである（Daniels and Sabin 2008a）．Daniels と Sabin の「理にかなっていることの説明責任」（accountability for reasonableness）の理論は，医療資源の配分を論じる上で必ずと言ってよいほど引用される。以下に，同理論を構成している四つの条件を記載しておきたい（Daniels and Sabin 2008a: 44）．

1. 公開の条件（Public Condition）：決定とその根拠は公的にアクセス可能であること．
2. 妥当性の条件（Relevance Condition）：資源配分における決定の根拠に関しては，妥当な説明がなされなければならない．
3. 改訂と異議申し立ての条件（Revision and Appeals Condition）：資源配分の決定に関する決議に異議申し立てを行う機構がなければならない．さらに，新しいエビデンスもしくは議論に照らして改訂や改良する機会があること．
4. 規制の条件（Regulative Condition）：1～3の条件を満たすことを保証するために，プロセスの自発的または公的な規制のどちらかがあること．

Lindsay Sabik と Reidar Lie は，8 カ国（ノルウェー，スウェーデン，イスラエル，オランダ，デンマーク，ニュージーランド，イギリス，アメリカ・オレゴ

ン州）を対象に，医療において優先順位がいかに設定されているのかを比較検討し，その結果，Daniels らのいう「理にかなっていることの説明責任」が十分に達成された国が存在しないことを指摘している（Sabik and Lie 2008）．しかし，イスラエル，ニュージーランド，オレゴン，イギリスなどは，一般市民からある程度の支持を得ていると言う[10]．と言うのも，それらの国では，「適切な市民参加」（appropriate public involvement）とともに，医療における優先順位の設定が行われているからである．つまり，優先順位の決定を行う上で，Daniels と Sabin のいう「理にかなっていることの説明責任」を達成するのは難しいかもしれないが，Sabik と Lie が提案するような「適切な市民参加」――一般市民を巻き込んだ社会的な議論と意思決定における正当化の根拠に対する批判の機会確保――を達成することを示唆している．そしてこの点は，日本において iPS 細胞研究の優先順位を決定する上でも参考になると思われる．

5.3.2　国際動向という観点

日本において iPS 細胞（研究）は再生医療研究と密接な関係にある．これは 1999 年の「ミレニアム・プロジェクト」や 2003 年に始まる 10 カ年計画の「再生医療の実現化プロジェクト」などのように，国が再生医療を重点課題として推進してきたことによる．その一方，作業部会では，「国際的な研究動向」（国際競争）の観点から，再生医療よりも創薬研究にこそ力を入れるべきだという指摘が繰り返されてきた．2011 年 10 月には，JST が「iPS 細胞を巡る国際動向と今後の研究展開」という国際比較調査の報告書において，欧米のファンディングの状況や現地調査を行った結果，医療のイノベーションにおいて「創薬研究」と「再生医療研究」の両

10）Daniels と Sabin は，国民への説明責任を果たしている国として，イギリスの国立医療技術評価機構である NICE（The National Institute for Health and Care Excellence），メキシコ，オレゴン州などを取り上げている（Daniels and Sabin 2008b）．

者が不可欠であると結論づけている（JST 2011）．

　もっとも，国際的な視点のみが日本の iPS 細胞研究を方向づけるわけではないが，当該研究の進め方を戦略的に考えるうえで，研究の国際的な動向は重要な指標の一つであると言えよう．実際に，第 21 回の作業部会において，「幹細胞文献動向から見る器官・臓器別の国際競争力について」（文部科学省 2015d）という報告を受け，国立がん研究センター・牛島俊和は次のように述べている（文部科学省 2015e: 9）．

> 客観的に我が国がどのくらいの位置にいるかというのをきちっと把握しておくということは，投資していく上で非常に大事だろうと思います．それがなされたということは，大変に重要なことだと思います．

　ちなみに上記の調査結果として，ES 細胞，iPS 細胞，多能性幹細胞に関する文献数がアメリカに次いで 2 位であり，器官別の文献数も 2 位が多いという状況が報告されている．

　以下では，2008 年から 2012 年の幹細胞研究の出版動向とそれに基づくインタビュー調査を実施した Barfoot ら（2013）を参照し，将来的な iPS 細胞研究の在り方を考えるための判断材料を提示したい．

　「図 6　幹細胞別・テーマ別の出版状況の比較」によれば，2008 年から 2012 年における iPS 細胞研究の出版物において，再生医療が 47 ％，創薬が 11 ％，基礎生物学研究が 42 ％を占めていたという（190 頁図 6 を参照）[11]．あらかじめ断っておくと，Barfoot らの調査はあくまで「再生医療」や「創薬」に関連する出版物数であり，それら全てが再生医療や創薬を主題的に扱った研究ではない．ただ，この出版物数のデータからは，iPS 細胞を研究対象にした出版物の半分以上が再生医療と創薬に関するものであるということ，また再生医療に関連する出版物が全体の半分を占めているということが分かる．

11）　Barfoot らによれば，同調査には Scopus――Elsevier（エルゼビア）が提供する科学，技術，医学，社会科学，人文科学を網羅する引用文献データベース――が用いられており，検索時期は 2013 年 5 月である（Barfoot et al. 2013: 46-47）．

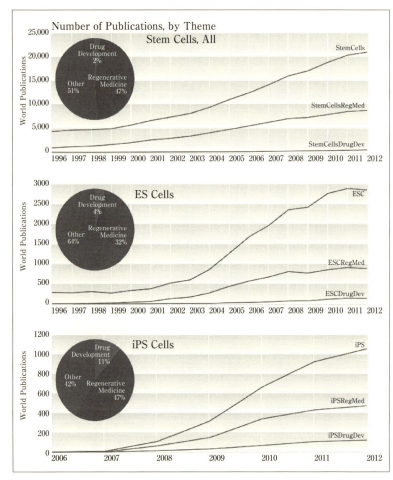

図6 幹細胞別・テーマ別の出版状況の比較
(Barfoot et al. 〔2013: 26〕) から転載

　さらに，Barfoot ら (2013) は iPS 細胞研究における創薬に関する出版物数の割合が，幹細胞研究全体におけるそれに対して5倍以上であることから，iPS 細胞研究の特性を活かした疾患モデル研究やオーダーメイド医療への期待があるのではないかと指摘している (Barfoot et al. 2013: 25)．一方，ミラン大学・Elena Cattaneo は，2008 年から 2012 年までの出版物数のデー

タ（すなわち，幹細胞研究全般の出版物において，基礎生物学研究が51パーセントを占めていたという点）を踏まえ，幹細胞研究における基礎研究の重要性に言及する（Barfoot et al. 2013: 25）．

> 現在，幹細胞研究は，病気を治療することよりも，病気を理解することに関するものの方が多い．私は，私たちの組織がいかに形成され，いかに病気になるのかを理解することが最も重要だと考えている．さらに踏み込んで幹細胞を理解することは，私たちがどこから来るのかを理解することだと言うこともできるであろう．胚性幹細胞について考えてみれば，そうした研究は私たちの身体がいかに胚から発生するかについて多くのことを教えてくれる．つまり，そのような研究をしなければ観察することのできなかった出来事への窓を開いてくれるのである

「図7 幹細胞別・テーマ別のCAGRの比較」もまた，創薬研究が再生医療研究よりも注目されていることを示している（192頁図7を参照）．図中の円の大きさは出版物数の多さを，x軸は相対被引用度（field weighted citation impact: FWCI）を，そしてy軸は複合年間成長率（compound annual growth rate: CAGR）を表している．この図からは，例えば，iPS細胞が急成長しているということ，また幹細胞研究において創薬研究が急成長しており，再生医療研究よりも創薬研究の方が相対被引用度も高いことなどを読み取ることができる（Barfoot, et al. 2013: 25）．Barfootらによれば，幹細胞研究全体やES細胞研究全体のCAGRに比べて，それらの研究における創薬研究のCAGRが高いということは，最初に広く社会に受け入れられるべネフィットが，創薬に関連するものであることを示しているのだという（Barfoot et al. 2013: 26）．ファイザー社・Sandra Engleも，「傾向として，創薬のために幹細胞を使用する方向に大きくシフトする」という見通しを述べている（Barfoot et al. 2013: 27）．

このような国際的な研究動向に鑑みれば，iPS細胞研究において，再生医療と同程度，もしくはそれ以上に創薬研究に注力する理由があると言える（もっとも，再生医療研究研究とともに，創薬研究にも大きな見込みがあるこ

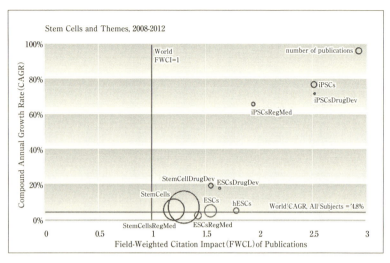

図7 幹細胞別・テーマ別の CAGR の比較
(Barfoot et al. 〔2013: 27〕) から転載

とは,早くから作業部会や上述の JST の報告書においても指摘されていた). 最新の作業部会の報告書 (「今後の幹細胞・再生医学研究の在り方について 改訂版」) も,国際的な研究動向を正確に把握している. 例えば, 「海外におけるiPS 細胞を用いた研究は,疾患特異的 iPS 細胞による病態解析研究と創薬研究が主」である (文部科学省 2015c: 7), また「創薬や疾患研究への応用について世界中で急速に研究が進んでいる」(文部科学省 2015c: 10), などの記述である. その上で, 「iPS 細胞を病態解明や創薬により一層利用するためには, さらに質・量ともに充実した iPS 細胞バンクを構築し, アカデミア, 製薬業界等への利用を促進していくような制度設計を検討しなければならない」という今後の課題も述べられている (文部科学省 2015c: 11).

Barfoot ら (2013) では, iPS 細胞研究において再生医療研究や創薬研究よりもむしろ, 基礎研究を重点的に行う必要があるとか, iPS 細胞研究よりもむしろ, ES 細胞研究や体性幹細胞研究に力を注ぐ必要があるとか, 様々な主張が行われている. その意味では, 今後, 国際的な動向をどの程

度考慮するのかも検討しながら，iPS 細胞研究の優先順位を決定していく必要があるであろう．

5.3.3　功利主義の観点

　功利主義においては，(「最大多数の最大幸福」というスローガンに表れているように) ある行為によって影響を受ける全ての人の幸福の総和が，最大になるような選択をせよ，というのが基本的な考え方である．功利主義における関心事は，行為の帰結として，関係する全ての人がどの程度幸福ないしは不幸になるのかという点にある．功利主義に対する批判としては，例えば，多数者（または社会全体）の幸福が少数者（または個人）の不幸を正当化することになるのではないかというものがある．

　ともあれ，この功利主義の考え方に立脚するのが，「同じ費用をかける場合，効果の大きい方が望ましい」，「同じ効果が得られるのであれば，費用が安い方が望ましい」とする「費用効果分析」(cost-effectiveness analysis) である（例えば，土屋 1994, 2000）．費用効果分析の使い方の一つとして，例えば，「ある特定の疾患の複数の治療からどれかひとつを選択する上でのガイドラインを示す」とか，「異なる病気の複数の患者の間での治療の優先順位を決定」するというものがある（土屋 1994: 69）．この費用効果分析には医療経済評価において効果指標として用いられることの多い「質調整生存年」(Quality Adjusted Life Year: 以下 QALY) と死亡年齢や障害度を加味した健康指標として開発された「障害調整生存年」(Disability-adusted Life Year: DALY) がある．

　以下では QALY について概観し，その後 QALY を含め費用効果分析の観点から iPS 細胞研究の優先順位がいかに決定され得るのかについて検討してみたい．斉藤信也らは QALY を以下のように説明する（斉藤ら 2012: 48-49）．

　　［QALY とは――筆者注］生存期間に効用値 (utility score) と呼ばれる健康関連

QOL（HRQOL：Health related quality of life）値をかけたものである．効用値が0.6の健康状態であれば，1年間の生存が0.6QALYに相当する．効用値とは「健康状態」から得られる主観的な満足感を数値的に表したもの，と考えられる．一般的に健康である方が「うれしい」し，風邪をひけば健康であるより「うれしくない」．ミクロ経済学で扱う効用と異なり，医療経済評価で扱う「効用値」は，数学のように足し算やかけ算ができる．つまり，効用値が0.6の状態で3年間生存できれば，獲得できるQALYは 0.6 × 3 ＝ 1.8QALY と計算される．

つまり，限りある資源は，多くのQALYを獲得できるように配分するのが望ましいというのが，QALYを用いた資源配分の基本的な考え方である．斉藤ら（2012）では，QALYに対する倫理的な批判，QALY以外の資源配分のルール，さらにはQALYを補完するような資源配分のルールなどが紹介されているが，そのことからも分かるように，QALYの観点からiPS細胞研究における優先順位を設定しようとしても，それは容易ではないであろう．そのため以下では，ひとまず上記の費用効果分析やQALYの理解に基づいて，iPS細胞研究（具体的には，「5.1」と「5.2」で論じたiPS細胞を用いた再生医療研究と疾患特異的iPS細胞を用いた研究）における優先順位を決定する際の議論の枠組みを提示する．

まず，再生医療研究において優先すべき疾患を決定する際には，例えば，表1（iPS細胞を用いた再生医療研究）を参照しながら，「同じ費用をかけて効果が大きくなることが期待される」疾患，言い換えれば，「同じ費用をかけてQALYの高くなることが期待される」疾患を選択する必要があるであろう（もしかすると，それは現在，臨床応用が行われたり，行われようとしている疾患ではないかもしれない）．また，そもそも再生医療に注力するだけの十分な理由がなく，同じ費用をかければ，疾患iPS細胞研究による病態解明や治療法の開発の方に大きな効果が期待されるのであれば，再生医療ではなく，疾患iPS細胞研究を進めるという判断に至るかもしれない．さらに同様の論理で，そもそもiPS細胞研究に注力するだけの十分な理由がなく，同じ費用をかける場合，ES細胞研究や体性幹細胞研究に大きな効果が期待されるのであれば，iPS細胞研究よりもむしろ，ES細胞研究や

体性幹細胞研究を進めるという判断に至ることもあるのである．

このように，費用効果分析やQALYの観点から優先順位を設定する場合，助けようとする人の命の重みを考慮に入れないという短所を持つことになる．しかしその反面，限られた資源の中で，多くの人命を助けるための決定を下すことができるという長所を持つのである．

5.3.4 自由平等主義の観点

続いて，アメリカの哲学者であるJohn Rawlsの正義論を概観した後，自由平等主義（Rawlsの「正義の二原理」）の観点から，iPS細胞研究の優先順位について若干の検討を加えたい．

Rawlsは，功利主義のように関係する全ての人の幸福の総和を足し合わせた結果だけを見るのではなく，個人を尊重すべきであると考えた（Rawls 1999; 併せて，伊勢田［2013: 102-108］も参照）．そして，理性的な者であれば社会生活を営む上で誰もが欲するもの，自由，（種々の）機会，収入や富などの「基本財」（primary goods）をいかに分配するかという問題に取り組んだことで知られている．

Rawlsは，「原初状態」（original position）――社会契約論における自然状態のようなもの――における「無知のヴェール」（veil of ignorance）の概念を用いて思考実験を行った．原初状態において人は，上記のような基本財をできる限り欲しており，なおかつ社会における自分の立場，例えば，社会的地位，人種，性別，宗教などのような個人の情報が無知のヴェールによって遮断されているとする．Rawlsは，このような原初状態で人は，特定の利害関心や価値観から自由に物事を判断するため，期待効用が最大化されるような選択ではなく，最悪の事態を回避するような選択（「最小値最大化ルール」，「マキシミン・ルール」［maximin rule］）を行うと考えた．この最小値最大化ルール，マキシミン・ルールから引き出される，社会の基本財を分配するための原理が以下の「正義の二原理」（the two principles of justice）である（伊勢田 2013: 105）．

1. 人は，他人の同種の自由と両立する限りにおいて最大限の自由を持つ（基本的自由に対する平等の権利）．
2. 社会的・経済的不平等は次の二つの条件を満たす場合にのみ認められる．
   (a) 公正な機会均等のもとで，全員に開かれた地位や職務に関する不平等であること．
   (b) その不平等が，もっとも不遇な立場にある人の期待効用を高めるような性質のものであること．

　この正義の二原理の観点から，iPS細胞を用いた再生医療研究や疾患特異的iPS細胞を用いた研究において優先すべき細胞や組織，また疾患を決定する場合，予後が悪く，症状も深刻で，最も不遇な立場にある人の期待効用を高めるような疾患を選択すべきということになるであろう．したがって場合によっては，現在進められている研究の優先順位に再考を迫ることもあると言える．

　上記の正義の原理に基づいてiPS細胞研究における優先順位を決定する場合，予後や症状の深刻度の評価は恣意的になる可能性があるという短所を持つが，他方で，希少性難治性疾患で治療法の開発を希求する人や予後が悪く苦しんでいる人を助けることができるという長所を持つのである．

＊　　　　＊　　　　＊

　従来，日本では，iPS細胞研究に対して多額の公的研究費が投入され，研究が推進されてきた．それにもかかわらず，iPS細胞研究における優先順位の設定に関して，どのような基準や原則を採用するかが十分に議論されてこなかったのである．そこで本章では，従来のiPS細胞研究の進め方を分析し，その上で今後，当該研究の優先順位を決定する際に判断材料になる視座をいくつか提示した．

　本章の内容を簡単に確認しておくと，これまでiPS細胞研究，特に，「iPS細胞研究を用いた再生医療研究」や「疾患特異的iPS細胞を活用した研究」において，「早期の実現可能性」や「代替の治療法の有無」が判断基準として採用されてきた．こうした判断基準はそもそも明示されてこなかっただけに，iPS細胞研究の在り方を戦略的に考える上で自覚的になる

必要があるであろう．そして，今後，iPS 細胞研究における優先順位を決定する際には，「適切な市民参加」——社会的な議論の促進，また意思決定における正当化の根拠に対する批判の機会の確保——を達成することが求められるように思われる．

　iPS 細胞研究の勢いはとどまるところを知らない．しかし，公的研究費は無限にあるわけではない．その意味では，当該研究の優先順位をいかに決定するかは，今後さらに問われるべき課題となるであろう．

結 論

「序論」でも述べたように本書は，われわれが日頃，生命科学や技術の是非をめぐって意思決定をすることができていない状況に疑問を感じたことを出発点にしている．そして，このような状況を打破し，生命科学や技術をめぐる議論を社会に開くことを本書の狙いとしたのである．具体的には，われわれ一人ひとりがまさに今直面している問題について思索し，自分自身の考えを表明することができるように，ヒト iPS 細胞研究を主題にし，当該研究をめぐる問題を論じる際に重要となる情報と議論のプロセスを提示したのである．そして本書で特に留意したのは，事実と価値を区別すること，また論理的な一貫性を持たせることの二点であった．

例えば，第 2 章の「ヒト iPS 細胞の道徳的価値の検討」では，これまでの日本のヒト胚に対する立場と一貫性のある態度を取ろうとすれば，日本の iPS 細胞研究政策に対して大きな変更を迫ることになると論じた．なぜなら，ヒト iPS 細胞もヒト胚と同様に「人の生命の萌芽」と見なすことができるからである．そして，ヒト iPS 細胞を「人の生命の萌芽」として道徳的配慮の対象にすることは，その作製および利用に一定の制約を要求する．つまりそれは，ヒト iPS 細胞の作製・利用に際して，それを正当化するだけの理由が必要になるということを意味する．

改めて確認しておくと，筆者はヒト iPS 細胞研究の倫理的是非を論じることを企図していたわけではない．iPS 細胞研究の在り方に関して，今後の社会に開かれた議論に向けた礎を築くことを目的としていたのである．したがって，上記のようなヒト iPS 細胞の道徳的位置づけを回避しようとすると，ヒト胚の道徳的位置づけを再考する必要がある．つまり，「実際の将来」を持つ胚のみを「人の生命の萌芽」と見なし，それ以外の胚を「人の生命の萌芽」と見なさないというような首尾一貫した態度とそれに伴う法整備が求められるのである．

ところで，本書における「iPS 細胞研究をめぐる問題を論じる際に重要となる情報」とは，特に"科学"と"倫理"に関する情報であった．"科学"に関する情報は，iPS 細胞研究，また人－動物キメラ胚の作製・利用や iPS 細胞由来の配偶子の作製・利用についてのできる限り正確な科学的知

識である．また，"倫理"に関する情報は，iPS 細胞研究それ自体が孕む倫理的問題，また人−動物キメラ胚の作製・利用や iPS 細胞由来の配偶子の作製・利用に伴う倫理議論である．この"科学"と"倫理"に関する情報は，iPS 細胞研究の在り方，さらには生命科学・技術の在り方を問い直す上での議論の土台となるものであり，一人ひとりが思索を深めるために必要な判断材料でもある．

したがって，前章までに提示した"科学"と"倫理"に関する情報を基に，われわれ一人ひとりは，iPS 細胞研究それ自体，また当該研究に伴う諸問題に関して思考を深め，自分自身の意見を表明することができるであろう．もっとも単一の答えがあるわけではないし，本書もそのような答えを示そうとしてきたわけではない．本書では，前述の二点──事実と価値の区別および論理的に一貫性のある議論──を念頭に置いた上で，個々人が答えを導く際のプロセスや自分自身の主張を支持する理由こそが大事だと考えているためである．

以下では，これまで各章で論じてきた論理的な一貫性の観点からの主張とは別に，筆者が考える社会的議論の在り方を示すことにしたい．つまり，実際に，社会としてどのような形で一般市民に対して議論を開いていけばよいのかという問題である．

一般市民にとって，日頃，見聞きすることのない生命科学の領域に関して，正確な情報を新たに入手することは極めて困難である．そのため本書では，議論に先立ち，「基礎解説」を設定し，本書を読み進める上での，また iPS 細胞研究をめぐる問題について考える上での最低限の前提知識を共有した．本書の「基礎解説」に当たる部分は，入門書の数々を読めば，ある程度は把握できるであろう．問題は第 1 章から第 5 章で扱った内容である．

現在，生命科学，技術をめぐる倫理的問題に関して，二つの行政機関──内閣府（総合科学技術・イノベーション会議，生命倫理専門調査会）と文部科学省（科学技術・学術審議会）──で議論されている．そこでは，個別の問題の研究動向を把握するために，しばしば専門家が招聘される．その

ため,内閣府や文部科学省でさえ検討事項に関する正確な科学的知識を把握するまでにある程度の時間を要するが,そこでの議論および報告書が,正確な科学的知識を入手するための一つの情報源となり得るであろう.もっとも,議論内容や報告書についてはウェブサイト(内閣府のHPや文部科学省の「ライフサイエンスの広場」HP)で公開されているが,一般市民にとってそうした情報がアクセスしやすいかどうかは別の問題である[1].

また,"科学"に関する情報と同様に,"倫理"に関する情報も容易に入手できる状況にはない.この点に関しては,内閣府の生命倫理専門調査会や文部科学省の生命倫理・安全部会において,期待される倫理的議論が行われていないのが現状である.そもそも各審議会の委員構成の割合において人文科学系(哲学,倫理学,宗教学,法学など)の研究者が少なく,十分な議論を行うことは困難であるのかもしれない.時に,生命倫理専門調査会や生命倫理・安全部会などの審議会に人文科学系の研究者が招聘されることもあるが,議事録等を確認する限りにおいて単発的な意見交換では議論が十分に深まらないというのが印象である.さらに,本来であれば生命倫理専門調査会の範疇に入ってくるのであろうが,問題の本質を問うような議論,すなわち本書における第2章,第3章に当たるような議論が行われることもほとんどない.

過去には例えば,ヒト胚の取扱いのように,人の生命の始まりをめぐって議論が行われたこともあった.1999年2月にヒト胚研究小委員会で議論を開始して以降,2004年7月にある程度の決着を見るまで議論が続くこととなったが,その間,ヒト胚を道徳的にどう位置づけるか,またそれに伴い研究利用をどの程度認めるのかという問題をめぐって,議論は紛糾したのである.こうした生命観に関わるような問題に取り組んだことの意義は大きいが,議論の長期化は日本のヒトES細胞研究を停滞させること

---

1) ちなみに,人−動物キメラ胚研究については,文部科学省の特定胚等研究専門委員会(の下に設置された動物性集合胚の取扱いに関する作業部会)が一般向けのパンフレットを作成しており,非常に分かりやすい内容となっている(文部科学省 2016b).そのため,この情報が一般市民に周知されれば,当該研究に対する理解は深まるように思われる.

につながったとして批判されることもある．

　このような点を踏まえれば，網羅的な倫理的議論を生命倫理専門調査会や生命倫理・安全部会が行うのは限界がある．したがって筆者は，人文科学系の研究者を中心に構成されるコンソーシアム・評議会のような機関を設立し，その機関が，これまで，内閣府や文部科学省が担ってきた側面の一部を補完する議論の枠組みを提案したい．そこでは，争点となる個別の問題に関して，必要に応じて自然科学系の研究者を招聘し，議論を深め，それを内閣府や文部科学省に対して提言・勧告するという役割を果たす．

　コンソーシアム・評議会として具体的に想定しているのは，以下の三つである．

1．イギリス・医科学アカデミー（Academy of Medical Sciences）
2．ヒンクストン・グループ（Hinxton Group）
3．イギリス・ナフィールド生命倫理評議会（Nuffield Council on Bioethics）[2]

　こうしたコンソーシアム・評議会などの優れている点をいくつか指摘しておこう．最も優れているのは，問題を後追いするのではなく——もっとも問題が生じてから議論する場合もある——，潜在的な問題を掘り起こし，事前に協議を進めている点にある．例えば，ヒンクストン・グループは事前に扱う問題を決定しておく（ちなみに同機関は特定の国に属すわけではない）．そのため，例えば，2015 年に議論したヒト胚へのゲノム編集に関する問題は，同年に中国の研究者がヒト胚へのゲノム編集を行う以前から決定していたもので，結果的にヒンクストン・コンソーシアムの声明は時宜に適ったものとなった（The Hinxton Group 2015）．

　また，ナフィールド生命倫理評議会も，「将来的な研究に関する小委員会」（The Future Work subgroup）において，毎年，将来的に扱う問題について討議を行っている．そして，必要に応じて個別の問題に対する報告書

---

[2] ナフィールド生命倫理評議会は，同評議会として行っている種々の取り組みがどの程度成功しているかについて自己評価を行っている（The Nuffield Council on Bioethics 2015a）．

(Background Paper) を準備し，議論を主導する役割を果たしている．もしコンソーシアム・評議会などを設立する場合には，このような問題の選定に関する先見性が求められるであろう．

さらに，こうした機関では，ある技術の是非だけでなく，生命科学，技術をめぐる議論において重要な判断材料となりうる価値観についても掘り下げた検討を行う．例えば，2015年11月には「自然さ」(naturalness) に関する報告書として，ブックレットが刊行されている (The Nuffield Council on Bioethics 2015b)．本書でも述べたように，自然である，自然でないという意見は，しばしば新興の技術に反対する理由として示される．自然さを理由に何かに反対することはもちろん可能であるが，その際，どの程度その議論が妥当であるのか，またそれが社会において考慮すべき価値観であるのかを把握しておくことは重要であると思われる．

とは言え，このようなコンソーシアム・評議会が誕生したとしても，結局，専門家集団内で完結する議論に終始し，一般市民が置き去りにされるような議論システムが最も懸念されるところであろう．「適切な市民参加」を達成するために，意識調査だけでなく，一般市民の意見を収集できるような方策，また各種メディアを有効的に活用した情報発信のあり方についても検討していく必要がある．例えば，イギリスの医科学アカデミーは，Ipsos MORI という調査会社に調査委託する形で，一般市民との対話（1日間と2日間のもの），特に当該問題に関係するステークホルダーとのグループディスカッション，さらに個別インタビューや質問紙調査などを実施している (Ipsos MORI 2010)．そのような，一般市民の意識調査も踏まえ，人－動物キメラ研究に関する観告を行っているのである (AMS 2011)．

本書では，われわれが，個別の問題について倫理的判断を下す際，事実と価値を区別するという点，および論理的な一貫性を持たせるという点に留意すれば，判断材料となる重要な情報を基に自身の見解を表明できるという建前で議論を展開してきた．しかし，現実には，一般市民が合理的な倫理的判断を行うというようなことは一朝一夕にはいかないかもしれない．その意味では，最終的にどのような判断を下すにせよ，教育システム

として，合理的な倫理的判断を行うことができるような土壌を築いていく必要があるであろう．そうした教育システム（知識教育ではない）の拡充によって，一般市民の側も社会的な議論に応えるだけの能力を備えることが望ましいと言える．ただこの点に関しては，本書の射程を越えるため，あくまでも一つの提案として記すにとどめる．

したがって，今後の社会に開かれた議論の要諦は，以下の四点にまとめられるであろう．

1. 問題を先取りした倫理的議論の必要性
2. 社会の価値観に関する議論の必要性
3. 一般市民の議論への参加の必要性
4. 一般市民への教育の必要性

最終的に，生命科学や技術の方向性を決定するのは行政機関であるかもしれない．しかし，われわれ一人ひとりが意見を表明することができ，それが一つの判断材料と見なされるような議論の枠組みが今，求められているのである．

あとがき

　本書は，2016 年 3 月に京都大学大学院人間・環境学研究科から学位を授与された論文「ヒト iPS 細胞研究に伴う倫理的諸問題の研究」に基づくものである．

　筆者が iPS 細胞研究の倫理に関心を持ち，博士論文のテーマとして論文執筆を始めたのは 2012 年 10 月——京都大学の山中伸弥先生がノーベル生理学・医学賞を受賞された直後——のことであった．当時から既に 4 年が経過したが，iPS 細胞研究に対する国内の期待や関心は衰えるどころか，日増しに高まっているように思われる．応用倫理学の分野において，iPS 細胞研究に限らず，ある特定の先端的な技術について何かを論じる際，それが時宜にかなっているかどうかは一つの重要な要素である．その意味で，iPS 細胞研究に対する関心が高いこの時期に，拙著を出版することができることを大変嬉しく思っている．また，本章で扱った問題のいくつかは（第 3 章，第 4 章），国の内外で議論の真っ只中にある．そのため，拙著を手に取る読者の方々が，当該研究に伴う倫理的な側面に関して，一歩立ち止まって考え，自らの意見を持つ機会にしていただければこれ以上の喜びはない．

　以下，拙著の成り立ちについて簡潔に述べるとともに，その過程でお世話になった方々にお礼を申し上げることにしたい．

　まず，本書は，平成 28 年度京都大学総長裁量経費人文・社会系若手研究者出版助成を受け，出版させていただいている．この出版助成がなければ，このような早い時期に拙著を出版することはできなかったであろうし，そもそも出版すること自体できなかったかもしれない．山極寿一・京都大学総長をはじめ，私の博士論文を選考してくださった先生方にこの場を借りて心から感謝申し上げる次第である．

　また，筆者がこうして拙著を出版するまでに成長できたのは，京都大学大学院人間・環境学研究科修士課程，および博士課程において，指導教員

として指導してくださったカール・ベッカー教授のおかげである．ベッカー先生には，研究の方法から研究者としての心構えまで，多岐にわたりご教示いただいた．その意味でも，先生のご教導がなければ，研究者としての私はなかったであろう．ベッカー先生からいただいた計り知れない学恩に対して，ここに改めて厚くお礼を申し述べたい．

　筆者が iPS 細胞研究をテーマに倫理の研究を始めたのは数年前のことであるが，生命倫理の研究を本格的に始めたのも同時期であった．と言うのも，筆者は，2012年9月から2013年の9月までの1年間，京都大学大学院博士課程を休学し，公益財団法人上廣倫理財団（当時は社団法人）の「オックスフォード大学留学制度」の奨学金を得て，オックスフォード大学哲学科，および同大学哲学科内ウエヒロ応用倫理研究センターに留学する機会を得たのである．そしてそこで，応用倫理学，特に生命倫理学と医療倫理学について，一から教えていただいたのが，指導教員のジュリアン・サヴァレスキュ（Julian Savulescu）教授と（筆者が留学中に所属していた）セント・クロス・カレッジのチューターであったトニー・ホープ（Tony Hope）博士であった．お二人ともに，その道では知らない人がいないほど著名な哲学者・倫理学者である．なお，序論で示した，生命科学・技術の倫理的問題に向き合う際の応用倫理学的（分析哲学的）な手法は，両先生から，個別指導において直接ご教示いただいたものである．

　筆者と「iPS 細胞研究」との出会いは，2012年10月，渡英後，2度目のサヴァレスキュ先生とのチュートリアル（個別指導）でのことであった．事前に出された課題についてエッセイを書いて提出していたのであるが，当日のミーティングで話題に上ったのが，その数週間前（10月8日）の出来事——山中先生のノーベル医学・生理学賞の受賞——だったのである．私自身，山中先生の業績に関心を持ち，iPS 細胞研究に関するニュースを見ていたこともあり，ある程度，サヴァレスキュ先生と議論することができた．そして，そのミーティングの最後に，「iPS 細胞研究の倫理について何か書いてみないか？」と言われたのである．

　その後，サヴァレスキュ先生やホープ先生と頻繁に面談し，留学中に書

き上げた論文が本書の第 2 章である．ほどなくして，幸いにも，*Journal of Medical Ethics* という海外学術誌に拙稿が掲載されることとなった（博士論文，また本書の執筆時に大幅に加筆修正した）．両先生からは，本章以外にも，留学時から第 1 章の道徳的共犯性の問題について相談にのっていただいたばかりか，帰国後も博士論文の各章についていろいろと助言をいただいた．

　サヴァレスキュ先生やホープ先生以外にも，特に，オックスフォード大学ウエヒロ応用倫理研究センターの研究員であるトム・ダグラス（Tom Douglas）博士やカトリエン・デヴォルダー（Katrien Devolder）博士には，早い段階で，幹細胞研究（ES 細胞研究や iPS 細胞研究）に関する必読文献を教えてもらったり，論文に対するコメントをもらったりした．iPS 細胞研究に関しても，倫理学研究に関しても駆け出しの研究者である私が，このテーマで思索を深めることができたのは，オックスフォード大学における研究者との出会い，および指導によるところが大きい．この場を借りて，上記の先生方，先輩方を含め，オックスフォード大学でお世話になった方々にお礼を申し上げたい．

　また，オックスフォード大学への留学を支援してくださった公益財団法人上廣倫理財団，および事務局長の丸山登氏にも，ここに記して感謝の意を表したい．

　博士論文の執筆過程で，京都大学文学研究科倫理学専修の児玉聡准教授には何度となく研究の相談にのっていただいた．児玉先生とは，2013 年 6 月，オックスフォード大学で開催されたオックスフォード・上廣・カーネギー倫理会議 2013 において初めてお会いしたが，それ以来，折に触れご教授いただいた．なお，副査としても博士論文を読んでいただき，貴重なご指摘およびコメントを頂戴した．ここに深謝申し上げる．

　イギリス留学を終え，2013 年 10 月，京都大学大学院に復学することになったが，京都大学 iPS 細胞研究所上廣倫理研究部門の部門長である藤田みさお特定准教授が，iPS 細胞研究に関する定期勉強会を開催されるということで，タイミング良く参加させていただくことができた．その勉強会がきっかけとなり，2014 年 9 月から iPS 細胞研究所の特定研究員として

着任することにもなった．iPS 細胞研究の倫理的問題に取り組む上で，科学的知識に関する事実把握は生命線であるが，サイエンスを専門としない者にとってその作業は容易ではない．その意味で，iPS 細胞研究をテーマに論文を執筆する上で，iPS 細胞研究所は非常に充実した環境であった．

　なお，通常の研究業務がある中で，筆者が博士論文を書き上げることができたのは，様々な配慮をしてくださった藤田先生のおかげである．藤田先生とは現在，共同で調査研究を実施しているが，そこでの話し合いは全て，本書における筆者自身の考えを整理する上で重要なものとなった．また同部門の八代嘉美准教授には，博士論文執筆の過程も，iPS 細胞研究を含め，幹細胞研究の科学的側面に関していろいろとご教示いただくとともに，本書の基礎解説，第 3 章（「3.1」節），第 4 章（「4.1」節）における技術的な記述についても確認していただいた．藤田先生，八代先生はもとより，同部門を支援してくださっている山中伸弥先生，永井雅規先生にも併せて感謝の意を表したい．

　ちなみに，本書の，特に基礎解説部で多用している細胞等のイラストは，京都大学 iPS 細胞研究所が日頃使用しているものを使わせていただいている．イラスト使用の依頼をご快諾いただき，様々な便宜を図ってくださった国際広報室の中村朱美室長にも心よりお礼を申し上げたい．

　私自身，カール・ベッカー研究室に身を置く中で，先輩，同級生，後輩にはお世話になった．時折，博士論文の一部を発表した際には，分野外から見た素直な意見をいただいた．なお，同じ研究室で生命倫理の研究を行っている赤塚京子氏には，博士論文の執筆過程，また本書の校正過程において原稿に何度も目を通してもらい，表現や内容について貴重な指摘を数多くいただいた．同氏の助力に感謝申し述べたい．

　先述の通り本書は，博士論文が基になっている．京都大学学術出版会の鈴木哲也編集長には出版を快諾していただき，博士論文を丁寧に読んで，多くの貴重なご助言をいただいた．鈴木編集長はご自身も『学術書を書く』という書物を著わしておられる．そのため，生命科学領域の研究者層だけでなく，領域外の研究者，また広く研究者以外の読者層も視野に入れ

た読み物にする上で，同氏のご助言は説得的であり，大いに役立った．また本書の出版までの間，様々なご配慮をいただいた．ここに記してお礼申し上げたい．

　最後に，筆者は大学院に進学した後，留学や就職などいくつかの重要な転機を経験してきたが，どのような時にも，絶えず私の身体を気遣い，献身的にサポートしてくれた両親に心より感謝したい．

2017年2月

澤井　努

参考文献

Abelman, M., P. P. O'Rourke, and K. C. Sonntag (2012) Part-human animal research: The imperative to move beyond a philosophical debate. *The American Journal of Bioethics* 12 (9): 26-28.

Aflatoonian, B., L. Ruban, M. Jones, R. Aflatoonian, A. Fazeli, and H. D. Moore (2009) In vitro post-meiotic germ cell development from human embryonic stem cells. *Human Reproduction* 24: 3150-3159.

Ankeny, R. (2003) No real categories, only chimeras and illusions: The interplay between morality and science in debates over embryonic chimeras. *American Journal of Bioethics* 3 (3): 31-33.

Annis, D. (1984) Abortion and the potentiality principle. *The Southern Journal of Philosophy* 22 (2): 155-163.

朝日新聞 (2011)「iPS 細胞の精子で誕生」8 月 5 日朝刊 (東京本社) 1 面.

朝日新聞 (2012)「iPS 細胞から卵子, 出産」10 月 5 日朝刊 (東京本社) 1 面.

朝日新聞 (2013a)「ブタの体内で膵臓を作製」2 月 19 日朝刊 (東京本社) 38 面.

朝日新聞 (2014a)「父子関係を巡る最高裁判決要旨 (北海道の訴訟)」7 月 18 日朝刊 (東京本社) 37 面.

朝日新聞 (2014b)「元夫「子がいる. 胸張り言える」親子のつながり, 最高裁初判断」7 月 18 日朝刊 (東京本社) 38 面.

朝日新聞 (2015)「iPS 細胞から卵子・精子の元」7 月 17 日朝刊 (東京本社) 3 面.

Badura-Lotter, G., and M. Düwell (2011) Chimeras and hybrids —— How to approach multifaceted research? In K. Hug, and G. Hermerén (eds.), *Translational Stem Cell Research: Issues Beyond the Debate on the Moral Status of the Human Embryo*, 193-209. London: Humana Press.

Badura-Lotter, G., and H. Fangerau (2014) Human-animal chimeras: Not only cell origin matters. *American Journal of Bioethics* 14 (2): 21-22.

Ballard, R. A. (2008) Animal/human hybrids and chimeras: What are they? Why are they being created? And what attempts have been made to regulate them? *Michigan State University Journal Condical of Medicine and Law* 12: 297-319.

Barfoot, J., E. Kemp, K. Doherty, C. Blackburn, S. Sengoku, A. van Servellen, A. Garavi, and A. Karlsson (2013) *Stem Cell Research: Trends and Perspectives on the Evolving International Landscape*. Amsterdam: Elsevier.

Baertschi, B., and A. Mauron (2010) Moral status revisited: The challenge of reversed potency. *Bioethics* 14 (2): 96-103.

Baylis, F., and A. Fenton (2007) Chimera research and stem cell therapies for human neurodegenerative disorders. *Cambridge Quarterly of Healthcare Ethics* 16 (2): 195-208.

Baylis, F., and J. Robert (2007) Part-human chimeras: Worrying the facts, probing the ethics. *American Journal of Bioethics* 7 (5): 41-45.

Baylis, F. (2008) Animal eggs for stem cell research: A path not worth taking. *The American Journal of Bioethics* 8 (12): 18–32.

Begley, S. (2015) Human-animal chimeras face new ethical scrutiny. STAT, http://www.statnews.com/2015/11/05/human-animal-chimeras-face-new-scrutiny/.

Belmonte, J., J. Ellis, K. Hochedlinger, and S. Yamanaka (2009) Induced pluripotent stem cells and reprogramming: Seeing the science through the hype. *Nature Reviews, Genetics* 10: 878–883.

Belmonte, J. (2016) Human organs from animal bodies. *Scientific American* 315: 32–37.

Benn. S. (1973) Abortion, infanticide, and respect for persons. In J. Feinberg (ed.), *The Problem of Abortion*, 135–144. Belmont, California: Wadsworth.

Bennett, R., and J. Harris (2008) Reproductive choice. In R. Rhodes, L. P. Francis, and A. Silvers (eds.), *The Blackwell Guide to Medical Ethics*, 201–219. Oxford: Blackwell Publishing.

Bentham, J. (1970) *An introduction to the principles of morals and legislation.* (eds.), J. H. Burns and H. L. A. Hart. Oxford: Clarendon Press. (＝ジェレミー・ベンサム［山下重一訳］［1967］『道徳および立法の諸原理序説（世界の名著　ベンサム，J・S・ミル）』中央公論社.)

Bok, H. (2003) What's wrong with confusion? *American Journal of Bioethics* 3 (3): 25–26.

Boland, M. J., J. L. Hazen, K. L. Nazor, A. R. Rodriguez, W. Gifford, G. Martin, S. Kupriyanov, K. K. Baldwin (2009) Adult mice generated from induced pluripotent stem cells. *Nature* 461: 91–94.

Bourne, H., T. Douglas, and J. Savulescu (2012) Procreative beneficence and *in vitro* gametogenesis. *Monash Bioethics Review* 30 (2): 29–48.

Bourret, R., E. Martinez, F. Vialla, C. Giquel, A. Thonnat-Marin, J. De Vos (2016) Human-animal chimeras: Ethical issues about framing chimeric animals bearing human organs. *Stem Cell Research & Therapy* 87: 7.

Bortolotti, L., and J. Harris (2006) Embryos and eagles: Symbolic value in research and reproduction. *Cambridge Quarterly of Healthcare Ethics* 15, no. 1: 22–34.

Bortolotti, L. (2007) Disputes over moral status: Philosophy and science in the future of bioethics. *Health Care Analysis* 15, no. 2: 153–158.

Brem, S., and K. Anijar (2003) The bioethics of fiction: The chimera in film and print. *American Journal of Bioethics* 3 (3): 22–24.

Bridge, S. (2013) Induced pluripotent stem cells: An alternative to embryonic stem cells? *Asian Bioethics Review* 5 (1): 25–39.

Brown, M. (2009) Moral complicity in induced pluripotent stem cell research. *Kennedy Institute of Ethics Journal* 19 (1): 1–22.

Byrnes, W. (2008) Direct reprogramming and ethics in stem cell research. *National Catholic Bioethics Quarterly* 8: 277–290.

Byrnes, W., and E. Furton (2009) Comments on "moral complicity in induced pluripotent stem cell research". *Kennedy Institute of Ethics Journal* 19 (2): 202–205.

Cabrera Trujillo, L. Y., and S. Engel-Glatter (2015) Human-animal chimera: A neuro driven discussion? Comparison of three leading European research countries. *Science and Engineering Ethics* 21 (3): 595-617.

Camporesi, S., and G. Cavaliere (2016) Emerging ethical perspectives in the clustered regularly interspaced short palindromic repeats genome-editing debate. *Personalized Medicine* 13 (6): 575-586.

Castle, D. (2003) Hopes against hopeful monsters. *American Journal of Bioethics* 3 (3): 28-30.

Chakrabarty, A. (2003) Crossing species boundaries and making human-nonhuman hybrids: Moral and legal ramifications. *American Journal of Bioethics* 3 (3): 20-21.

Chan, S. (2014) Hidden anthropocentrism and the "benefit of the doubt": Problems with the "origins" approach to moral status. *American Journal of Bioethics* 14 (2): 18-20.

Charland, L. (2003) Are there answers? *American Journal of Bioethics* 3 (3): 1-2.

Cheshire, W. (2007) The moral musings of a murine chimera. *American Journal of Bioethics* 7 (5): 49-50.

Chonnachtaigh, S. (2012) The monopoly of moral status in debates on embryonic stem cell research. In M. Quigley, S. Chan, and J. Harris (eds.), *Stem Cells: New Frontiers in Science and Ethics*, 19-49. London: World Scientific.

Cobbe, N. (2007) Cross-species chimeras: Exploring a possible Christian perspectives. *Zygon* 42 (3): 599-628.

Cobbe, N., and V. Wilson. (2011) Creation of human-animal entities for translational stem cell research: Scientific explanation of issues that are often confused. In K. Hug, and G. Hermerén (eds.), *Translational Stem Cell Research: Issues Beyond the Debate on the Moral Status of the Human Embryo*, 169-192. London: Humana Press.

Cohen, C. (2003) Creating human-nonhuman chimeras: Of mice and men. *American Journal of Bioethics* 3 (3): 3-5.

Cohen, C. B. (2007) Beyond the human neuron mouse to the NAS guidelines. *American Journal of Bioethics* 7 (5): 46-49.

Cohen, I. G. G. Q. Daley, and E. Y. Adashi (2017). Disruptive reproductive technologies. *Science Translational Medicine* 9: 3.

Cohen, M. A., K. J. Wert, J. Goldman, S. Markoulaki, Y. Buganim, D. Fu, and R. Jaenisch (2016) Human neural crest cells contribute to coat pigmentation in interspecies chimeras after in utero injection into mouse embryos. *Proceedings of the National Academy of Sciences* 113 (6): 1560-1575.

Committee on Guidelines for Human Embryonic Stem Cell Research, and National research council (2005) *Guidelines for Human Embryonic Stem Cell Research*. Washington, D.C.: The National Academies Press.

Condic, M. L., P. Lee, and R. G. George (2009) Ontological and ethical implications of direct nuclear reprogramming: Response to Magill and Neaves. *Kennedy Institute of Ethics Journal* 19: 33-40.

Cooley, D. (2011) Genetically engineering human-animal chimeras and lives worth living. *Between the Species* 13 (8): DOI 10.15368/bts.2008v13n8.1.

Cunningham, T. (2014) Nonreductive moral classification and the limits of philosophy. *American Journal of Bioethics* 14 (2) : 22–24.

Cutas D., W. Dondorp, T. Swierstra, S. Repping, and G. de Wert (2014) Artificial gametes: Perspectives of geneticists, ethicists and representatives of potential users. *Medicine, Health Care and Philosophy* 17 (3) : 339–345.

Cutas, D., and A. Smajdor (2015) Postmenopausal motherhood reloaded: Advanced age and in vitro derived gametes. *Hypatia* 30 (2) : 386–402.

Cyranoski, D. (2008) 5 things to know before jumping on the iPS bandwagon. *Nature* 452: 406–408.

Da Fonseca, F. G., D. M. Ribeiro, N. P. Carvalho, and B. Stancioli (2014) Human in vitro eugenics: Close, yet far away. *Journal of Medical Ethics* 40 (11) : 738–739.

Daniels, N., and J. Sabin (2008a) *Setting Limits Fairly: Learning to Share Resources for Health*, 2nd ed. New York: Oxford University Press.

Daniels, N., and J. Sabin (2008b) Accountability for reasonableness: An update. *British Medical Ethics* 337: a1850.

Davis, R. L., H. Weintraub, and A. B. Lassar (1987) Expression of a single transfected cDNA converts fibroblasts to myoblasts. *Cell* 51: 987–1000.

Degeling, C., R. Irvine, and I. Kerridge (2013) Faith-based perspectives on the use of chimeric organisms for medical research. *Transgenic Research* 23 (2) : 265–279.

Degrazia, D. (2007) Human-animal chimeras: Human dignity, moral status, and species prejudice. *Metaphilosophy* 38 (2–3) : 309–329.

DeGrazia, D. (2014) Persons, dolphins, and human-nonhuman chimeras. *American Journal of Bioethics* 14 (2) : 17–18.

de Melo-Martin, I. (2008) Chimeras and human dignity. *Kennedy Institute of Ethics Journal* 18 (4) : 331–346.

Denker, H. W. (2009) Induced pluripotent stem cells: How to deal with the developmental potential. *Reproductive BioMedicine Online* 19, suppl. 1: 34–37.

Deutscher Ethikrat (2011) Human-animal mixtures in research. http://www.ethikrat.org/files/opinion-human-animal-mixtures-in-research.pdf.

Devolder, K. (2005) Human embryonic stem cell research: Why the discarded-created-distinction cannot be based on the potentiality argument. *Bioethics* 19 (2) : 167–186.

Devolder, K., and J. Savulescu (2006) The moral imperative to conduct embryonic stem cell and cloning research. *Cambridge Quarterly of Health Care Ethics* 15 (1) : 7–21.

Devolder, K. (2009) To be, or not to be?: Are induced pluripotent stem cells potential babies, and does it matter? *EMBO Reports* 10 (12) : 1285–1287.

Devolder, K. (2010) Complicity in stem cell research: The case of induced pluripotent stem cells. *Human Reproduction* 25 (9) : 2175–2180.

Devolder, K. (2015) *The Ethics of Embryonic Stem Cell Research*. Oxford: Oxford University Press.

DeWitt, N. (2002) Biologists divided over proposal to create human-mouse embryos. *Nature* 420: 255.

DiSilvestro, R. (2004) A neglected solution to the problem of the metaphysical and moral status of the human-animal chimeras. *Ethics and Medicine* 20 (2): 5-23.

DiSilvestro, R. (2012) The two-essence problem that wasn't. *The American Journal of Bioethics* 12 (9): 34-35.

Doerflinger, R. M. (1999) The ethics of funding embryonic stem cell research: A Catholic viewpoint. *Kennedy Institute of Ethics Journal* 9 (2): 137-150.

Douglas, M. (1966) Purity and danger: An analysis of the concepts of pollution and taboo. New York: Routledge（＝メアリ・ダグラス［塚本利明訳］［2009］『汚穢と禁忌』ちくま学芸文庫．）

Douglas, T., C. Harding, H. Bourne, and J. Savulescu (2012) Stem cell research and same sex reproduction. In M. Quigley, S. Chan, and J. Harris (eds.), *Stem Cells: New Frontiers in Science and Ethics*, 207-228. London: World Scientific.

Douglas, T. (2014) Stem cell-derived gametes, iterated *in vitro* reproduction, and genetic parenthood. *Journal of Medical Ethics* 40 (11): 723-724.

堂囿俊彦「ヒト胚と『人の尊厳』」『生存科学 B』15 巻，97-113 頁．

Easley, C. A. 4th, B. T. Phillops, M. M. McGuire, J. M. Barringer, H. Valli, B. P. Hermann, C. R. Simerly, A. Rajkovic, T. Miki, K. E. Orwig, and G. P. Schatten (2012) Direct differentiation of human pluripotent stem cells into haploid spermatogenic cells. *Cell Reports* 2: 440-446.

Eberl, J. (2007) Creating non-human persons: Might it be worth the risk? *American Journal of Bioethics* 7 (5): 52-54.

Eberl, J. T., and R. A. Ballard (2009) Metaphysical and ethical perspectives on creating animal-human chimeras. *Journal of Medicine and Philosophy* 34 (5): 470-486.

Eberl, J. (2012) Ontological kinds versus biological species. *The American Journal of Bioethics* 12 (9): 32-34.

Editorial (2016) UK guidance on human-animal hybrid research. *The Lancet* 387 (10020): 718.

江口聡（2011）「編者解説」江口聡編・監訳『妊娠中絶の生命倫理――哲学者たちは何を議論したか』勁草書房，271-295 頁．

Euro Stem Cell (2013) Regulation of stem cell research in Austria. http://www.eurostemcell.org/regulations/regulation-stem-cell-research-austria.

Evans, M. J., and M. H. Kaufman (1981) Establishment in culture of pluripotential cells from mouse embryos. *Nature* 292: 154-156.

Feinberg, J. (1974) The rights of animals and unborn generations. In W. T. Blackstone (ed.), *Philosophy and Environmental Crisis*, 43-68. Athens: University of Georgia Press.

Franklin, S. (2003) Drawing the line at not-fully-human: What we already know. *American Journal of Bioethics* 3 (3): 25-27.

Fiester A., and M. Düwell (2009) The fundamental debates on moral status: What makes entities morally significant? In J. Taupitz, and M. Weschka (eds.), *CHIMBRIDS-Chimeras and Hybrids in Comparative European and International Research: Scientific, Ethical, Philosophical and Legal Aspects*, 61-77. Heidelberg: Springer Science and Business Media.

Frazzetto, G. (2004) DNA or loving care? *EMBO Reports* 5 (12): 1117–1119.
Fujita, M., Y. Yashiro, and M. Suzuki (2014) Throwing the baby out with the bathwater: A critique of Sparrow's inclusive definition of the term 'in vitro eugenics'. *Journal of Medical Ethics* 40 (11): 735–736.
福士珠美 (2013)「日本における幹細胞研究の政策と倫理――山中伸弥博士のノーベル医学生理学賞受賞はいかに科学技術政策を変えていくのか」『生命と倫理』1号, 59–68頁.
Gafni, O., L. Weinberger, A. A. Mansour, Y. S. Manor, E. Chomsky, D. Ben-Yosef, Y. Kalma, S. Viukov, I. Maza, A. Zviran, Y. Rais, Z. Shipony, Z. Mukamel, V. Krupalnik, M. Zerbib, S. Geula, I. Gaspi, D. Schneir, T. Shwartz, S. Gilad, D. Amann-Zalcenstein, S. Benjamin, I. Amit, A. Tanay, R. Massarwa, N. Novershtern, and J. H. Hanna (2013) Derivation of novel human ground state naive pluripotent stem cells. *Nature* 504: 282–286.
Gardner, R. L., S. C. Barton, and M. A. Surani (1990) Use of triple tissue blastocyst reconstitution to study the development of diploid parthenogenetic primitive ectoderm in combination with fertilization-derived trophectoderm and primitive endoderm. *Genetics Research* 56: 209–222.
Geijsen, N., M. Horoschak, K. Kim, J. Gribnau, K. Eggan, and G. Daley (2004) Derivation of embryonic germ cells and male gametes from embryonic stem cells. *Nature* 427: 148–154.
George, R., and P. Lee (2005) Acorns and embryos. *The New Atlantis* 7: 90–100.
Gillam, L. (1997) Arguing by analogy in the fetal tissue debate. *Bioethics* 11 (5): 397–412.
Glenn, L. (2003) A legal perspective on humanity, personhood, and species boundaries. *American Journal of Bioethics* 3 (3): 27–28.
Gómez-Lobo, A. (2004) Does respect for embryos entail respect for gametes? *Theoretical Medicine* 25: 199–208.
Greely, H. T. (2003) Defining chimeras . . . and chimeric concerns. *American Journal of Bioethics* 3 (3): 17–20.
Greely, H. T., M. K. Cho, L. F. Hogle, and D. M. Satz (2007a) Thinking about the human neuron mouse. *American Journal of Bioethics* 7 (5): 27–40.
Greely, H. T., M. K. Cho, L. F. Hogle, and D. M. Satz (2007b) Response to open peer commentaries on "thinking about the human neuron mouse". *American Journal of Bioethics* 7 (5): w4-w6.
Greely, H. T. (2011) Human/nonhuman chimeras: Assessing the issues. In T. L. Beauchamp, and R. G. Frey (eds.), *Oxford Handbook of Animal Ethics*, 671–698. Oxford: Oxford University Press.
Greely, H. T. (2014) Academic chimeras? *American Journal of Bioethics* 14 (2): 13–14.
Green, R. (2002) Benefiting from 'evil': An incipient moral problem in human stem cell research. *Bioethics* 16 (6): 544–556.
Greene M., K. Schill, S. Takahashi, A. Bateman-House, T. Beauchamp, H. Bok, D. Cheney, J. Coyle, T. Deacon, D. Dennett, P. Donovan, O. Flanagan, S. Goldman, H. Greely, L. Martin, E. Miller, D. Mueller, A. Siegel, D. Solter, J. Gearhart, G. McKhann, and R.

Faden (2005) Moral issues of human-non-human primate neural grafting. *Science* 309 (5733) : 385-386.

Guenin, L. M. (2004) A failed noncomplicity scheme. *Stem Cells and Development* 13: 456-459.

Gurdon, J. B. (1962) The developmental capacity of nuclei taken from intestinal epithelium cells of feeding tadpoles. *Journal of Embryology and Experimental Morphology* 10: 622-640.

Haber, M., and B. Benham (2012) Reframing the ethical issues in part-human animal research: The unbearable ontology of inexorable moral confusion. *The American Journal of Bioethics* 12 (9) : 17-25.

Harman, E. (1999) Creation ethics: The moral status of early fetuses and the ethics of abortion. *Philosophy and Public Affairs* 28 (4) : 310-324.

Harris, J. (2004) *On Cloning*. New York: Rountledge.

Harvey A., and B. Salter (2012) Anticipatory governance: Bioethical expertise for human/animal chimeras. *Science as Culture* 21 (3) : 291-313.

Hayashi, K., H. Ohta, K. Kurimoto, S. Aramaki, and M. Saitou (2011) Reconstitution of the mouse germ cell specification pathway in culture by pluripotent stem cells. *Cell* 146: 519-532.

Hayashi, K., S. Ogushi, K. Kurimoto, S. Shimamoto, H, Ohta, and M. Saitou (2012) Offspring from oocytes derived from in vitro primordial germ cell-like cells in mice. *Science* 338: 971-975.

林克彦・斎藤通紀（2014）「各論（2）iPS 細胞より生殖細胞への分化」『Hormone Frontier in Gynecology』21 巻 2 号，25-28 頁．

林﨑良英・八尾徹・五條堀孝（2009）「次世代シーケンサーは生命科学に新たな"革命"をもたらす」『科学』79 巻 2 号，231-244 頁．

Hermerén, G. (2011) Looking at the future of translational stem cell research and stem cell-based therapeutic applications: Priority setting and social justice. In K. Hug and G. Hermerén (eds), *Translational Stem Cell Research: Issues Beyond the Debate on the Moral Status of the Human Embryo*, 431-447. London: Springer.

Hermerén, G. (2012) Chapter 3 — Ethical challenges for using human cells in clinical cell therapy. *Progress in Brain Research* 200: 17-40.

Hermerén, G. (2015) Ethical considerations in chimera research. *Development* 142 (1) : 3-5.

Hikabe, O., N. Hamazaki, G. Nagamatsu, Y. Obata, Y. Hirao, N. Hamada, S. Shimamoto, T. Imamura, K. Nakashima, M. Saitou, and K. Hayashi (2016) Reconstitution in vitro of the entire cycle of the mouse female germ line. *Nature* 539: 299-303.

菱山豊（2003）「生命倫理ハンドブック——生命科学の倫理的，法的，社会的問題」築地書館．

菱山豊（2010）「ライフサイエンス政策の現在——科学と社会をつなぐ」勁草書房．

Holland, S. (2003) *Bioethics*. Oxford, UK: Ploity.

Hope, T. (2004) *Medical ethics: A very short introduction*. Oxford: Oxford University Press.

（＝トニー・ホープ［児玉聡・赤林朗］［2011］『1冊でわかる　医療倫理』岩波書店.）

Hope, T., J. Savulescu, and J. Hendrick (2008) *Medical ethics and Law: The core curriculum*, second edition. Edinburgh: Churchhill Livingston.

Huarte, J., and A. Suarez (2011) Embryos grown in culture deserve the same moral status as embryos after implantation. In A. Suarez and J. Huarte (ed.), *Is this Cell a Human Being? Exploring the Status of Embryos, Stem Cells and Human-Animal Hybrids*, 55-76. London: Springer.

Hübner, K., G. Fuhrmann, L. Christenson, J. Kehler, R. Reinbold, R. De La Fuente, J. Wood, J. Strauss 3rd, M. Boiani, and H. Schöler (2003) Derivation of oocytes from mouse embryonic stem cells. *Science* 300: 1251-1256.

Hug, K., and G. Hermerén (2011) Do we still need human embryonic stem cells for stem cell-based therapies? Epistemic and ethical aspects. *Stem Cell Review and Reports* 7 (4): 761-774.

Hui, K. (2014) Moral anthropocentrism is unavoidable. *American Journal of Bioethics* 14 (2): 25.

Hyun I., P. Taylor, G. Testa, B. Dickens, K. W. Jung, A. McNab, J. Robertson, L. Skene, and L. Zoloth (2007) Ethical standards for human-to-animal chimera experiments in stem cell research. *Cell Stem Cell* 1 (2): 159-163.

Hyun, I. (2008) Stem cells from skin cells: The ethical questions. *Hasting Center Report* 38 (1): 20-22.

Hyun, I., W. Li, and S. Ding (2010) Scientific and ethical reasons why iPS cell research must proceed with human embryonic stem cell research. *Stanford Journal of Law, Science & Policy* 3: 43-48. http://journals.law.stanford.edu/sites/default/files/stanford-journal-law-science-policy-sjlsp/print/2010/11/hyun_li_ding_final.pdf.

Hyun, I. (2013) *Bioethics and the Future of Stem Cell Research*. Cambridge: Cambridge University Press.

Hyun, I. (2015) From naïve pluripotency to chimeras: A new ethical challenge? *Development* 142 (1): 6-8.

位田隆一（2015）「iPS細胞の生殖細胞分化に伴う倫理」『再生医療――新たな医療を求めて（『日本臨床』73巻増刊号5）』1080巻，544-549頁.

Ikeda, T. (2014) Commentary: On crossing the line between human and nonhuman: Human dignity reconsidered. In A. Akabayashi (ed.), *The Future of Bioethics: International Dialogues*, 371-376. Oxford: Oxford University Press.

Illes, J., and E. Murphy (2007) Chimeras of nurture. *American Journal of Bioethics* 7 (5): 1-2.

井上悠輔（2013）「ヒト試料の取扱いと研究倫理」『医学のあゆみ』246巻8号，545-551頁.

井上悠輔（2015）「人の身体に由来する試料を用いた研究の倫理」神里彩子・武藤香織編『医学・生命科学の研究倫理ハンドブック』東京大学出版会，14-26頁.

International Society for Stem Cell Research (ISSCR) (2006) Guidelines for the conduct of human embryonic stem cell research. http://www.isscr.org/docs/default-source/hesc-guidelines/isscrhescguidelines2006.pdf.

International Society for Stem Cell Research (ISSCR) (2008)「ISSCR 幹細胞の臨床応用に関するガイドライン」http://www.isscr.org/docs/default-source/clin-trans-guidelines/isscr_glclinicaltrans_japanese_fnl.pdf.

International Society for Stem Cell Research (ISSCR). (2016). Guidelines for stem cell research and clinical translation. http://www.isscr.org/docs/default-source/guidelines/isscr-guidelines-for-stem-cell-research-and-clinical-translation.pdf?sfvrsn=2.

Ipsos MORI (2010) Exploring the boundaries: Report on a public dialogue into animal containing human material. https://www.ipsos-mori.com/researchpublications/publications/1377/Exploring-the-Boundaries.aspx.

Irie, N., L. Weinberger, W. Tang, T. Kobayashi, S. Viukov, Y. Manor, S. Dietmann, J. Hanna, and M. Surani (2015) Sox17 is a critical specifier of human primordial germ cell fate. *Cell* 160 (1-2): 253-268.

Irie, N., and M. A. Surani (2017) Efficient induction and isolation of human primodial germ cell-like cells from competent human pluripotent stem cells. *Methods in Molecular Biology* 1463: 217-226.

Irvine, R., C. Degeling, and I. Kerridge (2012) Uncanny animals: Thinking differently about ethics and the animal-human relationship. *The American Journal of Bioethics* 12 (9): 30-32.

石井哲也 (2009)「iPS 細胞とは」『病理と臨床』27 巻 4 号, 338-343 頁.

Ishii, T., R. Pera, and H. Greely (2013) Ethical and legal issues arising in research on inducing human germ cells from pluripotent stem cells. *Cell Stem Cell* 13 (2): 145-148.

石川真帆 (2014)「iPS 細胞の道徳的地位　規制への含意」『生命倫理』24 巻 1 号, 136-144 頁.

Ishikura, Y., Y. Yabuta, H. Ohta, K. Hayashi, T. Nakamura, I. Okamoto, T. Yamamoto, K. Kurimoto, K. Shirane, H. Sasaki, and M. Saitou (2016) In vitro derivation and propagation of spermatogonial stem cell activity from mouse pluripotent stem cells. *Cell Reports* 17 (10): 2789-2804.

巖佐庸・倉石滋・斎藤成也・塚谷裕一 (2013)『岩波　生物学辞典　第 5 版』岩波書店.

James, D., S. A. Noggle, T. Swigut, and A. H. Brivanlou (2006) Contribution of human embryonic stem cells to mouse blastocysts. *Developmental Biology* 295: 90-102.

Jaworska, A., and J. Tannenbaum (2013) The grounds of moral status. *Stanford Encyclopedia of Philosophy*. http://plato.stanford.edu/entries/grounds-moral-status/.

Johnston, J., and C. Eliot (2003) Chimeras and "human dignity". *The American Journal of Bioethics* 3 (3): 6-8.

Jones, D. (2010) Is the creation of admixed embryos "an offense against human dignity"? *Human Reproduction and Genetic Ethics* 16 (1): 87-114.

Jones, D. (2012) The ethics of creating chimeras and other admixed organisms. *Ethics and*

Medicine 28（3）：81-93.
科学技術振興機構（JST）（2007）「ヒト人工多能性幹（iPS）細胞の作製成功を機に，関連の幹細胞研究を急速に促進するための緊急提言」, http://www.jst.go.jp/crds/pdf/2007/SP/CRDS-FY2007-SP-07.pdf.
科学技術振興機構（JST）（2009）「4. iPS 細胞の登場が ES 細胞研究に及ぼした影響」http://www.jst.go.jp/ips-trend/column/global_trend/no04.html.
科学技術振興機構（JST）（2010）「5. 精子・卵子の作製認められる」http://www.jst.go.jp/ips-trend/column/regenerative_medicine/no05.html.
科学技術振興機構（JST）（2011）「iPS 細胞を巡る国際動向と今後の研究展開」, http://www.jst.go.jp/crds/pdf/2011/CR/CRDS-FY2011-CR-01.pdf.
科学技術振興機構（JST）・東京大学・明治大学（2013）「すい臓のないブタに健常ブタ由来のすい臓を再生することに成功」http://www.jst.go.jp/pr/announce/20130219/.
科学技術振興機構（JST）（2014）「ヒト多能性幹細胞を初期胚に近い状態にリセットすることに成功」http://www.jst.go.jp/pr/info/info1046/.
神里彩子（2011）「ヒトと動物のキメラを作成する研究はどこまで認められるか？――再議論に向けた検討課題の提示」『生命倫理』21 巻 1 号，22-32 頁.
Kamm, F.（2007）*Intricate ethics: Rights, responsibilities, and permissible harms*. Oxford: Oxford University Press.
Kang, L. et al.（2009）iPS cells can support full-term development of tetraploid blastocyst-complemented embryos. *Cell Stem Cell* 5: 135-138.
Karpowicz, P.（2003）In defense of stem cell chimeras: A response to "crossing species boundaries". *American Journal of Bioethics* 3（3）: 17-19.
Karpowicz, P., C. B. Cohen, and D. Van Der Kooy（2004）It is ethical to transplant human stem cells into nonhuman embryos. *Nature Medicine* 10（4）: 331-335.
Karpowicz, P., C. B. Cohen, D. Van Der Kooy（2005）Developing human-nonhuman chimeras in human stem cell research: Ethical issues and boundaries. *Kennedy Institute of Ethics Journal* 15（2）: 107-134.
Kass, L.（1997）The wisdom of repugnance. *New Republic* June 2: 17-26.
加藤尚武（1991）『環境倫理学のすすめ』丸善出版.
北畠康司（2014）「いまさら聞けない iPS 細胞　なにができてなにが問題なのか」『日本遺伝カウンセリング学会誌』35 巻 3 号，59-65 頁.
Knapland, K.（2011）Synthetic cells, synthetic life, and inheritance. *Valparaiso University Law Review* 45（4）: 1361-1386.
Kobayashi, N.（2003）A scientist crossing a boundary: A step into the bioethical issues surrounding stem cell research. *American Journal of Bioethics* 3（3）: 15-16.
小林俊寛（2015）「胚盤胞補完法」岡野光夫・湯島誠編『再生医療用語ハンドブック』メディカル・トリビューン，40-41 頁.
児玉聡（2005）「第 1 章　倫理学の基礎」赤林朗編『入門・医療倫理 I』勁草書房，15-27 頁.
児玉聡・伊吹友秀（2008）「iPS 細胞研究の倫理的問題について」『続・生命倫理

研究資料集Ⅱ』276-279 頁.
児玉聡 (2009)「iPS 細胞の倫理的問題について――『生命倫理アセスメント』の必要性」『日本生命倫理学会ニューズレター』39 (2009.1.15).
Kodama, S., and K. Takashima (2014) Commentary: The biopolitics and bioethics surrounding chimeric embryo research in Japan: A comment on Jonathan Moreno's "Chimera in Bioethics and Biopolitics". In A. Akabayashi (ed.), *The Future of Bioethics: International Dialogues*, 394–398. Oxford: Oxford University Press.
Kopinski, N. (2004) Human-nonhuman chimeras: A regulatory proposal on the blurring of species lines. *Boston College Law Review* 45 (3): 619–666.
厚生科学審議会 (1998)「手術等で摘出されたヒト組織を用いた研究開発の在り方について "医薬品の研究開発を中心に"」http://www1.mhlw.go.jp/shingi/s9812/s1216-2_10.html.
京都大学 (2011)「多能性幹細胞で作製した生殖細胞に由来するマウスの産出に成功――生殖細胞形成メカニズムの解明, 不妊症の原因究明などに貢献」http://www.kyoto-u.ac.jp/static/ja/news_data/h/h1/news6/2011/110805_1.htm.
京都大学 (2012)「多能性幹細胞から機能的な卵子を作製することに成功」http://www.kyoto-u.ac.jp/static/ja/news_data/h/h1/news6/2012/121005_2.htm.
京都大学 (2015)「ヒト iPS 細胞からのヒト始原生殖細胞の誘導」http://www.kyoto-u.ac.jp/ja/research/research_results/2015/150717_1.html.
京都大学 iPS 細胞研究所 (2014)「幹細胞ハンドブック――からだの再生を担う細胞たち 第10版」http://www.jst.go.jp/ips-trend/pdf/stemcellhandbook_revised10_141215.pdf.
九州大学 (2016)「成体マウス iPS 細胞から体外培養で卵子の作製に世界で初めて成功～不妊原因の究明や治療法の開発に光～」http://www.kyushu-u.ac.jp/f/29099/16_10_18.pdf.
Lavieri, R. (2007) The ethical mouse: Be not like Icarus. *American Journal of Bioethics* 7 (5): 57–58.
Lippman, A., and S. A. Newman (2005) The ethics of deriving gametes from ES cells. *Science* 307 (5709): 515–517.
Liu, Y., J. P. Weick, H. Liu, R. Krencik, X. Zhang, L. Ma, G. Zhou, M. Ayala, and S.-C. Zhang (2013) Medical ganglionic eminence-like cells derived from human embryonic stem cells correct learning and memory deficits. *Nature Biotechnology* 31 (5): 440–449.
Loike J. D., and M. D. Tendler (2006) Ethical dilemmas in stem cell research: Human-animal chimeras. *Tradition* 40 (4): 28–49.
Loike J., and M. Tendler (2008) Reconstituting a human brain in animals: A Jewish perspective on human sanctity. *Kennedy Institute of Ethics Journal* 18 (4): 347–367.
Longaker, M., L. Baker, and H. Greely (2007) Proposition 71 and CIRM — Assessing the return on investment. *Nature Biotechnology* 25 (5): 513–521.
Machino, S. (2013) Bioethics in Japan and iPS cells. *Japan Medical Association Journal* 56 (6): 448–457.
Mackeller, C., and D. Jones (2012) *Chimera's Children: Ethical, Philosophical and Religious*

Perspectives on Human-Nonhuman Experimentation. London: Bloomsbury.

Macklin, R (2003) Dignity is a useless concept. *BMJ* 327: 1419-1420.

毎日新聞（2015）「iPS 細胞：パーキンソン病，治験に切り替え実施へ」http://mainichi.jp/articles/20151111/k00/00e/040/229000c.

Mali, P., Z. Ye, H. Hommond, X. Yu, J. Lin, G. Chen, et al. (2008) Improved efficacy and pace of generating induced pluripotent stem cells from human adult and fetal fibroblasts. *Stem Cells* 26: 1998-2005.

Marquis, D. (1989) Why abortion is immoral. *The Journal of Philosophy* 86 (4): 183-202. (＝ドン・マーキス［山本圭一郎訳］［2011］「なぜ妊娠中絶は不道徳なのか」江口聡編監訳『妊娠中絶の生命倫理』勁草書房，185-214 頁．)

正木英樹（2015）「iPS 細胞」岡野光夫・湯島誠編『再生医療用語ハンドブック』メディカル・トリビューン，30-31 頁．

Masaki, H., M. Kato-Itoh, A. Umino, H. Sato, S. Hamanaka, T. Kobayashi, T. Yamaguchi, K. Nishimura, M. Ohtaka, M. Nakanishi, and H. Nakauchi (2015) Interspecific *in vitro* assay for the chimera-forming ability of human pluripotent stem cells. *Development* 142: 3222-3230.

Masaki, H., M. Kato-Itoh, Y. Takahashi, A. Umino, H. Sato, K. Ito, A. Yanagida, T. Nishimura, M. Hirabayashi, T. Era, K. Loh, S. Wu, I. Weissman, and H. Nakauchi (2016) Inhibition of apotosis overcomes stage-related compatibility barriers to chimera formation in mouse embryos. *Cell Stem Cell* 19 (5): 587-592.

Mascetti, V. L., and R. A. Pedersen (2016) Human-mouse chimerism validates human stem cell pluripotency. *Cell Stem Cell* 18: 67-72.

Master, Z. (2006) Embryonic stem-cell gametes: The new frontier in human reproduction. *Human Reproduction* 21 (4): 857-863.

升井伸治・山中伸弥（2015）「iPS 細胞」井村裕夫・高橋淳監修，河﨑洋志編『脳神経系の再生医学　発生と再生の融合的新展開』医学書出版，13-18 頁．

Mathews D. J. H., P. J. Donovan, J. Harris, R. Lovell-Badge, J. Savulescu, and R. Faden (2009) Pluripotent stem cell-derived gametes: Truth and (potential) consequences. *Cell Stem Cell* 5 (1): 11-14.

Mathews, D. J. H. (2014) Language matters. *Journal of Medical Ethics* 40 (11): 733-734.

Matsunari H, H. Nagashima, M. Watanabe, K. Umeyama, K. Nakano, M. Nagaya, T. Kobayashi, T. Yamaguchi, R. Sumazaki, L.A. Herzenberg, and H. Nakauchi (2013) Blastocyst complementation generates exogenic pancreas in vivo in apancreatic cloned pigs. *Proceedings of the National Academy of Sciences of the United States of America* 110(12): 4557-4562.

McCormick, J. B., J. Owen-Smith, and C. T. Scott (2009) Distribution of human embryonic stem cell lines: Who, when, and where. *Cell Stem Cell* 4: 107-110.

McGee, D. (2003) Moral ambiguity? Yes. Moral confusion? No. *American Journal of Bioethics* 3 (3): 11-12.

McGee, G. (2003) The wisdom of Leon the professional [ethicist]. *American Journal of Bioethics* 3 (3): vii-viii.

McMahan, J.（2002）*The Ethics of Killing: Problems at the Margins of Life*. Oxford: Oxford University Press.

Meana, P. R.（2011）On the status of human embryos and cellular entities produced through ANT: Are they persons? In A. Suarez and J. Huarte (ed.), *Is this Cell a Human Being? Exploring the Status of Embryos, Stem Cells and Human-Animal Hybrids*, 97–115. London: Springer.

Mertes, H., and G. Pennings（2008）Embryonic stem cell-derived gametes and genetic parenthood: A problematic relationship. *Cambridge Quarterly of Healthcare Ethics* 17（1）: 7–14.

Mertes, H., and G. Pennings（2009）Gamete generation from stem cells: An ethicist's view. In C. Simon, and A. Pellicer (eds.), *Stem Cells in Human Reproduction: Basic Science and Therapeutic Potential*, 14–21. Boca Raton: CRC Press.

Mertes, H., and G. Pennings（2010）Ethical aspects of the use of stem cell derived gametes for reproduction. *Health Care Analysis* 18（3）: 267–278.

Mertes, H.（2014）A moratorium on breeding better babies. *Journal of Medical Ethics* 40（11）: 734–735.

Mills, C.（2014）Commentary: In defence of repugnance. In A. Akabayashi (ed.), *The Future of Bioethics: International Dialogues*, 366–370. Oxford: Oxford University Press.

みずほ情報総研株式会社（2013）「平成24年度科学技術戦略推進委託　諸外国における生命倫理に係る法制度の現状と最新の動向に関する調査　報告書」.

Mizuno, H., H. Akutsu, and K. Kazuto（2015）Ethical acceptability of research on human-animal chimeric embryos: Summary of opinions by the Japanese expert panel on bioethics. *Life Sciences, Society and Policy* 11:15.

文部科学省（2000a）「ヒト胚性幹細胞研究を中心としたヒト胚研究に関する基本的考え方」http://www.mext.go.jp/b_menu/shingi/kagaku/rinri/ki00306.htm.

文部科学省（2000b）「ヒトに関するクローン技術等の規制に関する法律」http://law.e-gov.go.jp/htmldata/H12/H12HO146.html.

文部科学省（2003）「ヒト胚の取扱いに関する基本的考え方（案）」http://www8.cao.go.jp/cstp/tyousakai/life/haihu24/siryou3-1.pdf.

文部科学省（2007）「幹細胞・再生医学戦略作業部会の設置について」http://www.lifescience.mext.go.jp/download/sr1/sr1-2.pdf.

文部科学省（2008）「人クローン胚の研究目的の作成・利用のあり方について（第一次報告）」http://www.lifescience.mext.go.jp/files/pdf/2_32.pdf.

文部科学省（2009a）「特定胚の取扱いに関する指針」http://www.lifescience.mext.go.jp/files/pdf/30_226.pdf.

文部科学省（2009b）「iPS細胞ロードマップ――『iPS細胞研究等の加速に向けた総合戦略（改訂版）の具体化』」, http://www.mext.go.jp/b_menu/houdou/21/06/__icsFiles/afieldfile/2009/07/08/1279621_1.pdf.

文部科学省（2010）「幹細胞・再生医学戦略作業部会（第8回）」http://www.lifescience.mext.go.jp/files/pdf/n631_00.pdf.

文部科学省（2012）「『再生医療の実現化プロジェクト（第Ⅱ期）』事後評価報告

書」http://www.jst.go.jp/saisei-nw/stemcellproject/data/evaluation_report.pdf.

文部科学省（2013a）「幹細胞・再生医学戦略作業部会（第 13 回）」http://www.lifescience.mext.go.jp/files/pdf/n1025_00.pdf.

文部科学省（2013b）「幹細胞・再生医学戦略作業部会（第 14 回）」http://www.lifescience.mext.go.jp/files/pdf/n1045_00.pdf.

文部科学省（2013c）「今後の幹細胞・再生医学研究の在り方について」16-20 頁 http://www.lifescience.mext.go.jp/files/pdf/n1113_01.pdf.

文部科学省（2014a）「ヒト ES 細胞の分配及び使用に関する指針（文部科学省告示第 174 号）」http://www.lifescience.mext.go.jp/files/pdf/n1460_01.pdf.

文部科学省（2014b）「ヒト ES 細胞の樹立に関する指針（文部科学省・厚生労働省告示第 2 号）」http://www.lifescience.mext.go.jp/files/pdf/n1430_01.pdf.

文部科学省（2014c）「ヒト ES 細胞の樹立に関する指針　ガイダンス」http://www.lifescience.mext.go.jp/files/pdf/n1430_06.pdf.

文部科学省（2014d）「『ヒト ES 細胞の樹立に関する指針』及び『ヒト ES 細胞の分配及び使用に関する指針』の告示について（通知）」http://www.lifescience.mext.go.jp/files/pdf/n1430_05.pdf.

文部科学省（2015a）「ヒト iPS 細胞又はヒト組織幹細胞からの生殖細胞の作成を行う研究に関する指針」http://www.lifescience.mext.go.jp/files/pdf/n592_H_01.pdf.

文部科学省（2015b）「動物性集合胚の取扱いに関する作業部会（第 11 回）議事録」http://www.lifescience.mext.go.jp/files/pdf/n1588_r2.pdf.

文部科学省（2015c）「今後の幹細胞・再生医学研究の在り方について　改訂版」http://www.mext.go.jp/b_menu/shingi/gijyutu/gijyutu2/046/houkoku/__icsFiles/afieldfile/2015/12/04/1364984_1_1.pdf.

文部科学省（2015d）「幹細胞文献動向から見る器官・臓器別の国際競争力について」, http://www.lifescience.mext.go.jp/files/pdf/n1624_03.pdf.

文部科学省（2015e）「幹細胞・再生医学戦略作業部会（第 21 回）」, http://www.lifescience.mext.go.jp/files/pdf/n1624_r.pdf.

文部科学省（2016a）「動物性集合胚の取扱いに係る科学的観点からの調査・検討の結果について」http://www.lifescience.mext.go.jp/files/pdf/n1673_02.pdf.

文部科学省（2016b）「動物性集合胚って何？科学的観点からの研究の現状の整理」http://www.lifescience.mext.go.jp/files/pdf/n1673_01.pdf.

文部科学省・厚生労働省（2014）「人を対象とする医学系研究に関する倫理指針」http://www.lifescience.mext.go.jp/files/pdf/n1443_01.pdf.

文部科学省・厚生労働省・経済産業省（2013）「ヒトゲノム・遺伝子解析研究に関する倫理指針」http://www.lifescience.mext.go.jp/files/pdf/n1115_01.pdf.

Moreno, J.（2014）Primary topic article: Chimera in bioethics and biopolitics. In A. Akabayashi（ed.）, *The Future of Bioethics: International Dialogues*, 380-389. Oxford: Oxford University Press.

Moreno, J.（2014）Response to commentaries. In A. Akabayashi（ed.）, *The Future of Bioethics: International Dialogues*, 399-401. Oxford: Oxford University Press.

盛永審一郎（2010）「iPS 細胞の倫理的問題──皮肉な反作用としての共犯関係」

『医学哲学と倫理』7号, 15-22頁.

Munzer, S. R. (2007) Human-nonhuman chimeras in embryonic stem cell research. *Harvard Journal of Law and Technology* 21 (1): 123-178.

Murphy, T. F. (2014a) Genetic generations: Artificial gametes and the embryos produced with them. *Journal of Medical Ethics* 40 (11): 739-740.

Murphy, T. F. (2014b) The meaning of synthetic gametes for gay and lesbian people and bioethics too. *Journal of Medical Ethics* 40 (11): 762-765.

Murphy, T. F. (2015a) Assisted gestation and transgender women. *Bioethics* 29 (6): 389-397.

Murphy, T. F. (2015b) LGBT people and the work ahead in bioethics. *Bioethics* 29 (6): ii-v.

Nagashima, H., and H. Matsunari (2016) Growing human organs in pigs — A dream or reality? Theriogenology 86: 422-426.

内閣府（2000）「ヒトゲノム研究に関する基本原則について」, http://www.mext.go.jp/b_menu/shingi/kagaku/rinri/genso614.htm.

内閣府（2001）「諮問第4号「特定胚の取扱いに関する指針について」に対する答申」, http://www8.cao.go.jp/cstp/output/toushin4.pdf.

内閣府（2004）「ヒト胚の取扱いに関する基本的考え方」 http://www.lifescience.mcxt.go.jp/files/pdf/6_28.pdf.

内閣府（2007）「iPS細胞研究WGの設置について」 http://www8.cao.go.jp/cstp/project/ips/haihu1/siryo2.pdf.

内閣府（2008）「iPS細胞研究の推進について（第一次とりまとめ）」 http://www8.cao.go.jp/cstp/project/ips/haihu9/torimatome1.pdf.

内閣府（2012）「総合科学技術会議　第66回生命倫理専門調査会議事概要（案）」http://www8.cao.go.jp/cstp/tyousakai/life/haihu67/siryo1.pdf.

内閣府（2013）「動物性集合胚を用いた研究の取扱いについて」http://www8.cao.go.jp/cstp/tyousakai/life/kenkai/kenkai.pdf.

内閣府（2015）「ヒトの幹細胞から作成される生殖細胞を用いるヒト胚の作成について（中間まとめ）」http://www8.cao.go.jp/cstp/tyousakai/life/haihu92/sanko.pdf.

中村友紀・山中伸弥（2008）「人工多能性幹細胞の樹立と展望」『化学と生物』46巻8号, 531-538頁.

Nakatsuji, N., F. Nakajima, and K. Tokunaga (2008) HLA-haplotype banking and iPS cells. *Nature Biotechnology* 26: 739-740.

中内啓光・正木英樹（2014）「動物性集合胚研究の意義」「Hormone Frontier in Gynecology」21巻2号, 47-52頁.

中澤務（2009）「幹細胞研究の倫理——ES細胞からiPS細胞へ」『関西大学文学論集』58巻4号, 23-50頁.

National Institutes of Health (NIH) (2009) National institutes of health guidelines on human stem cell research. http://stemcells.nih.gov/policy/pages/2009guidelines.aspx.

National Institutes of Health (NIH) (2015) NIH research involving introductiuon of human pluripotent cells into non-human vertebrate animal pre-gastrulation embryos.

http://grants.nih.gov/grants/guide/notice-files/NOT-OD-15-158.html.
Newson, A. J., and A. C. Smajdor (2005) Artificial gametes: New paths to parenthood? *Journal of Medical Ethics* 31 (3): 184-186.
日本経済新聞 (2015)「iPS 応用の工程表改訂へ　文科省，パーキンソン病1年遅れ」http://www.nikkei.com/article/DGXLASDG11H2C_R11C15A1CR0000/.
日本製薬工業協会 (JMPA) (2011)「疾患特異的 iPS 細胞による希少難病疾患への取り組み」『政策研ニュース』148号, 35-37頁.
西田典之 (2011)『共犯理論の展開』成文堂.
Nuyen, A. (2010) Stem cell research and interspecies fusion: Some philosophical issues. In The bioethics advisory Committee Singapore (ed.), *Human-Animal Combinations in Stem Cell Research*, Annex E-2. http://www.bioethics-singapore.org/images/uploadfile/65151%20PMStem%20Cell%20Research%20And%20Interspecies%20Fusion.pdf.
Okano, H., and S. Yamanaka (2014) iPS cell technologies: Significance and applications to CNS regeneration and disease. *Molecular Brain* 7: 22.
Okita, K., T. Ichisaka, and S. Yamanaka (2007) Generation of germline-competent induced pluripotent stem cells. *Nature* 448: 313-317.
大林雅之 (2009)「再生医療技術への宗教的関わり──ES 細胞・iPS 細胞研究における『全能性』をめぐって」『死生学年報 2009』189-203頁.
大津真 (2015)「疾患特異的 iPS 細胞」岡野光夫・湯島誠編『再生医療用語ハンドブック』メディカル・トリビューン, 32頁.
Ormandy, E., and C. Schuppli (2014) Public attitudes toward animal research: A review. *Animals* 4: 391-408.
Palacios-González, C., J. Harris, and G. Testa (2014) Multiplex parenting: IVG and the generations to come. *Journal of Medical Ethics* 40 (11): 752-758.
Palacios-González, C. (2015a) Human dignity and the creation of human-nonhuman chimeras. *Medicine, Health Care, and Philosophy* 18 (4): 487-499.
Palacios-González, C. (2015b) Ethical aspects of creating human-nonhuman chimeras capable of human gamete production and human pregnancy. *Monash Bioethics Review* 33: 181-202.
Palacios-González, C. (2016) The ethics of killing human/great-ape chimeras for their organs: A reply to Shaw et al. *Medicine Health Care and Philosophy*.
Panula, S., J. V. Medrano, K. Kee, R. Bergström, H. N. Nguyen, B. Byers, K. D. Wilson, J. C. Wu, C. Simon, O, Hovatta, R. A. Reijo Pera (2011) Human germ cell differentiation from fetal-and adult-derived induced pluripotent stem cells. *Human Molecular Genetics* 20: 752-762.
Parfit, D. (1984) Reasons and persons. Oxford: Oxford University Press.（＝デレク・パーフィット［森村進訳］［2012］『理由と人格　非人格性の倫理へ』勁草書房.）
Peterson, M. (2005) Assisted reproductive technologies and equity of access. *Journal of Medical Ethics* 31 (5): 280-285.
Piotrowska, M. (2012) Who are my parents? Why assigning moral categories to genealogical relations leads to more confusion. *The American Journal of Bioethics* 12 (9): 28-30.

Piotrowska, M. (2014) Transferring morality to human-nonhuman chimeras. *American Journal of Bioethics* 14 (2): 4-12.
Pontifical Academy for Life (2000) Declaration on the production and the scientific and therapeutic use of human embryonic stem cells. http://www.vatican.va/roman_curia/pontifical_academies/acdlife/documents/rc_pa_acdlife_doc_20000824_cellule-staminali_en.html.
Power, C., and J. E. J. Rasko (2011) Will cell reprogramming resolve the embryonic stem cell controversy? A narrative review. *Annals of Internal Medicine* 155 (2): 114-121.
Pugh, J. (2014) Concerns about eroding the ethical barrier to in vitro eugenics: Lessons from the hESC debate. *Journal of Medical Ethics* 40 (11): 737-738.
Purves, D. (2014) Human-nonhuman chimeras: Enhancement or creation. *American Journal of Bioethics* 14 (2): 26-27.
Rachels, J. (1990) *Created from Animals: The Moral Implications of Darwinism*. Oxford: Oxford University Press.（ジェイムズ・レイチェルズ［古牧徳生・次田憲和訳］［2010］『ダーウィンと道徳的個体主義——人間はそんなにえらいのか』晃洋書房.）
Ramalho-Santos, J. (2011) Human procreation in unchartered territory: New twists in ethical discussions. *Human Reproduction* 26 (6): 1284-1287.
Rashid, T., T. Kobayashi, and H. Nakauchi (2014) Revisiting the flight of Icarus: Making human organs from PSCs with large animal chimeras. *Cell Stem Cell* 15: 406-409.
Ravelingien, A., J. Braekeman, and M. Legge (2006) On the moral status of humanized chimeras and the concept of human dignity. *Between the Species* 13 (6): DOI: 10.15368/bts.2006v13n6.7.
Rawls, J. (1999) A theory of justice revised edition. Massachusetts: The Belknap Press of Harvard University Press.
Regalado, A. (2016) Human-animal chimeras are gestating on U.S. research farms. *MIT Technology Review*. https://www.technologyreview.com/s/545106/human-animal-chimeras-are-gestating-on-us-research-farms/.
Resnik, D. B. (2003) Patents on human-animal chimeras and threats to human dignity. *American Journal of Bioethics* 3 (3): 35-36.
理化学研究所（2014）「第一症例目の移植実施について」http://www.riken.jp/pr/topics/2014/20140912_1/（2015年6月10日閲覧）.
理化学研究所（2015）「『滲出型加齢黄斑変性に対する自家iPS細胞由来網膜色素上皮シート移植に関する臨床研究』における第一症例目の移植手術の経過について」http://www.riken.jp/pr/topics/2015/20151002_1/.
Robert J. S., and F. Baylis (2003a) Crossing species boundaries. *American Journal of Bioethics* 3 (3): 1-13.
Robert, J., and F. Baylis (2003b) A response to commentators on "crossing species boundaries". *American Journal of Bioethics* 3 (3): 66.
Robert J. S. (2006) The science and ethics of making part-human animals in stem cell biology. *FASEB Journal* 20 (7): 838-845.

Robertson, J. (1990) In the beginning: The legal status of early embryos. *Virginia Law Review* 76 (3) : 437-517.

Robertson, J. (1995) Symbolic issues in embryo research. *The Hastings Center Report* 25 (1) : 37-38.

Robertson, J. (1999) Ethics and policy in embryonic stem cell research. *Kennedy Institute of Ethics Journal* 9 (2) : 109-136.

Robertson, J. (2003) A response to "crossing species boundaries" by Jason Scott Robert and Francoise Baylis. *American Journal of Bioethics* 3 (3) : 64-65.

Robertson, J. (2004a) Causative vs. beneficial complicity in the embryonic stem cell debate. *Connecticut Law Review* 36: 1099-1113.

Robertson, J. (2004b) Procreative liberty and harm to offspring in assisted reproduction. *American Journal of Law and Medicine* 30 (1) : 7-40.

Rollin, B. (2003) Ethics and species integrity. *American Journal of Bioethics* 3 (3) : 15-17.

Rollin, B. (2007) Of mice and men. *American Journal of Bioethics* 7 (5) : 55-57.

Sabik, L. M., and R. K. Lie (2008) Priority setting in health care: Lessons from the experiences of eight countries. *International Journal for Equity in Health* 7 (1) : 4. DOI: 10.1186/1475-9276-7 — 4.

Sagoff, M. (2003) Transgenic chimeras. *American Journal of Bioethics* 3 (3) : 30-31.

Sagoff, M. (2007) Further thoughts about the human neuron mouse. *American Journal of Bioethics* 7 (5) : 51-52.

Sagoff, M. (2014) The attributive logic of "human-like" characteristics. *American Journal of Bioethics* 14 (2) : 15-16.

最高裁（2014）「平成24年（受）第1402号　親子関係不存在確認請求事件　平成26年7月17日　第一小法廷判決」http://www.courts.go.jp/app/files/hanrei_jp/337/084337_hanrei.pdf.

斉藤伸也・児玉聡・白岩健・下妻晃二郎・能登真一・後藤玲子（2012）「6. 医療資源配分とQALYに関する倫理的側面からの考察」『薬剤疫学』17巻1号，47-53頁.

Salter B., and A. Harvey (2014) Creating problems in the governance of science: Bioethics and human/animal chimeras. *Science and Public Policy* 41 (5) : 685-696.

Sandel, M. (2007) *The Case against Perfection: Ethics in the Age of Genetic Engineering*. Cambridge, MA and London: The Belknap Press of Harvard University Press.（＝マイケル・サンデル［林芳紀・伊吹友秀訳］［2010］『完全な人間を目指さなくてもよい理由——遺伝子操作とエンハンスメントの倫理』ナカニシヤ出版.）

Sasaki, K., S. Yokobayashi, T. Nakamura, I. Okamoto, Y. Yabuta, K. Kurimoto, H. Ohta, Y. Moritoki, C. Iwatani, H. Tsuchiya, S. Nakamura, K. Sekiguchi, T. Sakuma, T. Yamamoto, T. Mori, K. Woltjen, M. Nakagawa, T. Yamamoto, K. Takahashi, S. Yamanaka, and M. Saitou (2015) Robust in vitro induction of human germ cell fate from pluripotent stem cells. *Cell Stem Cell* 17: 1-17.

Sato, T. (2014) Commentary: The question of the family in the biopolitics of chimeras. In A. Akabayashi (ed.), *The Future of Bioethics: International Dialogues*, 390-393. Oxford:

Oxford University Press.

Sato, T., K. Katagiri, A. Gohbara, K. Inoue, N. Ogunoki, A. Ogura, Y. Kubota, and T. Ogawa (2011) *In vitro* production of functional sperm in cultured neonatal mouse tests. *Nature* 471: 504-507.

Savulescu, J. (2000) The ethics of cloning and creating embryonic stem cells as a source of tissue for transplantation: Time to change the law in Australia. *Australian New Zealand Journal of Medicine* 30 (4): 492-498.

Savulescu, J. (2001) Procreative beneficence: Why we should select the best children. *Bioethics* 15 (5-6): 413-426.(＝澤井努訳［2016］「生殖の善行——われわれが最善の子どもを選ぶべき理由」『いのちの未来』1号, 100-114.)

Savulescu, J. (2003) Human-animal transgenesis and chimeras might be an expression of our humanity. *American Journal of Bioethics* 3 (3): 22-25.

Savulescu, J. (2006) Solving the stem cell and cloning puzzle. *Bioethics Forum*. http://www.thehastingscenter.org/Bioethicsforum/Post.aspx?id=278.

Savulescu, J. (2007) In defence of procreative beneficence. *Journal of Medical Ethics* 33 (5): 284-288.

Savulescu, J., and G. Kahane (2009) The moral obligation to create children with the best chance of the best life. *Bioethics* 23 (5): 274-290.

Savulescu, J. (2011) Genetically modified animals: Should there be limits to engineering the animal kingdom? In T. L. Beauchamp, and R. G. Frey (eds.), *Oxford Handbook of Animal Ethics*, 641-670. Oxford: Oxford University Press.

Sawai, T. (2014) The moral value of induced pluripotent stem cells: A Japanese bioethics perspective on human embryo research. *Journal of Medical Ethics* 40: 766-769.

澤井努（2016）「ヒトiPS細胞研究の道徳的共犯論——日本のヒトiPS細胞研究への含意の検討」『いのちの未来』1号, 4-33頁.

Schneuwly, S., R. Klemenz, and W. J. Gehring (1987) Redesigning the body plan of Drosophila by ectopic expression of the homoeotic gene Antennapedia. *Nature* 325: 816-818.

Segers, S., H. Mertes, G, de Wert, W. Dondorp, and G. Pennings (2017) Balancing ethical pros and cons of stem cell derived gametes. *Reproductive Tissue Engineering*: DOI 10.1007/s10439-017-1793-9.

Sharma, A., V. Sebastiano, C. T. Scott, D. Magnus, N. Koyano-Nakagawa, D. J. Garry, O. N. Witte, H. Nakauchi, J. C. Wu, I. L. Weissman, and S. M. Wu (2015) Lift NIH restrictions on chimera research. *Science* 350: 640.

Shaw, D., W. Dondorp, N. Geijsen, G. de Wert (2014) Creating human organs in chimaera pigs: An ethical source of immunocompatible organs? *Journal of Medical Ethics* 41: 970-974.

Shaw, D., W. Dondorp, N. Geijsen, G. de Wert. (2015). Creating human organs in chimera pigs: An ethical source of immunocompatible organs? *Journal of Medical Ethics* 41: 970-074.

島薗進（2005）「胚の操作と中絶をめぐる倫理問題の歴史的文化的背景——人の生命の尊厳と人口増加・人口統御の要因」町田宗鳳編『脳死・臓器移植に関す

る比較宗教学的研究』平成 14 年度～平成 17 年度科学研究費補助金（基礎研究（B）（1））研究成果報告書（課題番号 14310014）平成 18 年 5 月, 22-41 頁 http://mys1.sakura.ne.jp/shimazono/?p=6.
島薗進（2006）『いのちの始まりの生命倫理――受精卵・クローン胚の研究・利用は認められるか』春秋社.
霜田求（2008）「キメラ・ハイブリッド研究の規制に向けて――欧州委員会助成研究プロジェクトの最終報告の概要」『医療・生命と倫理・社会』7 巻, 143-156 頁.
Shineha, R., M. Kawakami, K. Kawakami, M. Nagata, T. Tada, and K. Kato（2010）Familiarity and prudence of the Japanese public with research into induced pluripotent stem cells, and their desire for its proper regulation. *Stem Cell Reviews and Reports* 6: 1-7.
Siegel, A. W.（2003）The moral insignificance of crossing species boundaries. *American Journal of Bioethics* 3（3）: 33-34.
Siegel, A. W.（2013）Ethics of stem cell research. *Stanford Encyclopedia of Philosophy*. http://plato.stanford.edu/entries/stem-cells/.
Siegel, A. W.（2014）Some doubts about in vitro eugenics as a human enhancement technology. *Journal of Medical Ethics* 40（11）: 732.
Singer, P.（1998）A vegetarian philosophy. In: S. Griffiths and J. Wallace（eds）, *Consuming passions*, 66-72. Manchester: .
Singer, P.（2009）*Animal Liberation: The Definitive Classic of the Animal Movement*. New York: Harper Perennial Modern Classics.（＝ピーター・シンガー［戸田清訳］［2015］『動物の解放　改訂版』人文書院.）
Singer, P.（2011）*Practical Ethics, Second Edition*. New York: Cambridge University Press.（＝ピーター・シンガー［山内友三郎・塚崎智監訳］［2012］『実践の倫理』昭和堂.）
Singer, P.（2011）*Practical Ethics, Third Edition*. New York: Cambridge University Press.
Smajdor, A.（2008）Artificial gametes: The end of infertility? *Bionews* 446. http://www.bionews.org.uk/page_37977.asp.
Smajdor, A., and D. Cutas（2013）Will artificial gametes end infertility? *Health Care Analysis* 23, no. 2: 134-147.
Smajdor, A., and D. Cutas（2014）Artificial gametes and the ethics of unwitting parenthood. *Journal of Medical Ethics* 40（11）: 748-751.
Smajdor, A., and D. Cutas（2015）Will artificial gametes end infertility? *Health Care Analysis* 23（2）: 134-147.
Smajdor, A., and D. Cutas（2015）Artificial gametes. *Nuffield Council on Bioethics: Background Paper*. http://nuffieldbioethics.org/wp-content/uploads/Background-paper-2016-Artificial-gametes.pdf.
Smith, A. G., J. K. Heath, D. D. Donaldson, G. G. Wong, J. Moreau, M. Stahl, and D. Rogers（1988）Inhibition of pluripotential embryonic stem cell differentiation by purified polypeptideds. *Nature* 336: 688-690.
Smith, A., and C. Blackburn（2012）Do we still need research on human embryonic stem

cells? *Euro Stem Cell*. http://www.eurostemcell.org/commentanalysis/do-we-still-need-research-human-embryonic-stem-cells.

Sotnak, E.（2011）Nonhuman chimeras with human brain cells. *Between the Species* 13（7）: DOI: 10.15368/bts.2007v13n7.8.

Sparrow, R.（2012）Orphaned at conception: The uncanny offspring of embryos. *Bioethics* 26（4）: 173-181.

Sparrow, R.（2014a）In vitro eugenics. *Journal of Medical Ethics* 40（11）: 725-731.

Sparrow, R.（2014b）Reproductive technologies, risk, enhancement and the value of genetic relatedness. *Journal of Medical Ethics* 40（11）: 741-743.

Steinbock, B.（2007）Moral status, moral value, and human embryo. In B. Steinbock（ed.）, *The Oxford Handbook of Bioethics*, 416-440. Oxford: Oxford University Press.

Streiffer, R.（2003）In defense of the moral relevance of species boundaries. *American Journal of Bioethics* 3（3）: 37-38.

Streiffer, R.（2005）At the edge of humanity: Human stem cells, chimeras, and moral status. *Kennedy Institute of Ethics Journal* 15（4）: 347-370.

Streiffer, R.（2010）Chimeras, moral status, and public policy: Implications of the abortion debate for public policy on human/nonhuman chimera research. *The Journal of Law, Medicine, and Ethics* 38（2）: 238-250.

Streiffer, R.（2014）Human/non-human chimeras. *Stanford Encyclopedia of Philosophy*. http://plato.stanford.edu/entries/chimeras/.

Suarez. A.（2011）Is this cell entity a human being? Neural activity, spiritual soul, and the status of the inner cell mass and pluripotent stem cells. In A. Suarez and J. Huarte（ed.）, *Is this Cell a Human Being? Exploring the Status of Embryos, Stem Cells and Human-Animal Hybrids*, 171-192. London: Springer.

須藤健太・高橋和利（2015）「ヒト多能性幹細胞」『実験医学　増刊』33巻2号 16-21頁．

Sugawa, F., M. J. Arauzo-Brazo, J. Yoon, K. P. Kim, S. Aramaki, G. Wu, M. Stehling, O. E. Psathaki, K. Hubner, and H. R. Scholer（2015）Human primodial germ cell commitment *in vitro* associates with a unique PRDM14 expression profile. *EMBO Journal* 34: 1009-1024.

首相官邸（2012）「医療イノベーション5か年戦略」http://www.kantei.go.jp/jp/singi/iryou/5senryaku/siryou01.pdf.

Tachibana, M., P. Amato, M. Sparman, N. Gutierrez, R Tippner-Hedges, H. Ma, E. Kang, A. Fulati, H-S. Lee, H. Sritanaudomchai, K. Masterson, J. Larson, D. Eaton, K. Sadler-Fredd, D. Battaglia, D. Lee, D. Wu, J. Jensen, P. Patton, S. Gokhale, R. Stouffer, D. Wolf, and S. Mitalipov（2013）Human embryonic stem cells derived by somatic cell nuclear transfer. *Cell* 153（6）: 1228-1238.

Tada, M., Y. Takahama, K. Abe, N. Nakatsuji, and T. Tada（2001）Nuclear reprogramming of somatic cells by in vitro hybridization with ES cells. *Current Biology* 11: 1553-1558.

高田寛（2015）「幹細胞を利用した再生医療における法規制と生命倫理：ES細胞とiPS細胞の利用を例に」『富大経済論集』61巻1号，1-29頁．

高江可奈子（2015）「キメラ的存在を巡る議論——「種」を規定する生のあり方の倫理的位置づけを考える」『現代生命哲学研究』4 号，50-61 頁．

Takahashi, K., and Y. Yamanaka (2006) Induction of pluripotent stem cells from mouse embryonic and adult fibroblast cultures by defined factors. *Cell* 126: 663-676.

Takahashi, K., K. Tanabe, M. Ohnuki, M. Narita, T. Ichisaka, K. Tomoda, and S. Yamanaka (2007) Induction of pluripotent stem cells from mouse embryonic and adult fibroblast cultures by defined factors. *Cell* 131: 861-872.

Takashima, Y., G. Guo, R. Loos, J. Nichols, G. Ficz, F. Krueger, D. Oxley, F. Santos, J. Clarke, W. Mansfield, W. Reik, P. Bertone, and A. Smith (2014) Resetting transcription factor control circuitry toward ground-state pluripotency in human. *Cell* 158: 1254-1269.

Tam, P. P. L. (2016) Human stem cells can differentiate in post-implantation mouse embryos. *Cell Stem Cell* 18: 3-4.

田代志門（2011）『研究倫理とは何か——臨床医学研究と生命倫理』勁草書房．

辰巳邦彦（2012）「疾患特異的 iPS 細胞による希少難治疾患への取り組み」『製薬協ニューズレター』148 巻，35-37 頁．

Taupitz, J. (2011) Chimeras + hybrids = Chimbrids: Legal aspects. In K. Hug, and G. Hermerén (eds.), *Translational Stem Cell Research: Issues Beyond the Debate on the Moral Status of the Human Embryo*, 211-221. London: Human Press.

Testa, G., and J. Harris (2004) Ethical aspects of ES cell-derived gametes. *Science* 305 (5691): 1719.

Testa, G., and J. Harris (2005) Ethics and synthetic gametes. *Bioethics* 19 (2): 146-166.

Testa, G., and J. Harris (2005) Response. *Science* 307 (5709): 515-516.

Testa, G., L. Borghese, J. A. Steinbock, and O. Brustle (2007) Breakdown of the potentiality principle and its impact on global stem cell research. *Cell Stem Cell* 1: 153-156.

The Academy of Medical Sciences (AMS) (2007) Inter-species embryos. https://www.acmedsci.ac.uk/viewFile/publicationDownloads/118356622535.pdf.

The Academy of Medical Sciences (AMS) (2011) Animals containing human material. http://www.acmedsci.ac.uk/policy/policy-projects/animals-containing-human-material/.

The Danish Council of Ethics (2007) Man or mouse? Ethical aspects of chimera research. http://etiskraad.dk/upload/publications-en/stem-cell-research/man-or-mouse/manormouse.pdf (accessed November 22, 2015).

The Hinxton Group (2008) Consensus Statement: Science, Ethics and Policy Challenges of Pluripotent Stem Cell-Derived Gametes. http://www.hinxtongroup.org/consensus_hg08_final.pdf.

The Hinxton Group (2015) Consensus statement on genome editing technologies and human germline genetic modification. http://www.hinxtongroup.org/Hinxton2015_Statement.pdf.

The Nuffield Council on Bioethics (2015a) Nuffield council on bioethics evaluation. http://nuffieldbioethics.org/wp-content/uploads/Nuffield-Council-on-Bioethics-Evaluation-final.pdf.

The Nuffield Council on Bioethics (2015b) Ideas about naturalness in public and political debates about science, technology and medicine. http://nuffieldbioethics.org/wp-content/uploads/Naturalness-analysis-paper.pdf.

Theunissen, T. W., B. E. Powell, H. Wang, M. Mitalipova, D. A. Faddah, J. Reddy, Z. P. Fan, D. Maetzel, K. Ganz, L. Shi, T. Lungjangwa, S. Imsoonthornruksa, Y. Stelzer, S. Rangarajan, A. D'Alessio, J. Zhang, Q. Gao, M. M. Dawlaty, R. A. Young, N. S. Gray, and R. Jaenish (2014) Systematic identification of culture conditions for induction and maintenance of naïve human pluripotency. *Cell Stem Cell* 15: 471–487.

Theunissen, T. W., M. Friedli, Y. He, E. Planet, R. C. O'Neil, S. Markoulaki, J. Pontis, H. Wang, A. Iouranova, M. Imbeault, J. Duc, M. A. Cohen, K. J. Wert, R. Castanon, Z. Zhang, Y. Huang, J. R. Nery, J. Drotar, T. Lungjangwa, D. Trono, J. R. Ecker, R. Jaenish (2016) Molecular criteria for defining the naïve human pluripotent state. *Cell Stem Cell* 19, no. 4: 502–515.

Thompson, P. (2003) Crossing species boundaries is even more controversial than you think. *American Journal of Bioethics* 3 (3): 14–15.

Thomson, J., J. Itskovitz-Eldor, S. Shapiro, M. Waknitz, M. Swiergiel, V. Marshall, and J. Jones (1998) Embryonic stem cell lines derived from human blastocysts. *Science* 282 (5391): 1145–1147.

東京大学・日本医療研究開発機構（AMED）・科学技術振興機構（JST）「ES 細胞よりも分化が進んだ前駆細胞から特定の組織に限定したキメラを作製する手法の開発」http://www.jst.go.jp/pr/announce/20161104/.

遠矢和希（2011）「iPS 細胞由来の生殖細胞作成と ART への利用における倫理的問題」『生命倫理』21 巻 1 号，69–75 頁.

遠矢和希（2014）「iPS 細胞由来生殖細胞の臨床応用における倫理的問題」『産科と婦人科』81 巻 3 号，357–361 頁.

Toyooka, Y., N. Tsunekawa, R. Akasu, T. Noce (2003) Embryonic stem cells can form germ cells in vitro. *Proceedings of the National Academy of Sciences* 100 (20): 11457–11467.

土屋有紀（1994）「医療資源の配分の倫理（〈研究報告〉医療の倫理学）」『実践哲学研究』17 号，67–76 頁.

土屋有紀（2000）「医療資源の配分——概念の分析」加藤尚武・加茂直樹『生命倫理学を学ぶ人のために』世界思想社，165–175 頁.

塚原久美（2014）『中絶技術とリプロダクティブ・ライツ——フェミニスト倫理の視点から』勁草書房.

U.K. Home office (2016) Guidance on the use of human material in animals. https://www.gov.uk/government/uploads/system/uploads/attachment_data/file/491496/Animals_Containing_Human_Material_Final_Guidance.pdf.

Urie, K., A. Stanely, and J. Friedman (2003) The humane imperative: A moral opportunity. *American Journal of Bioethics* 3 (3): 20–21.

U. S. National Bioethics Advisory Commission (NBAC) (1999) *Ethical Issues in Human Stem Cell Research*: Volume I. Rockville, Maryland: National Bioethics Advisory Commission. https://bioethicsarchive.georgetown.edu/nbac/stemcell.pdf.

Vogel, G. NIH debates human-animal chimeras. *Science* 350: 261–262.

Warren, M.（1973）On the moral and legal status of abortion. *The Monist* 57.（＝メアリ・アン・ウォレン［鶴田尚美訳］［2011］「妊娠中絶の法的・道徳的位置づけ」江口聡編監訳『妊娠中絶の生命倫理』勁草書房，115-139 頁.）

Warren, M.（1984）On the moral and legal status of abortion. In J. Feinberg (ed.), *The Problem of Abortion*. 2nd ed, 116-119. Belmont, California: Wadsworth.

Warren, M.（2000）The moral difference between infanticide and abortion: A response to Robert Card. *Bioethics* 14（4）: 352-359.

鷲田清一（2002）「置き去りにされる生命倫理」『医療・生命と倫理・社会』2 巻 1 号．

Wasserman, D.（2003）Species and races, chimeras, and multiracial people. *American Journal of Bioethics* 3（3）: 13-14.

Watt, H.（2014）Ancestor embryos: Embryonic gametes and genetic parenthood. *Journal of Medical Ethics* 40（11）: 759-761.

Whittaker, P.（2007）Stem cells to gametes: How far should we go? *Human Fertility* 10（1）: 1-5.

Wilmut, I., A. E. Schnieke, J. McWhir, A. J. Kind, and K. H. Campbell（1997）Viable offspring derived from fetal and adult mammalian cells. *Nature* 385: 810-813.

Windrem, M., S. J. Schanz, C. Morrow, J. Munir, D. Chandler-Militello, S. Wang, and S. A. Goldman（2014）A competitive advantage by neonatally engrafted human glial progenitors yields mice whose brains are chimeric for human glia. *The Journal of Neuroscience* 34（48）: 16153-16161.

Wolf., S., F. Lawrenz, C. Nelson, J. Kahn, M. Cho, E. Clayton, J. Fletcher, M. Georgieff, D. Hammerschmidt, K. Hudson, J. Illes, V. Kapur, M. Keane, B. Koenig, B. LeRoy, E. McFarland, J. Paradise, L. Parker, S. Terry, B. Ness, B. Wilfond（2008）Managing incidental findings in human subjects research: Analysis and recommendations. *Journal of Law, Medicine & Ethics* 36（2）: 219-211.

Wu, J., A. Platero-Leuengo, M. Sakurai, A. Sugawara, M. A. Gil, T. Yamauchi, K. Suzuki, Y. S. Bogliotti, C. Cuello, M. M. Valencia, D. Okumura, J. Luo, M. Vilarino, I. Parrilla, D. A. Soto, C. A. Martinez, T. Hishida, S. Sánchez-Bautista, M. L. Martinez-Martinez, H. Wang, A. Nohalez, E. Aizawa, P. Martinez-Rendondo, A. Ocampo, P. Reddy, E. A. Maga, C. R. Esteban, W. T. Berggren, E. N. Delicado, J. Lajara, I. Guillen, P. Guillen, J. M. Campistol, E. A. Martinez, P. J. Ross, and J. C. I. Belmonte（2017）Interspecies chimerism with mammalian pluripotent stem cells. *Cell Stem Cell* 168: 473-486.

Yamaguchi, T., H. Sato, M. Kato-Itoh, Teppei Goto, H. Hara, M. Sanbo, N. Mizuno, T. Kobayashi, A. Yanagida, A. Umino, Y. Ota, S. Hamanaka, M. Masaki, S. T. Rashid, M. Hirabayashi, and H. Nakauchi（2017）Interspecies organogenesis generates autologous functional islets. *Nature* 542: 191-196.

山川達也・沖田圭介「プラスミド」岡野光夫・湯島誠編『再生医療用語ハンドブック』メディカル・トリビューン，45-46 頁．

Yamanaka, S.（2012）Induced pluripotent stem cells: Past, present, and future. *Cell Stem Cell* 10: 678-684.

山中伸弥監修（2013）『iPS細胞の世界――未来を拓く最先端生命科学』日刊工業新聞社.

山中伸弥・緑慎也（2012）『山中伸弥先生に，人生とiPS細胞について聞いてみた』講談社.

山中伸弥（2015）「iPS/ES細胞からのアプローチ」岡野光夫・湯島誠編『再生医療用語ハンドブック』メディカル・トリビューン，15-17頁.

Yang, L. M. Güell, D. Niu, H. George, E. Lesha, D. Grishin, J. Aach, E. Shrock, W. Xu, J. Poci, R. A. Wilkinson, J. A. Fishman, and G. Church（2015）Genome-wide inactivation of porcine endogenous retroviruses (PERVs). *Science* 350: 1101-1104.

八代嘉美・岡野栄之（2009）「iPS細胞研究の最近の進展」『Medical Science Digest』35巻12号，482-484頁.

八代嘉美（2013）「iPS細胞研究の現状と再生医療」『月刊保険診療』68巻6号，54-58頁.

八代嘉美（2014a）「iPS細胞による難治性疾患研究の倫理的・法的・社会的問題について」『臨床化学』43巻3号，203-10頁.

八代嘉美（2014b）「社会と再生医療・幹細胞研究の関係」『Hormone Frontier in Gynecology』21巻2号，149-53頁.

八代嘉美（2015a）「再生医療研究における倫理的・法的・社会的課題について」『実験医学』33巻2号，381-386頁.

八代嘉美（2015b）「安全なiPS細胞の樹立」『現代化学』530号，52-53頁.

八代嘉美（2015c）「社会とともに考える再生医療 iPS細胞研究を中心に」『泌尿器外科』28巻臨時増刊号，543-544頁.

八代嘉美（2015d）「iPS細胞を用いた研究の倫理的・法的・社会的課題について」『再生医療――新たな医療を求めて（『日本臨床』73巻増刊号5）』1080巻，537-543頁.

Youngner, S.（2014）Primary topic article: Why would it be morally wrong to create a human-animal chimera? In A. Akabayashi (ed.), *The Future of Bioethics: International Dialogues*, 358-365. Oxford: Oxford University Press.

Youngner, S.（2014）Response to commentaries. In A. Akabayashi (ed.), *The Future of Bioethics: International Dialogues*, 377-379. Oxford: Oxford University Press.

Zegers-Hochschild, F., G. Adamson, J. de Mouzon, O. Ishihara, R. Mansour, K. Nygren, E. Sullivan, and S. Vanderpoel, for ICMART and WHO（2009）International committee for monitoring assisted reproductive technology (ICMART) and the World Health Organization (WHO) revise glossary of ART terminology, 2009. *Fertility and Sterility* 92 (5): 1520-1524.

Zhao, X., W. Li, Z. Lv, L. Liu, M. Tong, T. Hai, J. Hao, C. Guo, Q. Ma, L. Wang, F. Zeng, and Q. Zhou（2009）iPS cells produce viable mice through tetraploid complementation. Nature 461 (7260): 86-90.

Zhou, Q., M. Wang, Y. Yuan, X. Wanh, R. Fu, H. Wan, M. Xie, M. Liu, X. Guo. Y. Zheng, G. Feng, Q. Shi, X.-Y. Zhao, J. Sha, and Q. Zhou（2016）Complete meiosis from embryonic stem cell-derived germ cells in vitro. *Cell Stem Cell* 18: 330-340.

Zwanzinger, L. (2003) Crossing perspectival chasms about species. *American Journal of Bioethics* 3 (3) : 9-10.

Zylstra, E. (2012) Presumed sapient: A proposed test for the constitutional personhood and patentability of human-animal chimeras and hybrids. *University of San Francisco Law Review* 46 (4) : 1075.

［最終アクセス日：2017 年 2 月 27 日］

事項索引

3Rs →動物の福祉に関する 3 原則
artificial gametes →人工配偶子
Blue Ribbon Panel（有識者からなる諮問委員会）　28
ES 細胞（embryonic stem cell）　3, 5-6, 8, 10-11, 20-22, 26-31, 34, 36-52, 56, 58, 61-65, 68-83, 85-86, 89-93, 101-102, 121-122, 140, 162, 168, 179, 189, 191, 194, 202
　「ヒト ES 細胞の樹立に関する指針 ガイダンス（第一種樹立関係）」　70
　「ヒト ES 細胞の樹立に関する指針」　70-72, 74-77, 79-82
　「ヒト ES 細胞の分配及び使用に関する指針」　70
　「ヒト ES 細胞の分配及び使用に関する指針 ガイダンス」　70
FLO（future-like-ours　われわれと同じような将来）説　31, 33-34
FIH 試験→ファースト・イン・ヒューマン（First-in-human: FIH）試験
HLA（Human Leukocyte Antigen　ヒト白血球型抗原）　14, 19
「iPS Trend」　64
iPS 細胞（induced pluripotent stem cell）　2-8, 11, 13-14, 16-18, 20, 23
　疾患特異的 iPS 細胞（disease specific iPS cell）　13, 15, 177, 182-186, 192, 194, 196
　「iPS 細胞研究ロードマップ」　177, 179-182

iPS 細胞由来の配偶子→配偶子
Ipsos MORI　204
IVE →体外での優生学
JST →科学技術振興機
MyoD　20-21
NBAC（The National Bioethics Advisory Committee　アメリカ）→国家生命倫理諮問委員会
NICE（The National Institute for Health and Care Excellence　国立医療技術評価機構　イギリス）　188
NIH →国立衛生研究所　アメリカ
QALY →質調整生存年
SCDG →幹細胞由来の配偶子
SCNT →体細胞核移植
　SCNT-ES 細胞
The Hinxton Goup →ヒンクストン・グループ
WHO →世界保健機関

アポトーシス（apoptosis）　103
アンスコム生命倫理センター（Anscombe Bioethics Center　イギリス）　147
安全性　57, 145, 151, 153-156, 161, 164, 166, 172
アンテナペディア（Antennapedia）　20-21
医科学アカデミー（The Academy of Medical Sciences　イギリス）　99, 203-204
移植

自家移植（autologous transplantation）　15, 19
他家移植（allogenic transplantation）　15, 19
いつかを問わない意識の有無に関する見方（Ever Conscious View）　90
一貫性（consistency）　3-4, 93, 123, 166, 200-201, 204
遺伝子*
　遺伝子改変　101
　遺伝子検査　146
　遺伝子操作　135
　遺伝子編集　100-101
遺伝的な親であること（genetic parenthood）　145, 172
遺伝的につながりのある子ども　148, 150, 163-164
意図せず親になること（unwitting parenthood）　139, 160
「医薬品，医療機器等の品質，有効性及び完全性の確保等に関する法律」（医薬品医療機器等法）　82
「医療イノベーション5か年戦略」　177
インフォームド・コンセント（informed consent）　6, 154
打ち切り日（cut-off date）　37, 44
栄養外胚葉（trophectoderm）　11, 77-78, 84, 87, 91
エンハンスメント　128, 145, 161-164, 171-172
大型霊長類（great apes）　127
オーダーメイド医療　190

科学技術振興機構（Japan Science and Technology Agency: JST）　64, 180, 188, 191
科学的合理性　57, 168, 170, 173
核移植（nuclear transfer）　13
体細胞核移植（somatic cell nuclear transfer: SCNT）　13, 20, 31, 45, 69, 73, 76, 87, 89, 166
SCNT-ES細胞　8, 13, 73, 93
拡張議論（extension arguments）　31
神を演じる（playing God）　106-107
カリフォルニア再生医療機構（California's Stem Cell Agency: CIRM）　181-182
加齢黄斑変性　18
幹細胞（stem cell）　4, 8-9, 13, 62, 69, 119-120, 189, 191
　エピブラスト幹細胞（epiblast stem cell; EpiSC）　12, 102-103
　肝幹細胞（liver stem cell）　9
　間葉系幹細胞（mesenchymal stem cell）
　骨格筋幹細胞（muscle stem cell）　9
　臍帯血由来の幹細胞（umbilical cord blood stem cell）　8, 10
　上皮幹細胞（epithelial stem cell）　9
　神経幹細胞（neural stem cells）　9, 118, 180
　生殖幹細胞（germline stem cell）　9
　成体幹細胞（adult stem cell）　9
　造血幹細胞（hematopoietic stem cell）　9, 181
　組織幹細胞（adult stem cell）　9, 168

体性幹細胞（somatic stem cell） 8
 −9, 10, 179, 192, 194
多能性幹細胞（pluripotent stem cell）
 12, 73, 92, 96, 100−103, 105, 120,
 162, 189
幹細胞・再生医学戦略作業部会
 176
 幹細胞由来の配偶子（stem cell-
 derived gametes; SCDG） 140
 −141, 143−152, 154−164, 166−167,
 169, 171−172
希少性難治性疾患 182−186, 196
キメラ（chimaera, chimera） 97−98,
 110, 112, 117
 キメラ形成能（chimera-forming
 ability） 68, 101−102
 全身性キメラ 102
 部分キメラ 102
 人−動物キメラ（human-animal
 chimera） 98, 100, 102−111, 113
 −115, 117−121, 123−128, 130, 133−
 136, 204
 ヒト組織を含む動物（animals
 containing human material: ACHM）
 99
 人の神経を持つマウス（human
 neuron mouse） 121
 人−動物キメラ胚（human-animal
 chimeric embryo） 4−6, 96−100,
 104−107, 109, 113−114, 120, 124,
 127−136, 200−202
 動物性集合胚 96, 99, 103, 131
 −133, 202
 動物性集合胚の取扱いに関する作業
 部会 98, 103

救世主兄弟（saviour sibling） 127
京都大学 iPS 細胞研究所 19
偶発的所見（incidental findings） 6
クローニング（cloning） 6, 13, 20,
 22, 31, 69, 151, 158
 クローン技術等の規制に関する法律
 （クローン規制法） 54, 69, 72,
 131
 ダイレクト・クローニング（direct
 cloning） 69
「人クローンに関する国連宣言」
 69
 人クローン胚（cloned human
 embryo） 60, 72−73, 76, 79, 90
 −91, 93−94, 131, 166, 170, 172
 人クローン胚研究利用作業部会
 60
ゲノム（genome） 13, 17, 109
 ゲノム編集（genome editing） 6,
 96, 145, 162, 203 →遺伝子編集
 CRISPR/Cas9 101 →遺伝子編集
研究倫理（research ethics） 6, 105,
 126, 128−129, 147, 152
原始線条（primitive treak） 53−54
厚生労働省 182, 186
功利主義（utilitarianism） 165, 177,
 187, 193
国家生命倫理諮問委員会（National
 Bioethics Advisory Committee: NBAC
 アメリカ） 37
国立衛生研究所（National Institutes of
 Health: NIH アメリカ） 40, 98
 −99
国立成育医療研究センター 64
「今後の幹細胞・再生医学研究の在り

方について」 176

再生医療（regenerative medicine）
　15, 19, 60, 177, 179-182, 188-189,
　191, 194, 196
再生医療実現拠点ネットワーク事業
　181
「再生医療等の安全性の確保等に関する法律」（再生医療安全性確保法） 71, 82
再生医療の実現化プロジェクト
　181, 188
再生医療用 iPS 細胞ストックプロジェクト 19
殺人による犠牲者のケース（Murder Victim Case） 49
三胚葉 8, 10, 102
　外胚葉（ectoderm） 8, 77, 102
　中胚葉（mesoderm） 8, 77, 102
　内胚葉（endoderm） 8, 77, 102-103
自家受精（self-fertilization） 158, 169
思考実験（thought experiment）
　死刑執行（Execution） 44
　バッド・オールド・デイズ（Bad Old Days） 43
　プラットホーム（Platform） 44
　無害な拷問者（Harmless Torturers） 43
資源配分（resource allocation） 164, 172, 177, 186-187, 194
死後生殖（posthumous conception） 160
自己複製（self renewal）能 8-9
事実（facts）と価値（values） 3, 153,

201, 204
次世代シーケンサー 18
自然さ（naturalness） 105 →不自然さ
自然主義的誤謬（naturalistic fallacy）
　151, 153
疾患モデル 190
実際の将来（actual futures） 90-91, 94, 170, 200
質調整生存年（Quality Adjusted Life Year: QALY） 193-194
社会的妥当性 57, 168, 170, 173
重層的決定（overdetermination） 44
自由平等主義（libertarianism） 165, 177, 187, 195
腫瘍化（tumorigenesis） 17-18
障害調整生存年（Disability Adusted Life Year: DALY） 193
象徴性（symbolic nature） 35-36
象徴的価値（symbolic value） 34-37
除核卵（enucleated egg） 14, 73
　人工配偶子（artificial gametes: AG）
　140, 167
ステークホルダー 6-7, 184, 204
ステージゲート方式 182
すべり坂（slippery slope） 130, 166
生殖医療 55, 58, 148
生殖補助技術（assisted reproductive technology: ART） 6, 139, 148-151, 153-156, 158, 164
生殖ツーリズム 158
生殖の自由（reproductive liberty） 47, 160
生殖の自律（reproductive autonomy） 160
生殖の善行原則（Principle of Procreative

Beneficence）　163
生殖の尊厳（dignity of procreation）
　　161
生命への権利（a right to life）　31
生命倫理専門調査会（内閣府）　52
　　-55, 62-63, 84, 99, 132, 143, 168,
　　202
世界保健機関（World Health Organiza-
　　tion: WHO）　156
絶対的基準（ゴールド・スタンダー
　　ド）（gold standard）　45
前駆細胞（progenitor cell / precursor
　　cell）　10, 13, 103
潜在性　31, 34-35, 56, 58, 61, 68-69,
　　73, 76, 78-80, 83, 86-89, 92
　　受動的潜在性（passive potentiality）
　　　　88-89
　　潜在性議論（potentiality arguments）
　　　　31, 33-34, 87-88, 116
　　能動的潜在性（active potentiality）
　　　　88-92, 94, 171
全能性（totipotency）　78-79
総合科学技術会議（現　総合科学技
　　術・イノベーション会議）　62
創薬（drug discovery）　188-189, 191
　　-192
　　新薬開発　16
　　新薬評価（毒性検査）　16

体外受精（in vitro fertilization: IVF）
　　3, 146, 165, 170
　　第三者からの配偶子提供を受けた体
　　　外受精（artificial insemination of
　　　donor: AID）　165
体外での優生学（in vitro eugenics: IVE）

　　161-162, 166
種差別（speciesism）　112-113, 119,
　　129
種のインテグリティ（高潔性）（species
　　integrity）　107-108
種の境界を越えること（crossing species
　　boundaries）　107, 134
多能性（pluripotency）　8-9-11, 69,
　　74-77, 79, 81-82, 133, 136
単為生殖（parthenogenesis）　86
治験（clinical trial）　62
着床前診断（Prenatal Genetic Diagnosis:
　　PGD）　163
中絶（abortion）　30-33, 41-42, 49, 55
　　中絶胎児（aborted fetus）　41-
　　　　42, 49
適切な環境（appropriate circumstances）
　　89
適切な市民参加（appropriate public
　　involvement）　188, 197, 204
デザイナー・ベビー（designer baby）
　　157
手続き的正義（distributive justice）
　　187
転写因子（transcription factors）　11,
　　17, 20-22
道具的価値（instrumental value）　38
道徳的位置づけ（moral standing）
　　48, 69, 70, 76, 78, 91-93, 148, 200
　　道徳的地位（moral status）　5, 29
　　　　-35, 38, 46, 51, 53, 55-58, 60, 63-
　　　　64, 68-70, 88, 90-91, 93, 105, 111,
　　　　116-117, 120-121, 123, 128, 145-
　　　　147, 172
　　道徳的価値（moral value）　4, 30,

34, 36-38, 58, 60, 64, 69-70, 91-93, 200
道徳的共犯性（moral complicity）　4-5, 27-29, 38, 47, 52, 61, 63, 65, 69, 145
道徳的混乱（moral confusion）　105, 107, 109-111, 114, 129-130
道徳的タブー（moral taboo）　107, 109
道徳的な重要な違い（morally relevant difference）　3, 52, 76, 79
動物の研究利用　6, 135
動物のヒト化（humanization of animals）　102, 105, 123, 126, 130, 134-135
動物倫理（animal ethics）　105, 126, 129
特定胚等研究専門委員会　98-99, 132, 168, 202
「特定胚の取扱いに関する指針」（特定胚指針）　60, 99, 131-132
特別の敬意（special respect）　34-35
匿名化　6

ナイーブ（naïve）型　12, 101-102
内閣府　53, 57, 62, 84-85, 99, 131-132, 143, 168, 176, 201-203
内在的価値（intrinsic value）　35, 38
内部細胞塊（inner cell mass: ICM）　10-12, 73, 77-78, 83, 86-87, 91, 102
ナフィールド生命倫理評議会（The Nuffield Council on Bioethics　イギリス）　144, 151, 203
人間の尊厳（human dignity）　56, 72-75, 80, 57, 94, 97, 104-105, 107-108, 114-118, 124, 134, 136

人間の尊厳の投影　74-75
パーソン（人格）　32, 34, 89-90, 111, 117
パーソン論（person view）　31
胚
　研究胚（research embryo）　3, 60, 73, 79, 90-92, 94, 170
　人クローン胚→クローニング
　人－動物キメラ胚→キメラ
　動物性集合胚→キメラ
　余剰胚（surplus embryo）　3-4, 55-56, 59-60, 73, 79, 90, 170
廃棄されるものの利用と新たに作製されるものの利用との区別（the discarded-created distinction）　36
配偶子（精子・卵子）
　iPS細胞由来の配偶子　4-5, 91, 139-140, 144, 165, 200-201
　ES細胞由来の配偶子　91
　幹細胞由来の配偶子（stem cell-derived gametes; SCDG）　140-141, 143-152, 154-164, 166-167, 169, 171-172
　人工配偶子（artificial gametes: AG）　140, 167
配偶子提供　157
　卵子提供　124, 145
胚盤胞（blastocyst）　10-12, 21-22, 33, 73, 77, 84, 101
胚盤胞補完法（blastocyst complementation）　96, 101
白血病抑制因子（leukemia inhibitory factor: LIF）　20, 22
非同一性問題（non-identity problem）

155

ヒト試料（human specimen） 81

人の生命の萌芽 56-57, 59, 70-75, 80-81, 86-87, 90-93, 147, 170, 200

ヒト胚研究小委員会 52

『ヒト胚の取扱いに関する基本的考え方』（最終報告書） 53-54, 60, 63, 70-72, 74, 81, 86

ヒト胚の破壊 5, 11, 26-28, 31, 37-39, 42, 46-48, 50, 52, 60-61, 63-65

費用効果分析（cost-effectiveness analysis） 193-194

病態解明 16, 192

比例性の原則（Principle of Proportionality） 127

ヒンクストン・グループ（The Hinxton Goup） 152, 203

ファースト・イン・ヒューマン（First-in-human: FIH）試験 19, 153-154

フィーダー細胞 22, 39

福祉（welfare）
　子どもの福祉 152
　動物の福祉（animal welfare） 105, 119, 127, 129, 133, 135
　動物の福祉に関する3原則（3Rs） 135

複能性（multipotency） 9

不自然さ（unnaturalness） 107 →自然さ

不正からの恩恵の享受 29, 48, 52, 59, 61, 63, 65

不正の助長 29, 39, 52, 61-62, 65

不妊（infertility） 156
　不妊治療 3

プライム（primed）型 12, 102

プラスミド（plasmid） 18

分化（differentiation）能 8 →多能性

ベクター（vector） 13
　レトロウイルスベクター（retroviral vector） 14, 17
　レンチウイルスベクター（lentivirus vector） 14, 17

法的地位 55, 57, 60

補完性の原則（Principle of Subsidiarity） 127, 133, 135

母体保護法 41, 54

ミトコンドリア置換 145

ミレニアム・プロジェクト 188

無知のヴェール（veil of ignorance） 195

文部科学省 26, 53, 60, 64, 71, 77-78, 81-82, 98-99, 103, 131-133, 168, 170, 176-177, 179-183, 185-186, 189, 192, 201-203

ヤック・ファクター（yuck factor） 107

優先順位 4, 6, 165, 177, 179, 182, 185-187, 194, 196

四倍体胚補完法（tetraploid complementation） 68-70, 76, 79-80, 83-86, 89, 91, 93

「ライフサイエンスの広場」 26, 64, 202

利害関心（interest） 32-33, 36, 58

利害関心原則（interest principle）
　　32
理化学研究所　　18, 180
リスク　　152-156, 161, 164, 167, 172
リセット細胞　　101
理にかなっていることの説明責任
　　（accountability for reasonableness）
　　187
利用と作製の区別（the use-derivation
　　distinction）　　36-37, 39, 44, 74
臨床研究（clinical research）　　62
ローマ・カトリック教会　　26, 30,
　　147

人名索引

Baylis, Françoise　　104, 106-107, 109-110, 113-114, 128
Bentham, Jeremy　　112-113
Bok, Hilary　　110-111
Bourret, Rodolphe　　105, 123, 125
Brown, Mark　　27-28, 45
Chan, Sarah　　122-123
Chonnachtaigh, Sorcha　　36
Cutas, Daniela　　144, 150, 153, 156-157, 160
Daniels, Norman　　187-188
DeGrazia, David　　122-123
Denker, Hans-Werner　　69, 83
Devolder, Katrien　　27, 39-47, 49-51, 78, 83, 87
Eliot, Christopher　　114-115
Feinberg, Joel　　32-34
Gillam, Lynn　　41-42
Greely, Henry　　106, 121, 124, 126-127
Harman, Elizabeth　　90, 116
Harris, John　　36, 112, 140, 144, 146, 151, 153
Hermerén, Göran　　45-46, 51, 176, 179
Holland, Stephen　　88-89
Hug, Kristina　　45-46, 51

Hume, David　　151
Hyun, Insoo　　27-28, 45, 128
Johnston, Josephine　　114-115
Karpowicz, Phillip　　107, 109, 114-119
Marquis, Don　　33
Mertes, Heidi　　49, 144, 148, 152, 154
Murphy, Timothy　　144, 159
Palacios-González, Cesár　　104-105, 114-115, 117-120, 124-125, 127, 144
Parfit, Derek　　43-44, 155
Pennings, Guido　　49, 148, 152, 154
Piotrowska, Monika　　121-123
Rawls, John　　195
Robert, Jason Scott　　104, 106-107, 109-110, 113-114, 128
Robertson, John　　34-37, 49, 161, 155
Sandel, Michael　　34-35
Savulescu, Julian　　47-50, 163
Shaw, David　　104-106, 114, 123, 127
Singer, Peter　　42-43, 112-113, 120
Smajdor, Anna　　144, 153, 156-157, 160, 163
Steinbock, Bonnie　　31-34, 36-37
Streiffer, Robert　　109, 114, 117
Testa, Giuseppe　　140, 144, 146, 151,

153
Thomson, Judith　　31, 35
Warren, Mary Anne　　31-32

島薗　進　　53, 56-57, 59, 74
位田隆一　　168
堂囿俊彦　　74-75

遠矢和希　　146, 157
山中伸弥　　17, 20, 22, 26, 45, 50, 138
中内啓光　　98-100-103, 123, 132
長嶋比呂志　　98, 103
福士珠美　　180, 182
盛永審一郎　　28
鷲田清一　　57, 59

[著者紹介]

澤井　努（さわい　つとむ）

1986年，奈良県生まれ。
天理大学国際文化学部卒業。京都大学大学院人間・環境学研究科博士後期課程修了。博士（人間・環境学）。博士後期課程在学中にオックスフォード大学哲学科ウエヒロ応用倫理研究センターに留学。現在，京都大学 iPS 細胞研究所上廣倫理研究部門特定研究員。
専攻は，生命倫理学・哲学・宗教学。

主な論文に，"The Moral Value of induced Pluripotent Stem Cells: A Japanese Bioethics Perspective on Human Embryo Research" (Journal of Medical Ethics, 2014)，「Risk of Tumorigenesis and Patient Hope」（共著，AJOB Neuroethics, 2015），「ヒト iPS 細胞研究の道徳的共犯論──日本のヒト iPS 細胞研究への含意の検討」(『いのちの未来』, 2016)，"The Problem of Dual Use in Relation to Decoded Neurofeedback"（共著，AJOB Neuroethics, 2016），"Public Attitudes in Japan towards Human-Animal Chimeric Embryo Research using Human Induced Pluripotent Stem Cells"（共著，Regenerative Medicine, 2017），など。

〈プリミエ・コレクション 76〉
ヒト iPS 細胞研究と倫理　　　　　　　　　©Tsutomu SAWAI 2017

2017年3月31日　初版第一刷発行

著　者　　澤　井　　努
発行人　　末　原　達　郎
発行所　　京都大学学術出版会
京都市左京区吉田近衛町69番地
京都大学吉田南構内（〒606-8315）
電話（075）761-6182
FAX（075）761-6190
URL http://www.kyoto-up.or.jp
振替 01000-8-64677

ISBN 978-4-8140-0077-7
Printed in Japan

印刷・製本　亜細亜印刷株式会社
装幀　鷺草デザイン事務所
定価はカバーに表示してあります

本書のコピー，スキャン，デジタル化等の無断複製は著作権法上での例外を除き禁じられています。本書を代行業者等の第三者に依頼してスキャンやデジタル化することは，たとえ個人や家庭内での利用でも著作権法違反です。